うつ病の治療ポイント

長期化の予防とその対策

平井孝男

創元社

序文

神戸大学名誉教授
兵庫県こころのケアセンター長　中井　久夫

私などよりずっとうつ病治療のプロである平井先生の経験の集大成である本書に序文を書くのは、まことに大それたことである。ためらいつつ、ついに先生のご依頼に屈したのは長年のよしみの力に押されたというしかない。先生は、金沢大学医学部を卒業され、大阪大学の精神科および関連病院で、特に治療精神医学を唱道する辻悟先生の水も漏らさぬ論理的で厳格、細密、綿密なトレーニングに育てられた。この訓練をとおして治療者として大成したのは、平井先生の稀な治療者センスと強靱な精神との結び付きのなせるわざにちがいない。

今、精神科治療の主力は、決して大学病院でなく、精神科クリニックである。特に、うつ病の治療がそうである。先生が長年うつ病治療の体験を積まれたのは、世の中に生きている患者相手である。うつの治療の中心が精神科クリニックだということは、うつ病の治療がやさしいからではない。うつ病の治療には、その人の生活全体がみえている必要があるからである。大学病院では全然みえないというわけではないけれども、よほど努力していないと見えなくなってしまうのは、私の実際に経験したことである。むろん、精神科クリニックもさまざまであるけれども、先生のクリニックには、先生を中心にした優秀な治療チームがある。私がいた神戸大学の精神科医もお世話になって指導していただいたことがある。

本書にもとりあげられているように、うつ病は「こころの風邪」だといわれる。しかし、この言い方は、だから軽視してよいという意味ではさらさらない。これは何よりもまず、うつ病の人が陥る絶望に対するメッセージである。うつ病の最中にはとうてい抜け出せないところに落ち込んで、死ぬしか脱出の道はないところまで思いつめることが少なくない。こころの風邪という意味は、誰でもかかりうるもの、自然治癒しうるもの、ある程度薬が効くけれども、焦らずに養生することが大切だという意味ではないだろうか。風邪を治せるようになれば、たいていの病気には対処できると、東洋医学の人はいう。誰が治せるようになるのか。それは本人でもあり、治療者でもあるだろう。

他方、風邪は万病のもとということわざもある。風邪をこじらせると厄介で、しまいには何が何だかわからなくなる。これを東洋医学では「壊病《えびょう》」というらしい。また風邪の症状の陰にはどんな病気が隠れていないとも限らない。

これらは、皆、うつ病のことでもある。

それだけではない。実は、うつ病は、精神科医にとって決してやさしい病気ではない。私にはうつ病は統合失調症よりも難しい病気に思える。また、うつ病患者はなかなか正当に扱うことの難しいものである。医学部で講義していて感じることであるが、うつ病になると、講義するほうも聴くほうも何か気乗りしないという空気が漂いだす。統合失調症のときとははっきり違う。もっとも、うつ病は「熱っぽく語る」ものでなく、「身を乗り出して聴く」ものでもなさそうである。これは、うつ病の及ぼす麻痺作用が精神科医をはじめ、医学生にまで及んだ結果かもしれない。この麻痺作用はどこから来るのだろうか。憂うつ色一色にぬりこめられて目鼻のはっきりしない病にみえてしまいがちだからか。患者は、その抑止された思考、感情、意志、表情、声調、身振りの下で、何とか伝遷したいと焦ってはその都度絶望している。しかし、同時に安易な理解はかたくななほど拒むものだ。土居健郎先生の表現では「わかってたまるか」というわけだ。この絶望と怒りとは周囲の人の途方に暮れた困惑と対《つい》になっているのではなかろうか。いや、絶望とやり場のない怒りさえ、周囲の人も感じるといってよいだろう。

うつ病の難しさを私はしたたかに味わってきた。うつ病の人が医師を許し認めるのは、自分のほんとうのことをわかっちゃいないと思うけれども、医師としての義務を忠実に果たしているという場合だけではないかとさえ思うことがあった。

うつ病が長引くと、本人も周囲も医者さえどういう状態が当人の健康なあり方かがわからなくなってくる。長引く人には、躁《そう》とうつとの間のほどよい時期が短すぎる人が多い。あるいは、それに飽き足らずに、軽い躁状態をこれこそ自分のあるべき健康状態だとする人も少なくない。一見治っている患者も、なかなか治癒を認めようとしない。「うつ」が治ったことを誰よりも遅れて認めるのが本人だといわれている。しかし、うつ症状が消えていても、中国式の色脈舌診ではまだまだであるという場合に遭遇する。「待てよ」と考えさせられる場合である。

さらに、うつ病の診断も治療も、私が習い講義し診察してきたところから、最近大きく変わったと若い人にいわれてしまう。概念が変わったのか、実態が変わったのか、その両方なのか。うつ病の治療にはまだまだ奥がありそうである。

私が本書に学ぶところが大きいのは、それだけでなく、かゆいところに手が届く綿密さと、きびしく誤解を正す毅然たる姿勢とが並び立っているからである。これは著者が長年臨床の大道を歩きとおしてきた証である。著者のいっそうの精進を祈って筆をおきます。

まえがき

うつ病は、近年、マスコミなどでこぞって取りあげられていますが、事実うつ病の患者はかなり増加しています。うつ病に関する本も多く出版され、芸能人をはじめとしてうつ病の体験を公に語られる方も増えています。本書も、これに連なるうつ病の解説書であり、実際の理解のためにできるだけ事例を多く取り上げるなど、以下七点の特徴を有しています。

まず第一に、うつ病の経過（予後・見通し）や遷延うつ病について詳述している点。うつ病の経過については、いろいろなことが言われています。たとえば「うつ病は心の風邪ひきのようなもので深刻に考える必要はありません」「うつ病は必ず治ります」などと述べる楽観的な人、「うつ病は簡単な病気ではない。難しく複雑な病気である」と言う人、その中間あたりのことを述べる人とさまざまです。

筆者は、この二九年間で三〇〇〇人以上のうつ病患者の治療にあたっていますが、そのなかで到達した現在の結論は以下のようなものです。「うつ病は、軽い状態の人から重い人、簡単な人から複雑な人までさまざまである。したがって、すぐに治る人から長くかかる人まで、経過は多様である。ただ、簡単そうに見える人でも治療のやり方を誤れば遷延させてしまうし、また難しそうに見える人でも適切な治療をすれば意外と簡単にいく場合もある。ゆえに、うつ病の経過を左右するものは、本人の状態だけでなく家族、治療者、関係者・状況などのありようが深く関わる」つまり、治るかどうか、いつごろ治るかは、主にこの四者（本人、家族、治療者、関係者・状況）の動きにかかっている、また、うつ病の経過は、その状態と同様、一人ひとりさまざまである、ということです。

経過と関連して述べておきたいのは、筆者のクリニックを訪れる多くのうつ病患者のうち、八〜九割はすでに他の医療機関で治療を受けていたということです。そのうちかなりの方が「最初うつ病は薬さえのめば簡単に治ると言われていたのに、ちっともよくならない。どうなっているのか」と嘆かれます。筆者はこのように遷延したうつ病に昔から関心があり、本書ではとくにその治療例を多く詳述しました。本書の副題が、「長期化の予防とその対策」となっているのは、そのためです。

第二は、うつ病の本態を「活動も休息も適切にできなくなった状態」と捉えている点。この視点は治療にとってはたいへん有用で、本人・家族への説明にも説得力があります。ただ「活動や休息の困難」は他の心の病でも言えることではないかと思われるかもしれませんが、うつ病ぐらいこのことをはっきりと示してくれる病態はありません。

うつ病に陥った患者を見ると、優秀な方が多いことを実感します。彼らがそのエネルギーを有益に使えないどころか、逆に苦しみに追いやられているのを見ると、本当に痛々しい感じがします。

第三は、うつとその苦しみからの脱却、つまり治療についてかなり詳しく述べている点。詳しすぎるのではないかという感じもしましたが、筆者の実感ではまだまだ書き足りないというのが本音です。

第四は、治療に関して解説的なことだけではなく実例をかなりあげ、また実際のやりとり（逐語録）を多く記載した点。これは、後輩の治療者たちから「理論はわかったが、実際はどう言ったらいいのか」と聞かれることが多いので、具体的なやりとりを生のかたちで出したほうがわかりやすいと思ったからです。

二〇例余りの事例にはすべて要約的な解説を加え、読者の理解を助けるようにしました。現在、うつ病または遷延うつ病で苦しんでいる方には、一つの回復モデルになるのではないかと思います。なお、プライバシー保護のため、多数の事例を組み合わせたり、内容にかかわらない程度に変更を加えたりして、個人として特定できないようにしてあることをつけ加えておきます。

第五は、うつ病治療にとってとくに問題になる薬について、詳しく解説している点。患者や家族は、薬に関してさまざまな疑問――「薬は効くのか、効かないのか」「薬が効くとしたら、どのように効くのか」「効かない場合があるのはなぜか」「副作用や依存性は大丈夫か」「いつまで服用すればいいのか」「長期間のんでいていいのか」など――を寄せてきます。本書では、これらの疑問をできるかぎり徹底的に掘りさげてみました。また、薬について記した第五章の最後に、薬の効果的な投与法一〇カ条をあげておきましたので参考にしてください。筆者は何よりも「薬の魂」が生かされることを祈っています。

第六は、自殺についてもかなり言及している点。心の病一般に自殺が問題になりますが、うつ病ではとくに重大な問題になってきます。本書では単に自殺の予防ということだけではなく、自殺そのものについての連想も広げながら書いてみました。

第七は、うつ病の本は巷にあふれていますし、それらはおのおのうつ病患者と同じくそれぞれ個性を持っています。そうした本が、「役に立ち」「読みやすく」「わかりやすく」、しかも「興味深い」ものであればなによりです。本書も、読者にとって役に立ち、読みやすく、わかりやすく、しかも興味深い本になればと願って書きました。

以上七点を目指して本書を書いたつもりですが、どこまで、その意図が達成されたかは、読者の判断に委ねたいと思います。

さて、本書も前二著[(1)(2)]と同様、治療者・援助者（精神科医、心療内科医、臨床心理士、ケースワーカー、看護師、作業療法士など、あるいはそれらを目指す人）を念願に置きましたが、それと同じくあるいはそれ以上に患者・家族に読んでもらいたい気持ちで書きました。無意識には、後者への呼びかけが強いかもしれません。ことさら詳しく記載したのは、その現れと言えます。

つけ加えて、心の問題や人間関係などに関心を持つ人にも読者になっていただけたらと思います。抑うつや不安は人間であることの条件であり、古来から関心の的になってきましたが、現代ほどこれらに向き合わざるを得ない時代はないでしょう。抑うつや不安とどうつきあっていくか、これは現代人に課せられた課題であり、永遠のテーマでもあると思います。

今回は主に抑うつだけに焦点を絞っていますが、「神経症・不眠症の治療」も現代に必要なテーマであり、今後、神経症・不眠症の治療をとおして不安の問題を考えていきたいと思っています。

それから、本書が出来上がるまでには、多くの方々のお世話になりました。

まずは、うつ病の講義の機会を与えてくれた、元大阪市立大学生活科学部教授の氏原寛先生（現帝塚山大学教授）、同じく前教授の倉戸ヨシヤ先生（現関西大学教授）、同じく現教授の松島恭子先生、前大阪大学人間科学部教授の柏木哲夫先生（現金城学院大学学長）、関西カウンセリングセンター古今堂紘前理事長、井本恵章理事長に感謝いたします。筆者は、これらの場所で自分の治療体験をまとめることができ、またそれを下地にして本書へとつなげることができました。

また、拙著の元原稿を読んでいただき、出版を励ましてくれた黒木賢一先生（大阪経済大学助教授）、それに長年臨床心理士として協力を賜り本書にも登場していただいた小谷暎美子先生（関西カウンセリングセンター、淀川キリスト教病院）にも深く御礼を述べたい。

さらには、原稿を丹念に、細かくチェックしていただくと同時に適切なコメントをいただいた上島有美さん、木下慶子さん（御二人とも、関西カウンセリングセンターで勉強中の方です）、それから煩雑なコピーを手伝ってくれた平井クリニックのスタッフの面々にも、深く感謝したい。

また、患者さん、御家族の方にも、当然のことながら感謝の気持ちで一杯です。これまでの一二年で平井クリニックに相談に来られた方は、六二〇〇名ほどにのぼりますが、二九年間の臨床では、恐らく一万人を超える方の相談に乗ったのではないかと思われます。本書には恐らく、この一万人の方との共同体験が全部つまっているのではないでしょうか。もちろん、それは悪戦苦闘の日々でもありましたが、今振り返ってみると駄目な自分にしては、ずいぶんと貴重なことを教えていただいたように思います。

そして、筆者の拙い臨床を見守り、この二九年にわたって指導を続けてくれ、今でも続けてくださっている辻悟先生には、どんな言葉で感謝しても足りないほどです。本書に登場される患者さんに対する理解や治療方針については、そのほとんどを辻先生に負っているように思えてなりません。常々思っていることですが、人生は出会いとロマンです。辻先生との出会いは筆者に多くの実りをもたらしてくれました。

さらに、筆者のたっての懇願により、御多忙中の中井久夫先生に、貴重な御序文をいただいたことは、いくら感謝してもしきれない思いです。中井先生の、統合失調症（精神分裂病）やうつ病治療における木目の細かさやビロードの布で包むような柔らかく暖かい感触は、臨床家として理想の極地の一つです。中井先生からの玉稿は私の宝物になるとともに、読者にもうつ病の重大な本質の一側面を示してくれていると思います。

また、本書は企画されてから早や七年ほどの歳月が過ぎました。この間、お世話をかけた、創元社編集部の渡辺明美さんに深く感謝いたします。

最後に、心残りなのは、本書の刊行を待たずして、昨年三月に逝去された古今堂紘前理事長のことです。古今堂前理事長は、一五年余りにわたって講義の機会を与えてくださったとともに、種々の機会に物心両面にわたって多大の援助を賜り、また温かく安定したお人柄で、いつも筆者を支えてくれていました。本書を見ていただけなかったのはまことに残念であり、それ以上にもう此の世では交わりを持てないという辛い現実は受け止めがたいものがありますが、筆者の中では確実に、古今堂さんの魂が息づいています。ここに謹んで、本書を、氏の御霊前に捧げたいと思います。同時に氏の遺志を継いで、国民の精神的健康の増進のために、微力ながら精進していきたいと考えている次第です。

二〇〇四年四月　小雨に煙る六甲山を眺めながら

平井　孝男

◆うつ病の治療ポイント◆目次◆

第六章 自殺について 153

第一部

解説編

——うつ症状、原因、治療、薬、自殺、遷延うつ病などについて

第一章
抑うつとは

◆1◆……うつの定義……◆

憂うつ感、抑うつ、うつ状態、うつ病、デプレッション、メランコリーなどの言葉は日常頻繁に登場してきますが、これらは実際にはどのように定義されているのでしょうか。まず、辞書的説明から考えましょう。

憂うつとは、『広辞苑』によれば「気が晴々しないこと。気がふさぐこと」とされています。また、憂とは『学研漢和大字典』によれば「頭（あたま）＋心＋夊（足を引きずること）の会意文字で、頭と心が悩ましく、足元がとどこおる様」を言い、鬱とは「木々が一定の場所に閉じ込められて、こんもりと茂ること」をあらわすとされています。

抑うつとは『広辞苑』によれば「心のむすぼれふさがること。不快で沈鬱な感情」、抑うつ状態とは「絶望・焦燥・悲哀感などの抑うつ感情、思考の集中困難などの思考抑制が見られる状態。時に罪責などの妄想を伴う。うつ状態」となっています。ここでは抑うつと憂うつ感、抑うつ状態とうつ状態は、ほぼ同義として使われています。

一方、うつ病は「抑うつ気分・悲哀・絶望感・不安・焦燥・苦悶感などがあり体調が優れず、精神活動が抑制され、しばしば自殺企図・心気妄想を抱くなどの症状を呈する精神の病気」(『広辞苑』)とされています。これによればうつ病とうつ状態はほとんど同じですが、ややうつ病のほうが病気の色彩を強くして記載されていると言えます。

デプレッションは『広辞苑』にありませんでしたが、メランコリーは「気がふさぐこと、悲哀感、憂うつ」と記載されています。

西欧ではうつ病に相当する表現として、デプレッションとメランコリーの二つがあります。フランス語の代表的辞典の『プチ・ロベール』によれば、dépression は一般的な意味では「低下、抑制」、病理的な意味では「倦怠感、絶望感、無力感、不安感などを主とする病的状態」とされています。また mélancolie は「深い悲しみや悲観的感情を主とする病的状態」とされています。

これでわかるように、抑うつは非常に大ざっぱな分け方をすれば「種々の活動の抑制の流れ」と「悲哀・絶望感の流れ」に大きく分けられます。

辞書からの引用はこのくらいにしますが、読者には正確な定義を知っていただくと同時に、いろいろな辞書的意味から、抑うつの幅広いイメージをそれこそ抑制されずに広げていただければ幸いです。

◆2◆……うつ病の頻度……◆

世界には、うつ病やうつ症状で悩む多くの人がいます。どこまでを病気や症状とするかによって違ってきますのでその実数は測りにくいのですが、『プライマリケアのためのうつ病診療Q＆A』[3]によれば、ＷＨＯは世界人口の三〜五％、実数にすると一億二〇〇〇万〜二億人と概算しています。わが国にあてはめると三六〇万〜六〇〇万人のうつ病患者がいることになります。

また、雑誌『別冊宝島　メンタルケアで楽になる』[4]のうつ病特集には、アメリカでは毎年一七〇〇万人もの人がうつ病と診断され治療を受けているとあり、うつ病や抗うつ薬の話題が日常的とのことです。また、アメリカでの最高の医療機関の一つとされているメイヨー・クリニック発行の啓蒙書『うつ病』[5]も、毎年一八〇〇万人がうつ病にかかると推計しています。

さらに前掲書『Q＆A』[3]によると、一般科（すなわち内科）受診者の五〜一〇％が、うつ病あるいはうつ状態の患者であると推定され、一九八二年川崎医大総合診療部の外来患者は高血圧症、急性上気道炎（風邪のこと）に次いで、うつ病が三番目に多いとなっています。

こうしたことから考えると、うつ病は実にありふれた病気であると言えるとともに、いつも注意しておかねばならない病気だということになります。

◆3◆……うつ病は風邪と同じか……◆

「うつ病は心の風邪のようなものだから、恥ずかしがったり我慢したりせずに病院・クリニックを受診しましょう」と簡単に言われることがあります。「心の風邪」ぐらいなら簡単な病気かと思うかもしれません。そのような風潮に輪をかけるように、一部の専門家は「うつ病は薬をのめば一〇〇％すっきり治ります」と言っています。多くの本にも「うつ病は必ず治る病気だと患者に説明するように」と書いてあり、さらには「うつ病は必ず治る」というタイトルの本も出ているぐらいです。

筆者もクリニックの臨床をするなかで、いかにうつ病患者が多いかを実感しています。そして、病状や養生法の簡単な説明と抗うつ薬投与で、それこそ風邪のように簡単に治る人もいます。

しかし、病状が長引いたり再発したりするうつ病患者がかなり多いことも肌で感じています。また、抑うつを主訴として来院する初診の患者のほぼ八～九割は、すでに他の医療機関で治療を受けており、なかなか治らないのでやって来たという人たちです。しかもそのなかの多くの人は何人かの医者を転々としています。ですから筆者には、うつ病とはそんなに簡単に治るものではない、うつ病は長引くことが多いという印象が、どうしても強く刻みこまれています。最近の精神医学雑誌や学会でこの遷延うつ病の特集が頻繁に組まれていることも、多くの長引く患者の存在を裏づけています。

多くの長引く患者たちは、前記の医師の「薬をのめば必ずすっきり治る」という発言をどんな思いで聞いていることでしょうか。筆者が患者から聞いたところでは「本当にそうなんだろうか」「自分にはこの薬は合っていないのではないか。もっと合う薬があるのではないか」と疑問を持つ人から、「私は医者から見放された。抗うつ薬も効かないような重症患者だ」と悲観的に考えている人までさまざまです。

◆4◆……うつ状態とその経過の多様性……◆

一口に抑うつ状態と言っても実にさまざまです。単極性、双極性、神経症性、身体因性、さらに年代や状況によって多種多様です。簡単に治る状態の人からさまざまな問題を抱えている人まで広範囲にまたがっていますので、当然、すべてのうつ病患者に「薬をのめばすっきり治りますよ」とは言いにくいのです。

また、その後の経過も人によって多種多様です。最初は患者に関する情報がたくさん手に入るわけではありませんので、経過の予想は簡単にはできません。一般的には、多くの情報が入っているほうが見通しをつけやすいと言えますが、情報がたくさん入っていても予想が難しい場合があります。ですから、簡単に無責任に治癒を約束すると、かえって長引いて患者に害を与えることもあり得ます。

さらには、治りやすそうに見えるうつ病でも、最初の対応を間違えた場合、ひどくこじらせてしまうことがあります。この最大の悲劇は自殺です。そこまでいかなくても、うつ病が長引いている時の患者・家族の苦労には大変なものがあります。

◆5◆……うつ病は治りにくいか……◆

では「うつ病は治らないのか」と言うと、決してそうではありません。人間は両極端に考えやすいところがあるので、「すべてのうつ病は薬ですっきり治る」という誤解と同時に、「うつ病は恐ろしい病気で、結局は治らないのだ」という誤解を持ってしまいやすいのです。とくに高齢者や精神科を恐れている人には後者の誤解が多いようです。

確かに、治りにくい要因を多く持っている人や、最初はそうでもなかったのにこじらせて治りにくくなった人も多くおられます。けれども、たとえ難治性・遷延性・慢性のうつ病であっても、治りにくくしている要因を丹念に調べ、改善しやすいところから一歩一歩工夫を重ねていけば、治癒水準は上昇する可能性が出てくるでしょう。

結論を先取りすれば、「うつ病は治りやすいものから治りにくく遷延・再発するものまで広範囲にわたっている。また治りやすそうに見えているうつ病も、初期の対応を間違えれば治りにくくなるし、難治性のうつ病も工夫すれば治癒の可能性が出てくる」ということです。

◆6◆……うつ病は初期の対応が大切……◆

このように考えますと、初期の間にきちんと対応して、「うつ病の悪化、長期化、慢性化」を予防することがとても大事です。そして、そうした患者の役に立つ「治療的対応」をするには、うつ病・うつ状態の実態や構造・原因を知らなければなりません。

本書の目的は、まずうつ病の実態を述べ、それをふまえて対策と実際の治療例を述べること、なるべくうつ病がこじれず長引かないような初期対応の工夫について記すこと、そしてできるだけ実際の例をあげて、治療の現実を知ってもらうことの三つです。よりわかりやすくするため、ところどころに実際の対話を記した逐語録を入れました。長引く患者・家族には一つの回復のモデルとして読んでいただければと思います。

教科書的な解説より、なるべく治療経験に即して述べることを心がけました。また、精神医学の知識のない人にもわかりやすく理解できるように工夫しています。

◆7◆……うつ状態は、いろいろな病態にあらわれる……◆

うつ状態はいろいろな心の病として出現します。筆者は、これまでの臨床経験で、多くの精神身体症状の背後に抑うつが関連しているという印象を持っています。強迫、離人、不安、心気といった神経症はもちろんのこと、近頃話題になっている境界例、摂食障害、不登校、引きこもり、種々の身体疾患や心身症などの中心に、抑うつ的な心性がどっしり腰をすえていることがうかがわれます。統合失調症や妄想ですら、治るに従って抑うつ症状が出てくることがあります。まさに「抑うつ症状はあらゆる心の病の中核と言える」というのが実感です。

また、他の精神疾患と関連して出てくる抑うつ症状を理解することにより、うつ状態を立体的にとらえることが可能です。

◆8◆……抑うつと不安は人間の条件……◆

抑うつはとてもいやなもので、できることなら避けたいものですが、残念ながら抑うつは不安と並んで人間にとって宿命的な実存的条件なのです。抑うつは「自分の思うようにならない結果」として出てくることが多いですし、不安は「将来、自分の欲していない、よくないことが起こるのでは」という気がかりから生ずることがほとんどです。ところが現実はそんなに思うようにはいきませんし、将来に関しても絶対の保証はありません。そう考えれば、必ず抑うつや不安に襲われるということです。

ですから、人間は生きているかぎり抑うつと不安から逃れることはできないのです。おもしろいことに、不安・抑うつを避けようとする人、否認しようとする人ほど、不安や抑うつにとらわれてしまい、逆に不安・抑うつとうまくつきあう人ほど、そんなに不安・抑うつに苦しまなくてすむということが、臨床事例を見ているとよくわかります。さらに、いやな不安・抑うつも、一面で注意、慎重さ、熟慮、内省、見直しを与えてくれ、場合によっては生き方を変えられるといったよい面があるのです。

不安・抑うつは外からやって来る目に見える存在ではなく、自分の心という目に見えないものから出てくる現象です。ですから、事故や押し売りを避けるように避けられるものではないのです。ただ、科学が何でもやってくれるという万能感に毒されている現代人は、目に見えない不安や抑うつもまるで物質のように処理できるかのような幻想を持ってしまい、それで苦しむことになるのです。

◆9◆……不安や抑うつとどうつきあうか……◆

うつ病が治るとは抑うつをなくすことではなく、抑うつと上手につきあうこと、もっと言うと抑うつを生かすということです。これは何もうつ病治療だけにかぎらず、多くの心の病に言えることで、症状をなくすより症状を生かすことができれば、治癒の方向に向かったことになるのです。

では、どうやって抑うつとつきあっていけばいいのでしょうか。

フロイトは「不安こそ、あらゆる問題点の中心である(6)」と言いましたが、筆者は「不安と抑うつこそが中心である」と感じます。筆者の力量と紙数の制限を考え、今回は抑うつだけに焦点を絞りましたが、不安との折り合いも生きていくうえでの重大なテーマです。ですから、抑うつと関連して不安のことも少し取りあげておきました。

「現代はうつ病の時代である」とか「現代は不安の時代である」とよく言われますが、抑うつと不安は昔から人類の最大テーマの一つであったと思います。抑うつと不安をどう感じ、どう考え、どう対処していくのかというところに、各個人の個性があらわれるのだと思います。

畏友、羽下大信によれば、ウィニコットは「軽度のうつ状態が一番健康である」と言ったそうです。事実、ウィニコットは、メラニー・クラインに関する論文の中で「抑うつ的になることは、ある達成の証であり、そこに統合や責任が生じている」(7)といった意味のことを記しています。また、キルケゴールは「不安の概念」(8)で、「不安が人間にとってもっとも本質的なものである」と述べています。ただ、われわれはなかなかそう考えにくく、たえずこの二つを排除しようとする不可能な試みをしますが、それは無理なことなのです。

第二章 うつ状態とは――うつ病の症状

1 普通の憂うつ、うつ状態、うつ病の比較

(1) 「普通の」憂うつとうつ状態の共通点と相違点

人は誰でも、思いどおりにいかなかったり、思いもかけない辛いことに出会ったりすると、落ち込み、憂うつ、悲哀を感じます。これは日常茶飯事のことで、人は抑うつから逃れることはできません。この落ち込み方は、人やそのときの状況によって種々さまざまです。「普通の」憂うつにとどまることもあれば、「病的な」うつ状態にまで至ることがあります。

では、普通の憂うつと病的なうつ状態をどこで区別するのかと言うと、あまりはっきりしたものは

ありません。実際には連続的なものが多く、どこで線引きをしていいかわからないことが多いのです。ただ区別しなければ、どんなときに専門家の治療が必要なのかわかりませんので、仮の区別をつけておきます。

まずは、うつの程度のひどさ。普通の憂うつでも気分が滅入ったり落ち込んだりしますし、やる気も少なくなり、睡眠も食事も十分でなくなって疲労感・倦怠感が出てきます。うつ状態になるとこの程度がもっと強くなり、苦しみも激しいものになります。あまりに強いと、自殺に走ることもあります。

次には、持続時間の問題。憂うつはそれほど長く続きませんが、うつ状態の場合はかなり長い時間にわたって人を苦しめます。

そして、日常生活に与える影響。普通の憂うつですと、(内容を減らしたりはしても)仕事に行ったり対人関係を持ったりという日常生活がなんとか維持できますが、うつ状態になるとそれらができにくくなります。

さらに、普通の憂うつを感じている人はその憂うつの理由や背景が理解できていますが、うつ状態にある人は、ある程度は理解できても「なぜ、こんなにひどく落ち込まねばならないのか」「なぜ、こんなに長く続くのか」がよくわかりません。そこで、途方に暮れてしまい、これがまたうつ状態をひどくします。

また、普通の憂うつですと、気晴らしをして気分転換を図ったり友人に会って話をしたりして気分が楽になることがありますが、うつ状態になりますと、そんなことでは気分転換にならず、「散歩や運動でもしてみたら」というきわめて自然で正しそうなことがむしろ非常な圧迫に感じられます。また人と会うことで慰められるどころか、ひどく苦痛を感じます。

それから、普通の憂うつでは悲しみや苦悩を体験しているとはいえ、それらを受け入れ、場合によってはじっくり味わうことが可能です。ところがうつ状態では、悲哀を受け入れられません。時には「自分が悲しめない」「自分が悲しんでいるかどうかわからない」ということすらあります。あまり強すぎると、悲哀さえ感じられなくなるのです。

普通の憂うつは、悲哀・苦悩を通じてあらためて失われた対象の重要性を味わったり、自分や自分を取り巻く人間関係や世界を見直したりして、人間的に成長する機会となる場合があります。ところがうつ状態では自分の苦しみに釘づけにされ、苦しみに関連したことがガン細胞のように増殖するだけで、発展性や生産性に欠けています。

普通の憂うつは、自力または周囲の人たちの協力で自分のうつを解決していけますが、うつ状態になりますと自力ではもちろん、周囲の人も助けることが難しくなります。下手に励ましたり同情したりして、ますます状態を悪化させることとさえあります。ですからどうしても心の専門家――精神科医、臨床心理士などの援助が必要となります。

これらをまとめますと、「普通の憂うつ」は程度が軽く、憂うつ感を受け止められるのに対し、「病的なうつ状態」は憂うつの程度が非常に強く、その憂うつを受け止めきれず圧倒されている状態ということになります。

ただし、これらは人工的で仮の区別にすぎませんので、絶対視しないようにしてください。ただ、こういう区別を知っていると、素人が自分の憂うつの体験だけでうつ状態に陥っている人の心を推しはかるのは困難だということはわかります。また安易に自分の経験だけで接することがうつ状態の人をさらに追い込む危険性も理解できるので、いちおうの目安にはなります。

もう一つ、仮の区別を絶対視することで、うつ病や病的なうつ状態は普通の憂うつと質的にまったく違うと思い込む危険性がありますので注意が必要です。こうなると、患者は自分の体験に普通の人間としてのあかしを見出せなくなります。それは異常意識・脱落意識をもたらし、治療を妨害します。遷延うつ病のなかにはこうした異常意識にとらわれているものがよく見受けられます。

(2) うつ状態とうつ病

患者からよく聞かれる質問の一つに「うつ状態とうつ病はどう違うのですか。私はどちらですか」というものがあります。実際のところ、この区別ははっきりしないことが多く、また、こうした区別にこだわりすぎても治療的な意味はないと思われます。患者がうつ状態とうつ病の違いにこだわるのは、自分の状態がどうなっているのか、問題点は何なのか、どうすれば治るのかを聞きたがっているからです。したがって、この種の質問から、逆に患者の問題点・課題について理解を深めていけばよいでしょう。

この区別については、実のところ筆者もよくわかっていないのですが、次のように考えています。うつ状態の場合は状態像を指すわけですから、神経症性のうつ状態もあれば、(統合)失調症性のうつ状態、境界例のうつ状態、摂食障害にともなううつ状態、脳器質疾患(アルツハイマー、多発性脳梗塞など)から生ずるうつ状態、ショックな出来事から生ずる反応性うつ状態など、多様なものがあります。うつ状態の背後に、抑うつ以外にもっと重大な問題点があるかもしれないのです。

これに対しうつ病は、単極性うつ病にしろ双極性の躁《そう》うつ病であるにしろ、まずは抑うつという問題がいちばん中心にあると言ってよいでしょう。

実際の治療では、統合失調症性のうつ状態や境界例性のうつ状態、神経症性のうつ状態と、「うつ病性のうつ状態（これがうつ病）」とでは問題点や治療目標が異なり、治療的接近方法も違ってきます。ですから治療者は、うつ状態と見立てた場合には、それが何性のうつ状態かをよくみる必要がありま す。同様にうつ病と見立てた場合にも、どのような種類のうつ病かを考えなければなりません。

◆2◆……うつ状態の症状……◆

それでは、うつ状態になるとどんな症状を呈するのでしょうか。うつ状態は普通の憂うつの程度の強いものと考えられますが、そのときの本人の個性や状況その他さまざまな要因によって変化し、その様相は実に複雑多岐にわたります。したがって、症状の正確な記載はとても難しいものです。

まず精神症状と身体症状に分けて考えるのがわかりやすいでしょう。

(1) 精神症状

a．気分・感情の障害（強度の憂うつ感など）

感情面での症状としては、強い憂うつ感、悲哀感、なんとも言えない不快感、空虚感、寂しさ、孤独感、無力感、希望のなさ、ふさぎこみ、不安感、イライラ感、焦燥感といった、総じて人にとって不快と考えられる気分・感情が強くなり、逆に喜びなど快の感情の喪失が出てきます。先述したように、あまり強すぎると、憂うつ感や悲哀感を感じられないこともあります。

ここで大事なことは、うつ状態での憂うつ感はあまりにも強く、苦しく、死にたくなるほどの激しさであるということです。うつ状態の人と接するときには、このことを念頭においておかなければなりません。うつ状態の人はただでさえ「自分の憂うつ感、気分の悪さは誰にもわかってもらえないだろう」と感じていることが多く、こうした心理を知らずに安易に接すると、彼らの孤立感をますます強めることになってしまいますので注意を要します。

b. 気力の減退、行動・思考の抑制（時に焦燥感にもなる）

うつ状態の場合は、うつ気分に釘づけのようになってしまい、気力、やる気、意欲などが減退します。同時に、興味や関心も低下していきます。日ごろおもしろいと思って打ちこんでいた趣味に対しても同じで、何をやってもおもしろくない、何もやりたくないという気持ちが支配的になります。ある患者は「日ごろあれほどおもしろいと思っていた碁がまったくおもしろくないし、やる気にもならない。本当に不思議だ」と表現しています。

つまり、「前を向けない」状態と言っていいでしょう。行動面もかなり抑制されます。たとえば、日ごろ活動的だった人が突然活動しなくなったり、おしゃべりだった人が無口になったり、社交的だった人が内向的になったりといった具合です。あるいは日ごろ普通にできていた用事・義務・日常作業などがとてつもなく大変なものに思えたりして、実際に作業量が落ちます。とくに人と会うことがとても苦痛なものになり、引っ込みがちになります。また、普通の気分のときにした約束や計画が大変な重荷に感じられるようになります。

思考面にも障害が生じます。思考が前を向きませんから「頭が働かない」「集中できない」「何も浮かんでこない」「考えがまとまらない」「判断力が低下した」「記憶力が落ちた」「決断ができない」という状態になり、実際に精神作業能力が低下することがあります。本人は「バカになってしまった」「脳がだめになったのでは」と心配しますが、器質的に脳機能に障害があるわけではなく、精神機能にブレーキがかかっているだけです。うつ状態が改善されれば、精神機能は活発化していきます。

時として、イライラ感、焦燥感が強くなることもあります。あてどもなく無目的にうろうろしたり、じっとしていられないといったことが生じます。一般的にうつ状態とは「動きが鈍った」状態とされるのですが、このように「無目的に動きすぎる」うつ状態もあります。行動が抑制されていないように見えますが、生産的な行動にはなっていないため、やはり行動が障害されていると言ってよいでしょう。思考も同じことが言え、抑制とは逆に焦り、不安、恐怖、罪責感、自己否定、絶望といった暗い感情が次から次へと湧いてくる場合があります。しかし、暗い感情のまわりを回っているだけで発展性がありませんから、やはりこれも抑制されていると言っていいかもしれません。ただ、行動・思考が抑制されるにせよ焦燥的になるにせよ、そのときの本人の気持ちが他人には想像がつかないほど辛いものであることはよく理解しておかなければなりません。単に元気がなくなっているだけだと考えて安易な対応になるのは禁物です。

また、「うつ状態」にある人でうつ症状を訴えない人もいます。これには、自分でうつ状態だと気づいていない、恥ずかしい、認めたくない、他者不信、他者に言ったら相手にされないのではという恐怖、訴える気力さえなくなっているなど、さまざまな理由があります。ここで問題なのは、うつ状態にある人は、放っておくとどんどんひどくなる場合があることです。早期に治療を始めればそれだけ治りもよいのですが、遅くなると治るのにも時間がかかることがあるのです。ですから周囲の人、とくに家族は、行動面の変化にも気を配っておいてください。

c. 自我感情の変化（自己評価の低下）

自我感情とは自分に対するいろいろな思いですが、うつ状態になるとこの自我感情がかなり変化します。劣等感、無能力感が強くなり、自信がなくなります。また、自己嫌悪・自己否定が強くなりますし、常に自分が悪い、汚れていると考え、自責の念、罪責感が強くなります。総じて自己評価が著しく低下します。

自己評価については、幼少期からずっと低い、ある時期から低下する、誇大的な自己評価と悪い自己評価が変転するなどいろいろですが、その改善はうつ状態の重大な治療目標になります。

d. 思考内容の変化（悲観、絶望感、妄想、希死念慮）

思考の内容も当然変化します。うつ状態にあるときは、あらゆることに悲観的になり、悪いほうへ悪いほうへと考えてしまい、何の希望も持てず、絶望感が支配します。過去や現在の自分の業績やよいと思える面にはまったく目を向けられず、常に悪い面ばかりに目が行ってしまうのです。そのため「死ぬしかない」といった希死念慮も出てきます。

この傾向がさらにひどくなると、妄想的な考えも出てきます。たとえば、さほど貧乏でもないのに「お金がなくなった」「借金取りに追いまくられる」「税務調査で払えないほどの税金を課され、一家は破滅する」といった経済的なことに関する貧困妄想や、特別に悪いことをしたわけでもないのに自責感ともあいまって、「会社や家族に迷惑をかけてしまった」「とりかえしのつかない失敗をしてしまった」「人を轢《ひ》いたらしい。轢き逃げ事件として警察に取り調べを受け、一家はめちゃくちゃになってしまう」といった罪悪に関する罪業妄想と呼ばれるものなどがあります。

そのほか、うつ状態では当然身体的にも元気がなくなり、常に倦怠感・疲労感、身体の不調・不健康感を感じます。ひどくなると「私は不治の病にかかっている」「私はガンに違いない。医者や家族は自分を安心させようと思って嘘をついている」というような心気妄想が出てくることもあります。

うつ状態にはもっと重大な精神症状（とくに希死念慮・自殺など）がありますが、それについては第六章で解説します。

(2) 身体症状

うつ状態と言うと精神面だけに目を向けがちですが、身体の症状もかなり強く出てきます。場合によっては身体症状のほうが苦しいという患者も多くみられます。

うつ状態の身体症状で必ず出てくるのが睡眠障害です。睡眠障害には寝つきの悪さ（入眠困難）、夜間・早朝覚醒、浅眠などがあります。

いちばん目立つのは夜間・早朝覚醒で、目覚めに不快な抑うつ気分をともなうことが多いようです。この不快感はとても深刻で、「また苦しく不安な一日が始まるのか」という思いにさせ、自殺願望を強めます。一般に「大丈夫、眠れなくても死ぬことはないから」と気軽に言う人がいますが、不眠の人は苦しいまま夜を過ごさねばならないことを非常に辛く思っています。眠れないまま床に入っているとさまざまな悲観、絶望感、無力感、不安、恐怖、焦燥感に襲われます。また強い動悸や胸部の苦悶感、絶え間のない尿意（トイレに行っても排尿量はわずかである）、じっとしていられない感覚に苦しみ、まさに地獄の一夜と感じられるのです。うつ状態で不眠に苦しむ人を見ていると、うつ病とは「活動」だけでなく「休息」も奪われた状態という表現がピッタリきます。したがって、何はともあれ睡眠障害の治療はとても重大です。動悸、頻尿、胸の苦しさ、イライラ感、冷や汗などをともなう不眠の苦しさは、味わったことのない人にはなかなかわからないものかもしれません。

続いて疲労感、全身倦怠感が目立ちます。ちょっとしたことで疲れ、いつもだるさを感じているといった状態です。生命力・エネルギーの停滞、枯渇を思わせます。

局所的な症状として、筋肉、神経系では頭痛、めまい、しびれなどがあります。頭痛は筋緊張性の頭痛であることが多く、心の安らぎのなさからくる緊張と言えます。ほかに筋緊張性の痛みとして肩こり、腰痛、背部痛、胸筋痛などがみられます。めまい、しびれは自律神経失調症性のものが多くみられます。うつによって精神面だけでなく身体面のバランスを崩してしまい、その結果、自律神経の失調とそれにともなう血流障害もあいまって、めまい、しびれなどがもたらされるのです。

食欲不振、嘔吐、便秘、腹満感（おなかが張って苦しい）といった消化器症状もよくみられますが、やはり消化器機能が低下しているのです。このため体重減少がよく起きますが、時としてそれほど食欲が落ちず寝てばかりいるので、かえって体重が増えたということもあります。これを太っているから元気だなどと早合点してはいけません。

意欲、食欲の低下とともに、性欲の低下も目立ちます。これをみると全体的に生命力の低下という印象を受けます。その他の泌尿器・生殖器の症状としては、頻尿、排尿困難、残尿感があり、女性では生理不順がみられます。

このほか動悸、呼吸困難感、口渇、耳鳴り、冷え感とのぼせ感、目のかすみといった自律神経失調症の症状が出てきます。

(3) 症状に関する補足

a. 症状を知っておく必要性

治療者はここまで述べてきた精神・身体症状をきっちり頭に入れておかなければなりません。うつ症状を知っていると、「朝早く起きてしまう」という患者の訴えを聞いたとき、すぐにうつのことが頭に浮かびます。そうすると、意欲・気力、疲れやすさ、自己を否定的にとらえていないかなども聞こうと考えやすくなるからです。その結果、うつ状態の程度がわかってきますし、患者の側も自分のことを治療者がよくわかってくれているという安心感がわきます。

ゲーテは「知らない者は、見ることができない」と言ったそうですが、それを借りると「知らないものは、聞くことができない」となります。よき治療者になるためには多くの症状を押さえておくべきだと言えます。

b. 症状に関する二つの傾向

症状は羅列的にばらばらに覚えるのではなく、一つの統一した見方が必要です。筆者は「うつ状態には二つの傾向があり、一つは非常に疲れた状態、すなわちエネルギーが停滞、喪失し、前を向けない状態。もう一つは疲れた状態であるにもかかわらず焦り、不安、緊張などのために休息できない状態。この二つの傾向・状態が入り混じっている」と考えています。先に記した症状もそういう目でとらえるとわかりやすいのではないでしょうか。

c．症状のあらわれ方の多様性

もう一つ注意すべきことは、うつ状態に陥っている人に、先述したような症状がすべて出てくるとはかぎりませんし、その強弱も人それぞれです。今、患者にどの症状がどれくらいの程度で出現しているのか、またどの症状にいちばん苦しんでいるのか、どの症状をいちばん軽減してほしいと思っているのか、それをよく見きわめることが必要です。

◆3◆……うつ症状の基底にあるもの……◆

筆者の臨床経験によれば、多様なうつ状態の症状には共通する「基底的な現象」があることを感じます。筆者はそれらを以下の四点にまとめてみました。

①まず、うつ状態のどの患者にも「生き生きとした力強さ」「生命力」「のびやかさ」「生きている実感」「生きている意味」などが見失われている点です。いわば離人感（生き生きとした人間的感情がその個人から離れている現象・感じのこと）のようなものがあるのです。何かなしとげても「自分がやった」

という達成感を得られない、また美しいものを見ても心の底からの感動がなく、世界や生や対人関係に意義を見出せないといった点です。

②次に、現在の苦しさ・辛さだけにとらわれて前に進めなくなっており、また過去を振り返って現在の自分をみつめ直すということができず、「心の時間の流れが止まっている」ことです。

③さらに、うつ状態にあっては活動↓休息↓活動↓休息↓……といった「生き生きとしたリズム」が失われている点です。その結果、健康な人なら活動と休息のどちらも喜んでできるのに、うつ状態ではそのどちらもできないか、たとえできたとしても喜びや安らぎを得られず、かたちだけの活動・休息となります。

④最後に、他者との交流はあったとしてもいかにも表面的で、関心は「自分が元気になれるかどうか」「再び活躍できるかどうか」といった自分のことだけに集中する点です。罪責感にとらわれているうつ病者も、「まわりに申しわけない」と言いながら、実際にはまわりのことを考えた行動をとらず、自殺行動を繰り返したりします。このように自分のことだけに関心が向くと、どうしても自分のうつ状態に対して過敏になり、かえって苦しみを増してしまいます。

以上の四点は、筆者の臨床経験から得たことであって、学問的裏づけはありませんが、これらの現象も、うつの一般的症状とならんで重大な治療の焦点になると思います。

患者にとって症状は問題解決の「出発点」であり、治療者と出会う「パスポート」にも、自分の問題の見直しを助けてくれる「信号」にもなります。患者も治療者も症状のそうした有用な面を大事にしなければなりません。

第三章

うつ状態の原因――長期化予防の視点から

1 原因探しの注意点

うつ病にかぎらず、心の病の原因の理解については以下のような注意が必要です。

第一は、うつ状態の原因はほかの心の病の場合と同様、非常に複雑で多様な要因で構成されている点です。心の病の原因を探っていくと、おのおのの患者によってそれぞれ微妙に違っていることがわかります。各個人の抑うつの原因を探ることは、その人自身の歴史を探ることになり、探った結果の再構成はほとんど物語のようになります。この点からも、病歴を聞くときは、「ストーリーを読むように聞く(9)」ことが重要です。

第二に、原因探しは困難なことが多い点です。原因探しは患者と治療者が共同で進めますが、患者の状態が悪いために、うつの背景についてなかなか話ができず、推測するしかないことも多いのです。

第三に、治療経過中に原因が変わってくることがある点です。ある患者は、自分の抑うつ症状を最初は母親のせいにしていましたが、その後、自分の性格に問題があると考え、最後は両方に問題があったということで落ち着きました。このように治療の最後になって原因の全貌的理解ができたということも珍しくありません。ここが身体の病の治療と違うところです。ただ、何の見通しもなしに治療を進めるわけにはいきませんから、ある程度の原因を推測して治療的営みを始めることになります。ですから、これはあくまで仮説だと考え、執着してはいけません。

第四は、原因がわかれば即問題が解決すると考える患者・家族が多い点です。現実はそんな甘いものではなく、原因解明即治癒とはならないことを伝えておく必要があります。

最後に、原因探求の要点は、悪者探しではなく、なるべく役に立つ原因を探っていくという点です。役に立つ原因とは「事実をふまえ、患者のよい変化に寄与できる原因」です。だからといって楽観的要因ばかりを探すのは禁物です。治療においては、深刻な事実にも向き合わねばなりません。

人間は抑うつをはじめとする辛い事態を人のせいにし、誰かを悪者に仕立てて安心を得ようとする傾向があります。しかし、「母の育て方が悪かった」「学校や会社の方針が悪かった」といった言い方はいたずらに罪悪感や反感を強めるだけで、治療的ではありません。治療には関係者全員の一致協力と共同作業が大事なのです。

◆2◆……うつ状態を引き起こす要因……◆

うつ状態を引き起こす要因は多種多様ですが、ここでは(1)状況因、(2)性格因、(3)身体因に分けて考えていきます。うつ状態だけではなく、他の心の病もだいたいこの線で原因を考えていくことが普通です。というのは、人間は「bio-psycho-social な存在」だからです。

(1) 状況因

やや人為的ですが、理解しやすくするために、状況因[10]を「個人・家庭に関係する出来事」と「職業などに関する出来事」に分けて説明します。

個人・家庭に関係する出来事には「家族・近親者、友人の死亡、別離」「子女の結婚、遊学」「病気、事故」「家庭内不和」「結婚、妊娠、出産、月経、更年期」「老化」「離婚」「転居」「家屋・財産などの喪失」「重大な失敗」「裏切り、いじめにあう」「目標達成による急激な負担軽減」などがあげられます。

職業などに関する出来事は「職務の移動」「昇進、左遷、退職、定年」「不景気」「職務に関係した困難（自分でコントロールできない要因）」「職務内容の変化」「職務上の失敗」「自己の業績不振」「昇進試験」「研修」「病気による欠勤と再出勤」などです。

これらは多かれ少なかれ誰もが体験することですし、何もうつ病にかぎった要因ではなく、神経症や統合失調症や心身症の発症でもみられます。そう考えれば、われわれは常に、多くの心の病の発病原因に取り囲まれているとも言えます。

これらの要因の特徴は、変化、それも死亡、転居、財産の喪失など対象喪失をともなうような変化が多いことです。

また、結婚・出産、目標達成、昇進など、一見よいと思える変化でもうつ病の原因になり得ます。よく考えると、そこには喪失と新たな負担が加わわるからです。結婚・出産による自由の喪失と育児という負担、目標達成による目標の喪失、昇進による「部下でいる自由や暇な時間の喪失」と指導・管理などの新たな負担といった具合です。ですから、喜びごとがあったときは祝福するだけでなく、その人の抱える新たな負担まで思いやってあげることが大事です。

筆者の臨床経験では、主として「個人・家庭に関する出来事」は女性のうつ病に多く、「職業などに関する出来事」は男性のうつ病によくみられます。しかし、最近では女性の社会進出が多いため男女に共通のものも多く、「職業などに関する出来事」を一概に男性のうつ要因としてしまうことは慎まなくてはいけません。いずれにせよ、その人が頼りにしていた対象（人間とはかぎらない）を喪失したり、新たな事態に対応できなくなるとうつ病になりやすいと考えられます。

そしてその状況の要因・変化によって、それぞれ「空の巣症状群（子女の遊学、結婚で起きる母のうつ病）」「産後うつ病」「更年期うつ病」「引っ越しうつ病」「（目的達成後の）荷下ろしうつ病」「停年うつ病」「燃えつき症状群（過労によるうつ病）」「昇進うつ病」などの名が付されています。

現代は昔に比べて変化のスピードが速くなっていますので、その変化とうまくつきあい、あまり振り回されない主体性の醸成が大事だと思います。（今日のような管理社会の下で過剰適応を強いる）社会状況とうつ病発生の相関性も大きいテーマですが、ここでは割愛します。

(2) 性格因

前項であげたような変化に出会って、うつ状態になる人もいればそうでない人もおり、その中間の人もいます。そこで、どういう性格傾向の持ち主がうつ状態に陥りやすいか、次に典型的な性格や傾向の例をあげてみます。もちろんこれは典型例で、実際の患者はもっと多様で、いくつかの性格・傾向が入り混じっています。

a. メランコリー親和型性格

まず、テレンバッハ(11)の言ったメランコリー親和型性格があげられます。メランコリーとは憂うつ感をあらわしますので、「うつ病親和型性格」と呼んでもよいのですが、日本ではこの呼び方が定着しています。この特徴は秩序や規則正しいリズムを愛し、これに依拠するという秩序指向性にありますが、具体的には勤勉、良心的で、責任感が強く、仕事も正確、綿密を期し、完全癖や几帳面さが強く、要求水準が高いといった傾向があります。また対人関係は、なるべく他者に合わせ衝突を避けようとしますし、他を攻撃するよりは自責的になる特徴があります。いわば模範社員、仕事人間の典型のような人です。

こうした性格は仕事面で有能であるというよい点はありますが、一方で融通がきかない、変化に弱いといった欠点があります。秩序や安定だけを頼りにしているため、何か重大な変化が起きるとそれに対応できないのです。例をあげますと、今まで部下でいたときには命じられたことを忠実に確実に迅速にこなしていた模範社員が、課長に昇進したとたんに、部下の指導・管理などの慣れない責任を背負わされ立ち往生してしまうといったことがあります。

秩序やリズムを愛する傾向と要求水準を高く持つ心性は、多くの人間にみられる傾向です。実際リズムよく流れに乗って、程度の高い仕事を迅速に大量にこなしていく快感はとても魅力的なものですし、それだけに集中できるときは自己評価も高まり、その喜びは忘れがたいものです。実際、こうした性格の人で常人にはできないような立派な創造的な仕事を成し遂げた人も少なくありません。その点ではメランコリー親和型は大いに評価できる生産的な傾向です。優秀な人ほどうつ病になりやすいとも言えるのは、こうした点を指します。

ところが残念なことに、この世はいつも同じではなく変化します。むしろ「無常」といった状態こそが常です。メランコリー親和型性格の人は、この「無常」に弱いと言っていいのかもしれません。些細な対処しやすい変化なら乗り越えていけますが、苦手でしかも重大な変化となると行きづまりやすいのです。今まで彼らを支えてきた規則正しいリズム性が、ここでは役に立ちません。

どちらかと言うと、メランコリー親和型傾向のリズムは、狭く、硬く、柔軟性を欠いたリズムです。このリズム性が変化にもっと対応できる広くてしなやかなものであれば挫折することは少ないし、また挫折にあっても立ち直りやすいと言えます。したがってメランコリー親和型傾向を持つ人の治療は、まずその長所と欠点をよくわかってもらい、そのよいところを残しながら、柔軟性、つまり変化に耐えられる柔らかいリズムを身につけてもらうことです。

しかし人間の傾向はそう変わるものではありませんから、メランコリーの硬いリズムに合った生き方ができるような環境を保証してあげるというのも大事かもしれません。治療は柔軟でありたいものです。

臨床的見地から言うと、このメランコリー親和型性格を持つうつ病はいちばん治りやすいと言えます。ただ、この型のうつ病は治療や薬に反応しやすいのですが、表面的な症状がとれるだけで、根本の性格傾向に対する気づきが乏しかったり、気づいていてもうまくつきあおうとしなかったりすれば、また同じようなうつ状態を再発し慢性化してしまうという悲劇に陥らないともかぎりません。メランコリー親和型うつ病を遷延させないためには、この性格傾向のメリットとデメリットをよく認識し、その傾向をどう生かしていくかを十分に考える必要があります。

b. 執着性格

この性格は、下田光造[12]が言いだしたものです。前のメランコリー親和型性格が単極型うつ病（うつ状態の相のみを示す）にあらわれやすいのに対して、この執着性格は単極型うつ病にも、双極型うつ病（うつ状態だけではなく躁状態も示す躁うつ病のこと）にもあらわれやすいのです。几帳面、熱中性、凝り性、徹底癖、強い正義感や義務感といった性格的特徴を持ち、先のメランコリー親和型の性格とかなり似ていると言えます。

執着性格の人は、なんらかのストレスにあって疲労や不眠などが出てきたとき、健康な人ならば休息に入ろうとするのに、逆に疲労に抵抗して活動しつづけるといった傾向があります。執着性や徹底癖があるため、疲労という調子の悪い状態を受け入れられず活動をやめることができないのです。その結果疲労は頂点に達し、うつ状態、あるいはその反動としての躁状態に陥ることになります。

人間はいったん始めたことを途中でやめて、一時休息に入ることが結構難しいのですが、この性格にそれがよくあらわれています。結局、メランコリー親和型性格の人も執着性格の人も休むことが下手で、流れの中断やものごとが予定どおりに進行しないことにとても苛立ちを感じてしまいます。よく考えると休息も立派な仕事なのですが、それがわかっていないのです。

言い換えますと、待つことが苦手と言ってもいいかもしれません。今やっておかないと、「このアイデアが永遠に失われる」「この仕事ができなくなってしまう」という焦りに支配されているのです。さらにこういう人たちは「努力すれば何でもできる」という一念に懲り固まっているようです。努力しないよりはするほうがものごとを達成しやすいのは確かですが、それでも人間にはできることとできないことがあるわけですから、やはり「人事を尽くして天命を待つ」という態度も大事だと思います。

ただ、執着する態度は一概に悪いとばかりは言えません。あることに執着することによって素晴らしい業績をあげた学者やスポーツ選手、成功した実業家などは過去にも現在にもいるからです。ですから、執着というあまりに人間的な傾向を、上手に適切にコントロールできさえすればよいのです。このように執着性格の人は、自分の性格の長所と短所をよく理解し、コントロールができるようになることも治療目標となります。

治療という点からみれば、メランコリー親和型性格ほどではないにしても、やはり治療によく反応します。ただし、自己の執着傾向のメリット・デメリットを理解しそれを実地に生かさないと、再発の恐れは十分にあります。筆者の臨床経験から言いますと、この傾向の人は再発を繰り返しながら、ようやく執着傾向とのつきあい方を身体で実感できるようです。

C．循環性格

クレッチマー[13]の言った循環性格（うつ状態と躁状態を循環するという意味）は、両極型躁うつ病に多くみられます。循環性格者は社交的、明朗で、親しみやすく、現実的、実際的で環境に順応しやすく、活動的で社会的にも成功を得る性格です。

事実成功している人も多いのですが、なぜ社会的に成功を得る循環性格が躁うつ病になりやすいのかと言うと、彼らの強い同調性に問題があるのです。同調性とは、周囲の状況やいろいろなものに自分を合わせていく（同調していく）性質です。自己の主体性抜きでただ単に合わせようとしたり、あるいは無理に合わせてばかりいると破綻が生じます。具体的に言いますと、過度にいい顔をして負担が増える傾向をつくってしまうのです。たとえば、調子のよい（軽躁状態の）ときにはたくさんの約束をしたり多くの課題を引き受けたりしますが、調子が落ちてきたときにそれが負担になり、負担のために落ち込んでうつ状態を引き起こしてしまうのです。ですから、治療者は患者に、約束や課題を引き受けるときは、調子が落ちたときでもできるものにかぎるようにとアドバイスをしますが、なかなか簡単には実行に移せないようです。

この性格の人はよいところだけを見せようとするので、表面的には明るく感じのよい人と思われますが、内実はかなり無理をしていることが多いため、破綻してうつ状態を引き起こすことになります。

また、感情や気分には「浮き沈み」といった波が自然にありますが、この波に主体的に乗ると言うよりは流されすぎているため、浮いたときは極端な上っ調子になり（躁状態）、沈んだときはまた極端に調子を落としすぎる（うつ状態）といったことが生じます。自然な波の流れを主体的に利用するのではなく没主体的に流されるままになるので、躁うつ病になりやすいと言えます。

循環性格が躁うつ病に転化するということは、調子に乗りすぎることの恐さや合わせすぎの辛さを教えてくれています。これも、前二者と同じく治療に反応しやすいのですが、自分の傾向に対する知的理解だけではなく、骨身に染み込んだ洞察がないとやはり再発、慢性化の道をたどります。

d. 未熟性格

うつ病を来す性格の一つとして臨床場面で最近目につくのは、未熟さを感じさせる性格です。未熟というのは、自己中心的でわがまま、自主性に乏しく依存的、欲求不満や自分の思うようにならないことに対する耐性が低いといった傾向のことです。先にあげたメランコリー親和型性格とはずいぶん違いますが、思うようにいかなかったときに落ち込みやすいという点では共通しています。

未熟性格からくるうつ状態はかなり範囲が広く、たとえば思春期になり自立を求められる時期に、先のような未熟性のために落ち込んで不登校になったり、引きこもったりする場合があります。また、なんとか学校は卒業できたとしても、社会人・職業人として責任を負わされるとたんに落ち込んで、出勤拒否や引きこもりになる場合もあります。後者は「逃避型抑うつ(14)」とほぼ重なります。

a～cのような、外的状況に向かっていこうとする性格とは、ずいぶん違います。

この種のうつ状態は落ち込みが中核にあるにもかかわらず、苦悩をあまり表現せずに、引きこもったり逃避したりといった傾向が主となります。また思うようにならない辛さに対しては、家庭内暴力になったり自殺を図ったりして周囲の人を悩ませます。こうした傾向は、境界例やパーソナリティ障害の傾向とかなり重なります。

このタイプは「悩む能力」があまりありませんから、治療意欲にも乏しく、具合が悪いのになかなか病院へ行こうとしません。たとえ行っても、自ら取り組む姿勢に乏しいために治療に難渋します。したがって、遷延しやすく、難治性うつ病の代表格と言えます。このタイプは自分で悩む代わりに周囲を悩ませることになるのですが、それではもちろん治療になりませんので、まずは本人が少し困る状態になってもらうことが必要になります。

現代はこのタイプが増えています。このタイプは、治療接近においてほかのうつ病と異なることがありますので、よく鑑別しておく必要があります。また、a～cの裏側に未熟傾向が潜んでいる場合もありますので、この傾向がどの程度あるかを見ておかなければなりません。

このタイプで注意しなければならないのは、治療関係の確立を急ぐあまり過度の表面的な受容・共感（偽りの受容・共感）をしてしまいますと、患者が幻想的万能感的依存を向けてくることがある点です。こうした依存や期待は当然現実の治療者とずれがありますので、トラブルのもとになります。どんな事例でも幻想的期待を向けられたとき、それなりの対処が必要になりますが、このタイプではとくに注意しなければなりません。

e．自己愛性パーソナリティ障害的傾向

人は誰でも自分のことをまず第一に考えますし、自分が高く評価されたり周囲から賞賛されることに喜びを感じます。これが自己愛です。けれども、現実にはいつも自己愛が満たされるとはかぎ

りません。また人は自己だけでなく他者の助けもあって生かされているわけですから、自己愛と同時に他者愛も必要不可欠です。それゆえ、「自己愛が、満たされないときがあってもいい」といった正しい現実認識と、自己愛と同時に他者愛も持つことができるなら、「健全な自己愛」と言えます。

しかし常に他者からの賞賛・評価を求め、また他者を自分の道具のようにしか思わないような病的自己愛もあります。こうした人はたいてい社会的に行きづまることが多く、また自己愛が満たされないと耐えられなくてうつ状態になったりします。

このようなパーソナリティは、アメリカのＤＳＭ-Ⅳ-ＴＲ(15)の診断基準で「自己愛性パーソナリティ障害」と呼ばれています。現代はこの自己愛性パーソナリティ障害が増えつつあります。特徴として、自己に関する誇大な感覚（自分がいちばん優れていると思う）、限りない成功・権力・愛の空想にとらわれている、自分は特別であり特別優れている人にしか理解されないと信じている、過剰な賞賛を求める、特権意識が強い、相手を自分の目的にしか利用しない、相手に対する共感の欠如、他者への激しい嫉妬、尊大で傲慢な態度があげられます。

このような態度でいるとやがて挫折してうつ状態に陥りますが、この傾向の人は挫折の原因を他者に向け、なかなか内的な反省に向かいません。そのため治療はとても難しくなります。

自己愛傾向がかなり強い人で自己愛の危険性に対してある程度認識を持っている人は、自己愛をエネルギーとしてたいへん素晴らしい仕事を成し遂げる場合がありますので、自己愛そのものは必要だとも言えます。このように、自己愛傾向が強くても社会的に適応したり成功したりしている人は自己愛性パーソナリティ障害とは言いません。

自己愛性パーソナリティ障害の治療は、不健全な自己愛やプライドをいかに健全で生産的な自己愛やプライドに変えていくか、本人が自己愛とどのようにつきあうかが鍵になります。ただ、このタイプの人の治療は未熟性格の人の治療と同じく、難しいと言えます。

f．抑うつ性パーソナリティ障害

前項の自己愛性パーソナリティ障害とはまったく反対のタイプに属します。このタイプの人たちは自己否定的で悲観的、この世に楽しみは何もなく、慢性的に不幸であると考えています。

カプラン[16]の教科書に載っているアキスカル[17]によれば、抑うつ性特性が、①もの静かで内向的、受動的、優柔不断、②憂うつ、悲観的、真剣に楽しむことができない、③自己批判的、自責的、自己軽蔑的、④他人に懐疑的、批判的で、なかなか喜ばない、⑤良心的、責任感があり、自己規律的、⑥考え込み、悩みを抱え込む、⑦失敗を気にし、不全感を持ち、短所を気にする、と記載されています。

こういう人たちは幼少期に不幸な体験をしたことが多く、また親が厳しすぎることが多いようです。小さいころに「自分はだめ、この世に期待するものは何もない」という否定的な脚本をつくりあげ、人生をつつましやかに送ろうとします。

「あまり期待しない」という態度は、それだけ裏切られることが少なく失望にあうことがないので、一種の賢明な生き方という部分も少しはあると思います。問題は、彼らが主体的にこの態度を選びとり、その生き方を肯定的にとらえることがない点です。仕方なしにこのような生き方を選ばされ、それをまったく肯定できていないところに問題点があります。

非常に真面目な彼らは能力が優れていることが多いので、なんとか社会のなかでつつましやかに生きることができます。けれども、唯一の支えにしていた職場の変更や頼りにしていた誰かとの別離などによって一気に深刻なうつ状態になることがあります。そうなったときの治療はとても困難です。つまり、もともとのパーソナリティが自己否定の固まりのようなものですし、長年染みついてきた傾向ですので、これを変化させるのはとても難しいからです。治療においては、こうした自己否定の傾向を理解・尊重するところから始める必要があります。

(3)　身体因

見逃されやすいものとして身体因子があります。頻度の多いものからあげると、脳血管障害や認知症などの脳疾患、甲状腺機能低下症などの内分泌疾患、降圧剤・ステロイド・インターフェロン（C型肝炎の治療薬）・強力安定剤などの薬剤によって起こるうつ状態などがあります。なかでも、薬によるうつ病は治療者をたいへん悩ませます。というのは、うつ病を来しやすいとわかっていても省くことのできない薬であることが多いからです。

ガンもうつ状態を引き起こします。これは心理的な面から見ても当たり前ですが、注目すべきはガンと診断される前にうつ状態が起きていることです。『プライマリケアのためのうつ病診療Q＆A』(3)に載っている並木(18)の報告によれば、うつ病と診断された九四例の中に一五例のガンを発見したとのことです。この数字は極端なもののように感じますが、うつ状態のとき、身体がどうなっているのかをよく見ておく必要性を示唆してくれているようです。筆者も、五〇代女性でうつ状態に陥った人のMRI-CTを撮ったところ、脳腫瘍が見つかったという経験を持っています。このように、悪性腫瘍が見つかる何カ月も前からうつ状態がみられることがあり、これらを警告うつ病と呼んでいます。純粋な身体因子と言えないかもしれませんが、思春期、産褥期、閉経期などホルモンのバランスが変動する時期も、うつ病の一つの因子かもしれません。また、老年になってからの体力低下もうつ病を引き起こしやすいものです。

私見で言いますと、身体因でもっとも大事なのは薬剤使用の有無です。驚くほど多くの薬が抑うつ傾向を引き起こす可能性を持っています。代表的なものをあげますと、ステロイド（副腎皮質ホルモン）、インターフェロン（肝炎の治療薬ですが、この服用で自殺が生じたと新聞にも報道されたことがあります）、降圧剤（圧力を下げるのだから、depression になっても不思議ではありません）、抗精神病薬（幻覚・妄想を抑えようとしすぎて、エネルギーまで抑え、抑うつを引き起こす場合があります）などです。そのほか、消化器系薬剤、抗不整脈剤、性ホルモン剤、鎮咳剤、抗がん剤、消炎鎮痛剤、抗結核剤なども抑うつ症状を引き起こすとされています[19]。

ただこれらの薬剤で抑うつが引き起こされることを恐れるあまり、肝心の薬の服用ができなくなり、かえってマイナスが生じることがあります。予想される作用・副作用の両方をよく考え、いちばん患者のためになる処方を考えることが大切です。薬のほとんどは人体の機能と同じくまだ十分解明しつくされたものではありません。医師はたえず薬の作用・副作用に対する情報を集積しておく必要があります。

うつの場合、常に身体因子にも気を配っておくことが大事です。心の治療者はつい精神現象だけに目がいくので、よくよく注意しなければなりません。

このように、抑うつの背景にはさまざまな因子が複雑に絡み合っています。治療者の役目はその絡み合いをよく見て、複雑きわまりない要因から得た知見を患者の治療に役立つように使っていくことにあります。それが遷延化・慢性化を防止することにつながるのです。

◆3◆……うつ病に共通する基底的構造……◆

うつ病の基本にある構造的側面をまとめます。これらはうつ病全般に通ずる特徴です。

(1) 順調希求姿勢

うつ病者は、常に調子よく順調にいっている自分（気分が晴れやかで、仕事ができ、生きがいを感じているなど）を頼りにし、それをいつも強く望んでいます。いわば、辻悟先生の言われた[20]順調希求の姿勢が強いと言えます。

順調さを望むことはある意味で自然であり、順調さを維持しようと努力することはそれなりによい面もありますが、実はこの順調希求に落とし穴があるのです。というのは現実はいつも順調にいくとはかぎらないし、調子一つとってみても、よいときと悪いときがあるからです。したがって、順調希求は現実と合わない、無理な、一種の幻想を求める姿勢かもしれません。

(2) 現在の自分の否定

健常者が調子のよい自分も悪い自分も本来の自分であると認められるのに対し、うつ病者は調子の悪い自分は本来の自分ではないという姿勢に陥ります。調子よくいっているときはよいのですが、いったん調子が悪くなったりすると、調子の悪い現在の自分を自己否定してしまいます。現在の自分を自己否定すると意欲はさらに低下し、気分はもっと憂うつになり、それがまた自己否定を強めます。

(3) 高い要求水準

うつ病者は調子よくいっている自分を普通と考えていて、治療者が順調希求姿勢を指摘しても「自分は単に普通を望んでいるだけで高望みはしていない」と言って認めない場合があります。これは彼らの要求水準がとても高く、高い要求水準が普通であると考える習慣が身についたせいだと言えます。

(4) 時間の分断化

うつ病の人はいったん調子が悪くなるとそこだけにしか目がいかなくなり、永遠にうつ状態が続くと思い込んでしまう傾向があります。調子というのは波のようなもので、よいときも悪いときもあって普通なのですが、うつ病者は現在の調子の悪さだけに釘づけになり、「待っていればうつは引いていく」と時間を連続的にとらえることができなくなります。時間の分断化が起きていて、視野がとても狭くなっているのです。

(5) 対象との一体感

うつ病者は順調な自分を頼りにしていると述べましたが、彼らはまた自分を取りまく状況や自分と関係のある対象が常に順調な状態にあることを望み、その状況や対象に一体感を感じるほどに依存しています。したがって、対象喪失（状況因であげたさまざまな別離や喪失）に出会うと、自分まで失ってしまったと考えてしまう傾向にあります。精神分析ではこれをうつ病の自己愛型対象選択と呼んでいますが、このような姿勢も変化に弱い点を強めています。

(6)　過剰適応

(5)とも関連しますが、うつ病の人の多くは周囲との対立を避け、周囲に無理に合わせようとします。うつ病者であった時枝武さん[21]は、「僕は、彼ら（周囲の健常者たち）に甘えることができず、むしろ彼らを甘えさせた。彼らの前で健康人を装わないと彼らと向かい合うことができず、コミュニケーションをはかれなかった」と述べています。このようにうつ病者は、無理に相手に合わせることでストレスをまた増やすのです。

(7)　「病い意識」の積み重なり

うつ状態を繰り返すと、患者に「病い意識[22]」がつけ加わってきます。何度もうつ状態を繰り返すことによって、自分自身が宿命的に「うつ」を担った人間であるという考えに追い込まれてしまいやすいのです。その結果ちょっとしたぐらつきでも「病い意識」に結びつけてしまい、つまずきやすくなかなか立ち上がれないということになります。

以上の七点はすべて治療目標になります。

◆4◆……うつ状態の原因探求と長期化の予防……◆

これまで述べたことから、うつ状態の原因が複雑であることがおわかりいただけたことでしょう。

ところが、時として原因の全貌をつかまないうちに「疲れが原因だ」と単純に考え、薬物と休養治療だけで終わってしまう治療者がいます。一部の患者はこれでも治りますが、複雑な原因を有しているうつ状態の場合は症状を長引かせてしまう可能性があります。また抑うつを来す原因を正確につかんだとしても、時とともに変わることがあるので、初期の原因にあまり執着しすぎると長期化させてしまう場合もあります。

抑うつの長期化を防止するには、以下の五点を心がけることです。

①抑うつの原因に関する知識を常に豊富にする。
②患者の抑うつの原因を全貌的に、正確に押さえる。
③そのなかのどれが強いか、それらがどのように関係し合っているかをよく読みとる。
④しかしながら、自分の解明した原因仮説にいつまでも執着しない。
⑤そうした原因を常に患者に役立たせる。

これらが行なわれないときは、いつでも抑うつは長引く危険性を持っています。

5……実例を通して原因を見る……

実際にうつ状態がどのようにして発生するのか、事例を通して見ていきましょう。
この事例はうつ病のなかでも単純なほうに属すると思いますが、それでもさまざまな要因が絡み合って意外と複雑な様相を示しています。

［事例A］中年男性のうつ病、四七歳（初診時）

四七歳のAさんは強いうつ気分、意欲低下、絶望感、不眠、食欲不振、頭重感といったうつ状態に陥り治療を受けることになりました。いつごろからどのようなきっかけで今のような病状になったかを聞きますと、①一カ月前に会社を二週間休んだが、こんなことは入社以来二四年間でまったくはじめてのことで、非常にショックが強かったこと、②休んだのは以前から言われていた高血圧が悪化し、めまい、頭重感などが出現し、医者から安静を命じられたためであること、③高血圧の悪化は過労（朝九時に出勤し、深夜一二時まで仕事をし、帰宅は午前様）によるものであったこと、などが明らかになりました。

さらに話を聞きますと、④過労になる三カ月前に現在の職場に営業部長として栄転してきたが、そこの営業成績が思わしくないために努力した、⑤⑥しかし努力しても不況のせいか思ったように成績は上がらず、そのため日夜フル回転の勤務になった、⑦転勤直後で緊張もしていたし、張り切らねばならないという気負いもあり、持病の高血圧に対する配慮を忘れてしまった、また転勤してきた土地に慣れるのにもたいへんだった、ということも出てきました。

これだけですでにうつ状態の原因として、①病気欠勤が非常にショックでそれを受け止められていない（今まで順調にきていた仕事リズムという対象喪失）、②高血圧の悪化、③過労、④業績不振、⑤不況、⑥転勤、があげられます。

そこで治療者は、まず休養と抗うつ薬・安定剤の服用を勧め、気持ちが落ち着くにしたがってうつの背景をさらに探るため、「休養になると、やれやれこれで助かったと思う人もいるのに、なぜあなたはこんなに落ち込んだのか」「業績悪化は不況のせいが大きいわけで、あなたが頑張ってもどうこうなるものではないのに、なぜそんなに頑張ったのか」などと質問をすると、⑦自分は今回社長から立て直しを命じられていたこともあり、そのことを非常に気にかけていたとのこと、⑧自分は真面目な仕事人間で、仕事だけが生きがいであったことが明らかになったのです。⑦、⑧のことからAさんがメランコリー親和型性格の特徴を持っていることが推察されます。

そこでこの性格のメリット、デメリットを話し合いました。⑨自分の性格をあまり考えたこともなく、がむしゃらにやってきたこと。また今までそうした姿勢でもたいしてつまずきがなく順調にやってきたので、これからもずっと順調にいくことを望む気持ちが強かった。だからこのようにうまくいかないことを受け止められなかったのではないかと言い、そういうこともつまずいた原因ではないかと思うと自ら認識し、うつ状態は解消したのです。

［事例A解説］

Aさんのうつの原因をまとめてみますと、(1)状況因（①病気休養、③過労、⑥転勤といった個人的要因と、④業績不振や⑤不況といった社会的状況因）、(2)性格因（⑦や⑧のようなメランコリー親和型性格）(3)身体因（②高血圧の悪化）、となります。また状況因や性格因の追加として、⑨今まで順調にきたことと、彼の持つ順調希求姿勢があげられます。これらの要因がおたがいに関連し合って発病に至ったのです。これでわかるように、単純なように見えても、複雑な連鎖をなしています。いわば、華厳経

に見る「一つの現象は、あらゆることに関連している」という「一即多、多即一」のようなものです。(23)

こうした性格因が形成された背景を考えると、成育歴や両親の育て方、両親自身の性格といったことが問題になってきます。さらに深く考えると両親の性格が形成された歴史にまで立ち入らなければならない場合もあります。実際に三世代の家族史を調べて治療に生かす家系図療法というものもあるぐらいです。

簡単そうに見えるうつ病の原因も、どこまでも続く無数の要因の積み重なりの結果ともいうことになります。よく本人や家族が「うつ病の原因は何ですか」と聞いてくることがありますが、まずはわかっている原因だけを述べて、治療が進むにつれて本人・家族にうつ病の原因（と言うより物語）を徐々に理解してもらいます。最初から即断的に「原因はこうです」と決めつけすぎると、せっかく簡単に治るうつ病もこじらせてしまう可能性がありますので、注意しなければなりません。

第四章

うつ状態の治療

1 治るとはどういうことか

多くの患者はうつ病の治癒を「うつ症状が消失すること」「元に戻ること」と考えているようです。至極当然のようですが、この考えには無理があります。また、こうした考えは治癒概念に関する誤解を生み、その誤解がうつ病を遷延化させたり、長引いたうつ病から立ち直らせるのに妨害的要因になったりする場合があるのです。

この世は思いどおりになることばかりとはかぎらないので、人はどうしても苦悩や憂うつを感じさせられます。人間という存在はうつ症状の芽を必ず有していますし、またすでに述べたとおり、普通の憂うつとうつ状態は連続的なものなので、どこで線を引くかは難しいことなのです。ですから抑うつの「緩和」はありえても、抑うつの「消失」は不可能です。

多くのうつ病者がうつ症状の消失を求めますが、その芽は誰でも持っているわけですから、消失は無理なのです。うつ症状の消失ばかりを願望すると、うつ症状やうつ症状の芽ばかりに注目することになって、かえってますます症状を強めてしまうことになります。

また「うつ症状の消失」は幻想的治療目標なのですが、これにとらわれているといつまでたっても治ったと思えなくなってきます。このような治療目標の誤りが、うつ病を遷延させている一つの要因のように思います。

うつ病の治癒・現実的治療の目標とは「調子のよい自分も調子の悪い自分も本来の自分だと受け入れて、うつ症状・軽いうつ症状・うつ症状の芽を受け止め、それらと上手につきあっていく」ということになるでしょう。換言すれば「うつ症状に圧倒されない主体性の回復・確立」です。

また「元に戻る」という考えはある意味で自然なのですが、単にうつ症状の軽減だけよりはうつを起こした性格因や状況因などの自覚があったほうが、再発は防ぎやすくなります。したがって、「うつ病を通して人格的に柔軟になる」というのも、一つの治療目標と言えます。病を通しての成長と言ってもよいでしょう。

もちろん「抑うつ症状の軽減」は重大目標の一つです。うつ症状の苦しさはたいへんなものですから、減らせる症状は大いに減らすことを目指すべきです。また徐々に悪化・増大する抑うつ症状を食い止めることも大事です。

その意味では「真に治る」とは、「抑うつ症状のできるかぎりの軽減」と「うつ症状を受け止める主体性の回復」「病を通じての成長」ということになるでしょう。

◆2◆……初回面接……◆

「入口が出口を決定する」「最初のボタンのかけ違いがあとあとまで影響する」などと言われるように、初回の出会いはとても大事です。初期の出会いで治療関係がうまくいき、患者と治療者の基本的人間関係ができると、うつ病は遷延しにくいのですが、初期によい治療関係が確立されなければ、症状が長引く可能性があります。まさに一期一会の覚悟で会う必要があります。

(1) 受容、共感(簡単に「わかった」と言わないこと)

うつ病者の苦しみはあまりにも辛いものがあります。どれだけ苦しいかは、うつ病者自身の手記を読むとてもよくわかります。筆者が読んで感動したものには、時枝武[21]の『うつ病者の手記』、精神科医でうつ病にかかったカイパー[24]の『うつ、その深き淵より』、看護師でうつ病に苦しんだマーガレット・マクレイ[25]の『うつ病女性の手記』、ジャーナリストのエリザベス・ワーツェル[26]の『私は「うつ依存症」の女(プロザック・コンプレックス)』などがあります。

うつ症状の辛さが周囲に正しく理解されることは困難です。運よく周囲に理解されると少しは楽になるのですが、ほとんどの場合、うつ病者は自分の症状の苦しさをあまり理解してもらえず、その結果、心に二次的な傷を負ってしまいます。

まずは、うつ病者のうつ症状を丹念に聞き、その苦しさをできるだけ理解するよう努めなければなりません。うつ病者のなかには、苦しさをわかってもらったと思うだけで、苦しさが緩和すると言う人もいます。しかし、なかには遠慮しがちであまり訴えない人も多く、また「どうせ自分の苦しみなど他者にわかりっこない」と考えている人も多いので、その点を配慮しながら聞き出す必要がありま す。簡単に「わかる」「わかる」を連発すると、この治療者は安易すぎるという不信感や、また「呑み込まれてしまうのではないか」という不安感を抱くこともありますので、安易に「あなたの苦しさはよくわかる」と言うのは避けたほうがよいと思います。治療者は、患者の言ったことを要約して「今、このように言われたことは、こちらに伝わりました」と控え目な言い方をするのが無難です。実際のところ、絶望と苦悩の極にあるうつ病者の苦しみを、本人の立場に立って理解することはなかなかできないことです。われわれはその苦しみの一端を貴重な証言として聞かせてもらうところから始める必要があります。

時には、「今のこの苦しさを他者にわかってもらっていますか。わかってもらったことがありましたか」と問うてもいいでしょう。もし患者が「いいえ」と答えたとき「辛かったでしょうね」という言葉が治療者から出ると、それを聞いた患者は少し安心する可能性が出てきます。いずれにせよ、患者の苦悩をくみとる作業ができないと、うつ病は遷延する恐れがあります。

(2) 面接時の注意(患者に圧迫感を与えない、勢いあわせの重要性)

うつ病者は打ちひしがれているだけではなくて、頭の回転が鈍くなったり、一つのことにとらわれたり、怯えたりしていることが多いのです。そういうとき治療者はなるべくゆっくり話し、急がせてはいけません。また何か説明したり話をするときも、大きな声よりはできるだけ小さい声のほうがよいようです。大きい声は患者に圧迫感を与えますが、小さくゆっくり、しかし明確な言い方は患者に安心感を与えます。また小さい声だと患者が聞き耳をたてることになり、エネルギーや注意力の回復につながる場合があります。中井久夫[27]も、患者より大きい声を出すことの有害性を強調しています。

むやみに質問するのもあまり感心しません。質問には答える義務がつきまといますので、かなりの圧迫感を与えます。どうしても質問しなければならないときは、できるだけ答えやすい、相手をいたわった質問をすることが大事です。たとえば「今、お話しできますか」「話をすることは苦痛ではありませんか」「今の状態を説明できますか」などの質問です。

あまり話ができない場合は、「ずいぶん辛そうですね」「こんな苦しい目にあうのははじめてですか」「かなり打ちひしがれているようですが、何とか力になりたいし、楽になる方法を探したいと思いますよ」などと言ってもよいでしょう。治療者のこういう言葉が、うつ病者にはかなりの贈り物になるのです。治療者が何も言わず待っているだけの姿勢でいると、うつ病者によっては有害になる場合があります。

本人が話ができないときやあまりに辛そうなときは、本人の了解を得て家族から事情を聞くのも一考です。家族が話している間に意外と本人が落ち着いてくることが多く、ときどき本人に水を向けるとかなりのことを話す場合があります。

まったく元気のないうつ病患者がずっと沈黙を保つことがあります。これは悪性で空虚な沈黙であることが多いので、治療者が同じように沈黙していると反治療的になることがあります。良性の沈黙とは、自分の沈黙を尊重してくれる治療者の態度に好感を持てている場合です。この場合は、治療者は沈黙を守って、患者を静かに見守っていればよいのです。うつ病者の沈黙は自分の無力・絶望・不信の表現であることが多いので、治療者から「あまりに辛いので言葉も出てこないのでしょうか」「まったくどうしていいかわからないと、途方に暮れておられるのでしょうか」などといった言葉かけをしてあげるほうがよいでしょう。受け身で待っているだけでは「結局この治療者も私同様無力なのだ」と患者に思わせ、うつ病者をいっそう追い込むことになりかねません。

うつ病者がよくしゃべるときは相手の調子に合わせていくことが大事です。うつ病者の気分の水準に合わせた「勢いあわせ」をするなど、温かく理解ある安定した治療者の態度が重要です。ジェイコブソン[28]も同じことを言っています。勢いあわせがうまくいかないと、患者は治療者に安心感を持てないことが多く、やはり長期化する恐れが出てきます。

(3) 病歴聴取（治療歴の聴取も大事）

病歴を聞くとき、筆者は主として①うつ状態の内容と程度、②発病状況や誘因、③簡単な生活史、④病前性格、⑤治療歴、⑥病気や今までの治療に対する患者自身の考え、を焦点にして聞いています。

ここで大事なことは、機械的に聞いていくだけではなく、「ストーリーを読む[9]」観点で聞くことです。「なぜこの時期に、ほかならぬ自分がこのような状態になったのかということ」が浮き彫りになるような聞き方をしましょう。原因探求のところでも述べましたが、物語のようになるということを忘れないでください。

最近のうつ病者は症状が遷延していて、すでにほかの病院で治療を受けてきていることが多いので、「いろいろ治療を受けても、なかなか治らないのは辛いですね」という思いやりをもって聞きましょう。⑥については、前の医者への不満や新たな治療者への希望を中心に取りあげますが、「今度は不満があってもなるべく抑制せず治療者に言ってほしい」と伝えておかなければなりません。「言いにくいかもしれませんが、言ってもらったほうが医療情報がたくさん集まって治療しやすくなるから」と理由も説明しておきます。

疲れきっている患者は、①から⑥まではなかなか話せないことのほうが多いので、一回で全部聞き出そうといった無理をせず、最初は、次回もまた来ることができるような信頼関係をつくるだけで十分と考えることが非常に大事です。そうすることで関係の確立とともに、より広くより深く話を聞くことができるようになります。

病歴聴取ははじめに行なうだけでなく、治療と並行してずっと続けます。病歴聴取がいいかげんであったり逆に性急すぎて質問責めにしたりするのは、どちらもうつ病を長引かせる要因になります。

(4) 治療、薬物投与、休養の必要性の説明

話が十分聞けなくても、患者が疲れきっているのに休息できないこと、さまざまなうつ症状に苦しんでいることは、治療者に十分伝わってきます。その疲れ・焦り・症状が、とても本人の力だけでは軽減できないことを確認したうえで、心の専門家の援助が必要であることを説明します。それから薬物(抗うつ薬、抗不安剤など)によって心身や脳の疲労をとります。薬物については、頭がオーバーヒートしている状態なので薬で冷やす必要があるという説明や、脳が疲労していて神経伝達物質の流れ

に支障を来しているという説明が有効な場合もあります。さらに必要であれば休養するよう指示を出します。

休養に関しては、会社に行っているほうがまだましということもありますので、会社にいる辛さと家にいる辛さを比較してもらい、辛さのましなほうをとってもらいます。家で休養していても、会社のことや将来のことが気になったり取り残されている感じがしたりするため、形式的には休養しても本当の休養になっていないことがあるからです。本人が決められないときは、「私があなたの立場だと休むほうをとりますが」などと治療者から意見を言って、最終的には本人に決めてもらいます。それでも決められないときは、治療者が責任をもって決めるしかありません。

ここで注意しなくてはならないのは、「会社に行っているほうが辛さはましだ」と本人が言っても、焦りの固まりのような感じで言われているとしたら、そのまま従うことは有害だということです。その焦りについて話し合い、簡単に「会社に行く」ことに賛成しないほうがよいでしょう。休養できる環境にない場合もあるので、「安心して休養できる環境づくり」（上司に「君はとても大事な人材だから今は休養して休むように」と言ってもらう、家族に安心して休養できるよう協力してもらう、休んだ場合の不安を詳しく聞いておく、など）も大事な作業になります。

ただ、うつ病の治療即休養と考え、機械的に仕事を休みなさいという指示を出すより、本人にとってどういう休養がいちばん役に立ち意味があるかを考えるとともに、本人の気持ちの納得も考えて決定を下さなければなりません。薬の服用（これで十分脳や心身の休養が得られることがあります）や勤務の軽減が最適の休養になることもありますので、本人の納得しない機械的な休業は好ましくありません。工夫され、本人も納得した休養であれば、真の休養となって治療につながります。

一般に「うつ病の治療は、とにかく休養であって仕事を休むことだ」と言われますが、それを盲目的に信じ込むことはうつ病を長引かせる危険性があります。本人にとって真に必要なのは意味ある休養で、それが意味ある活動へとつながるのです。

(5) 病気を認めることや治療に抵抗する人に対して

治療は、うつ病の治療にかぎらずマニュアルどおりにいくものではありません。たいていいろいろな困難にぶちあたります。実際の治療は、困難や抵抗との戦い、または折りあいの連続だと言っても過言ではありません。

そうした困難や治療抵抗の一つとして、本人が病気や「治療の必要性」を認めようとしないケースがあります。多くの場合、患者は治療者の言う指示に従ってくれますが、なかには自分が病気だと認めたくない、人の援助など受けたくないと言う人がいます。いちばんありふれた治療抵抗ですが、そうした人にはそれなりの対応が必要です。

次の事例は、病気を認めることに抵抗したうつ状態の男性の事例です。

[事例B] うつ状態と思われる男性会社員、四〇歳

Bさんは仕事が行きづまったあと、底知れぬ憂うつ感、無気力、焦り、集中力の低下、不眠、食欲不振、頭重感などが生じ、上司から精神科を受診するよう指示されました。Bさん自身はそんなところへ行く必要はないと思っていたのですが、上司の命令ですから仕方なしにやって来ました。

Bさんはひとしきり状態を説明したあと、次のように聞いてきました。

B　先生、いったい私は病気なのでしょうか。①

――その質問はとても大事な問いですね。ちょっと一緒に考えていきましょう。その前に、病気かどうか知りたいのはどういう点でなのか、少し教えていただくと助かるのですが。②

B　うーん。そう言われるとどう答えていいか。……そう、もし病気だと治療しなきゃならないですね。それを知りたいのかな。③

――では治療が必要かどうかに話を絞りましょう。今あなたは困っているし苦しんでいますね。④

B　ええ、確かにそのとおりです。⑤

――その状態から、一人で抜け出せそうですか。⑥

B　いや、いろいろやってみたんですが、だめでした。夕方、いやいやながらですがテニスをして身体を疲れさせたら眠れると思ったのですが、全然だめです。寝ようとしても頭は冴えてくるし、明日の会社のことが心配になるしで、昼間も苦しいですが、夜はもっと苦しく恐いです。⑦

――ということは、一人で解決は無理だから、専門家と相談しながら解決を図ったほうがいいということですね。⑧

B　ええ、そうですが。いったいどうすればいいんですか。⑨

――あとで詳しく説明しますが、まずは薬で心身の疲労をとって気分を明るくし、休養しながら二人であなたの問題について話し合っていく、それはいかがですか。⑩

B　それはわかるし、そうさせていただきますが、そうすると私はやはり病気なんですか。⑪

――そこが気になるんですね。治療が必要なことはおわかりになったようですが、なお病気かどうか気にされるのはどうしてですか。⑫

B　病気にかかるなんて、しかも精神の病気にかかるなんて、自分はなんと弱くてなさけない人間なのかと思えるんです。⑬

――その気持ちはよくわかりますね。ただ、病気は弱いからなるとはかぎりませんよ。病気というのは、今のままでいくと行きづまりがくる、少し軌道修正したほうがいいというサインでもあるんです。だからこれを機会に今までの自分を振り返ると、あなたは一段と大きくなると思われますが。もちろん十分な休養をとってからの話ですが。⑭

B　それもわかるんですが、どうしても自分が弱いだめな人間に思えて……。⑮

――そうですね、確かにそんな気にさせられますよね。よもやこんな状態になるとは思ってもみなかったですものね。まあ、これに関して、あなたが自分のどこを弱いと考えておられるのか、あとでゆっくり聞きたいと思います。でも自分の弱さを見つめられる人は、逆にかなり強い人間になっていく可能性があると思われますが。⑯

B　……そうですね。先生の言うとおりかもしれません。この機会に休養して考えてみます。⑰

このあと、抗うつ薬、安定剤の投与、休養の処置で睡眠、食欲とも良好になり、うつ状態も改善していきました。そして自分の問題点――仕事一筋、完全癖、休養がとれない、真面目すぎる、自責的なところ、過剰適応など――を見つめていくなかで、自分のよい点は伸ばし具合の悪い点は修正を考えるというかたちで仕事に復帰していきました。病気かどうか気にしていた点や治療抵抗は、よくなるに従ってほとんど話題にのぼらなくなりました。

［事例B解説］

Bさんにかぎらず、患者が自分の状態が病気であるかどうかを聞いてくるのは当然のことで、その質問は自分（の状態）に向き合うことにつながっていきます。ですから、この問いはたいへん重要な質問です。したがって、②のように自然に「それはとても大事な質問だ」と返しておくことが相手を尊重したことになりますし、第一の重要な作業です。

患者が病気かどうかを聞くときの気持ちには相当複雑なものがあります。たとえば、「俺は病気と言われるほど重症になったのか」「精神病になってしまった。終わりだ」と暗く考えたり、「病気なら休める。ほっとする」と思ったり、ただ純粋に「治療が必要かどうか気になる」といったものまでいろいろです。

したがって②のように、病気かどうか知りたがる背後の気持ちを聞くことが第二の重要な作業になります。それに対してBさんは治療の必要性の有無について聞いてきました。病気かどうかという質問で、彼が聞きたかったのはこの点だったのです。治療者としては当然治療が必要だと思っていますから、ここで「ええ治療が必要ですよ」と言ってもいいのですが、より彼の自覚を深めるために④から⑩までの質問を行ない、治療の必要性についての認識を深めてもらいました。すぐ答えるのではなく、患者に考えてもらうほうが治療的だからです。

しかし彼はなお病気かどうかにこだわりましたので、その背後を聞くと「心の病は弱い人がかかるので、自分はだめな人間だ」という否定的感情が出てきました（13）。そこでこの手当を⑭と⑯（病気は自己変革のサイン、弱点を見つめられる人間こそ強い人間）で行ないました。これは、病気告知にともない、患者が陥りやすいネガティブな感情に対する手当で、第三の重要な作業になります。

これでわかるように、「病気ですか」という一見単純な質問でも、それを治療的に生かすためにはたくさんのことを考えておかなければなりません。

うつ病者はプライドの高い人に多いので、事例Bのように自分が病気だと認めることにこれだけの抵抗が出てくるのです。それ以外にも、病気と名づけられることによる将来への不安、薬に対する不安など、治療に対する抵抗がいろいろ出てくることがありますので、よく聞いておく必要があります。そのような抵抗にその人の重大な問題点が潜んでいる場合が意外と多いからです。

治療は、治療抵抗との戦いだと述べましたが、戦うと言うよりはこの抵抗を尊重し、抵抗と対話することのほうが治療的かもしれません。

［補足］病気と告げることのメリットと注意点(29)

うつ状態を病気であると認めることが重要なのは、そのことによって、①患者の罪責感を緩和できる（患者は病気だと思わず自分が悪いと思っていることがある）、②休養や服薬を可能にさせる、③病気なら治るという希望を持てるようになる、④治療関係に入れる、⑤周囲の接し方が変わってくる、⑥病気や治療を通じて今までの自分の生き方や性格を見直す、というようなメリットがあるからです。

ここで大事なのは病気の説明の仕方です。病気であるということは、メリットと同時にデメリット

（事例Bでみられたように劣等感を強める、ひどい場合は異常意識、孤立感絶望感を強めさせる）がありますので、その点を注意してなるべく役に立つ伝え方を工夫しなければなりません。

抑うつは人間には生涯つきまとうものですから「うつ症状があるのが、病気です」という説明の仕方だと「調子の悪いのが病気で、調子の悪さが除去されることが治ることである」と思わせる危険性があります。そうではなく、うつ病とは、「調子の波に左右され圧倒されること」であり、治るとは「それに左右されなくなること」です。ですから調子の悪さが病気だととらないように、病気の内容の説明にも注意がいるのです。

(6) その他、初回面接で考えておくこと（重症度、入院の必要性の有無、自殺の危険性）

患者とある程度信頼関係が築けて、こちらの指示を守ってくれ、次も来てくれそうな場合は心配はいりません。しかし、状態がかなり重症（話し合いにならない、治療拒否が強く話し合っても改善しない、絶望感が強すぎる、身体衰弱がひどい、現実認識ができなくなっているなど）だと、入院の必要や自殺願望に対する対策を考えておかなければなりません。入院と自殺の問題は複雑ですので、第六章と第七章でそれぞれ詳しく論じます。

初回面接では、信頼関係の確立の有無や重症度の判定が重要な課題になります。

(7) 初回での薬と見通しについての説明

a．薬について

初回面接での薬の扱いはとても重大な問題です。

「うつ病は薬をのめば一〇〇％治ります」「薬ですっきりきれいに治ります」と言う医師がいます。

現実には抗うつ薬の効き目はうつ病者に対して六〇～七〇％ですし、治らずに遷延する例や再発例の増加から考えると、これは事実に反する発言ということになります。ただ、こんなふうに言うのは、うつ状態に陥った人がその責任をひたすら自分のせいにしたり、また薬で楽になるという事実を知らなかったために自殺してしまうという悲劇を少なくする目的からかもしれません。ですから、この誇大宣伝的・幻想的な言い方を一方的に非難するわけにもいかないのです。

ただ、現実的な抗うつ薬の効き目は一〇〇％ではありませんので、十分効かなかった人は「自分は抗うつ薬も効かないほど重症なのか」と絶望感を強める可能性があります。一〇〇％治るという薬への過度の幻想は、うつ病を遷延させる原因となります。

さらにうつ病の原因として未熟性格や境界性のパーソナリティ障害や自己愛傾向がある場合、薬だけで治るとはとうてい考えられませんし、そもそもあまり薬が効きません。一〇〇％治るという治療者の発言は、うつ病を遷延させるだけではなく治療者に向けた幻想的期待が裏切られることになりますので、いきおい治療者への激しい攻撃となります。その結果治療状況が泥沼化し、多くのトラブルが発生する原因となるので注意が必要です。

筆者はこういう場合、速効性の抗不安剤や睡眠導入剤も併用しながら、「薬をのむと、心身の疲れ・緊張が軽くなり、夜眠りやすくなりますから、次のことはそれからゆっくり考えましょう」「もし十分疲れがとれなかったら、また別の工夫がありますし、ゆっくり考えていきましょう」などといった言い方をします。経験では、一〇〇％治ると言わなくても、十分次につながっていますので、変な幻想を与えないほうがよいと思います。

もっとも、かなり打ちひしがれている人には「大丈夫、この薬で必ず治りますから」と言うことが必要なときもまれにあります。それはそれで効果があるのですが、もし治らなかったとき本人が文句を言ってきたら（これはもっとまれですが）素直にあやまって、「では、なぜ治らないのか原因を探り、工夫や対策を一緒に考えましょう」と言うことにしています。治療者としては少し問題があるかもしれませんが、まったく打ちひしがれていた人がそこまで言えるようになったことは、改善してきたからだと考えることができます。

薬はうつ状態の治療にとても大事なので、第五章で詳しく論じます。

b. 見通しの説明(29)

病気の見通しについて説明することはとても重要です。今はひどく苦しくても、このぐらいの時期によくなるという見通しが持てると安心感が増し、治療効果を増すからです。

ですが、見通しを言うのは実際はたいへん難しいことです。治療や将来がどうなるかについては、本人自身の要因（状態の程度、自覚、治療意欲など）、家族要因、治療者の要因、状況要因（支持的な環境かどうか、よい友達がいるかどうかなど）をはじめとしてさまざまな因子が組み合わさりますから、正確に言うと「将来については様子を見ないとはっきりしたことは言えない」ということになります。しかしこの言い方はあまり治療的ではありません。それでは、どのように伝えるのがいいでしょうか。

治りにくい人がいるとはいえ、現実にはうつ状態は回復していく人のほうが多く、それが自然なプロセスであると臨床でも納得できます。ですから「徐々に治っていきますから」「徐々に楽になり、考えやすくなりますから」と言ったり、あるいは「治りたくなくても自然に体が治る方向に向いてくれます」「今は暗いトンネルにはいったようなもので、いずれ出口に来ます」「くもっている日がいずれ晴れるように、自然に変化します」という言い方をしたりします。

では「どのくらいでそうなるのか」というのが患者のいちばん聞きたい質問の一つになりますが、笠原嘉[30]は「うつ病者は必ず治るとともに、平均三～六カ月くらいのうちに完全によくなります」と伝えることを推奨しています。

これは患者に安心感を与えるでしょう。なぜなら、人間は時間を区切ってもらうと待ちやすくなるからです。しかし、現実には二、三週間でよくなる人もいれば、六カ月たってもよくならない人もおり、逆に悪化してくる人もいます。そうなると六カ月で治らない患者は非常に落ち込むことになります。幻想を与えてしまう危険性があるということです。

そういうことも考え、筆者は、一般的には「平均三カ月となっていますが、個人差があるので何とも言えません。でも早くよくなれば喜んだらいいし、もしなかなかよくならなければ、そのつど治るのを妨げている原因を探り、それに対する対策を考えていきましょう」という言い方をします。しかし時に、「平均三カ月ぐらいで治ります」とシンプルに言う場合もあります。もし三カ月でよくならなければ、その時点で「よくならない要因を探っていきましょう」と言えばよいのです。遷延していく例では、三カ月以内にその遷延可能性が見つかることが多いので、そのつど治癒妨害要因を本人の状態に合わせて取りあげていけばよいと思います。このような言い方をするのは、考える力が弱っていたり長い説明を聞く力が減弱している人の場合などです。

見通しの告げ方は現実の厳しさをふまえながら希望を与え、必要な注意も伝えなければならないのでかなり難しいことですが、その難しさをわかっていれば、告げた見通し内容に少々狂いが生じても、そのつど修正していけばよいでしょう。この見通しの告げ方は拙著『境界例の治療ポイント』(2)で詳しく述べています。

(8) 初回で重大な決定をしないこと（退職、離婚など）

うつ病者は打ちひしがれていて、ものごとを悲観的に考え、しかもじっと待っていることができませんから、「これ以上会社に迷惑をかけるわけにはいかない。退職する」と言ったり、「これ以上は家族を不幸にするだけだ」と考えて離婚しようとしたり、「学校をやめる」「転職する」「婚約を解消する」などと言ったりすることがあります。焦りに圧倒されているので、そうなりやすいのです。

しかし、状態が悪いときには、じっくり考えて最良の決断を下すということがなかなかできませんから、たいてい間違った判断をしてしまいやすいのです。そして、うつ状態がよくなったとき、その判断に基づく行為を、あとで悔やむということが多いのです（逆の躁状態の例ですが、筆者は勤務医時代に、躁状態の患者さんから「お礼だ」と言って一〇〇万円を渡され、それを病院の事務の方に預かってもらい、三カ月後に、病相が落ち着いてきてから返したという経験を持っています）。

たとえその判断が正しかったとしても、じっくり熟考して決断した選択ではないので、どうしてもあとに悔いが残る可能性があります。逆に、あらゆる結果とそれに対する対策まで考え抜いた上での決断であればぱ、どんな決断にせよ、「どんな結果になってもかまわない」と腹をくくりやすいわけです。うつ状態のときに重大な決断をするということは、状況に新たな変化を加えることになります。うつ病者は変化に弱いと言いましたが、変化という新たな負担を加えるので、この点でも望ましくありません。

ただやみくもに反対するのではなくて、患者の状態に合わせながらその決心をよく聞き、そのプラスとマイナスについてよく検討していくと、うまくいけば自分が悲観的に考えすぎていることに気づいてくれるかもしれません。ですからいくら速断であっても決心自体は尊重しながら、しかし実際の決断は先に引き延ばして、その間じっくりともに考えていくことが大事です。ただ、これは考える力を持っている状態の患者に言えることで、考えるのが辛そうであればもちろん控えます。

しかし、決断もケースバイケースで、うつ状態を強めている原因が夫婦関係であるとき、離婚という決定を早期に下してよくなった例もあるので、一概に早い決断が悪いとは言えないこともあります。

◆3◆……治療中の重大な事柄……◆

初回の出会いはとても大事ですが、まだほんの入り口に過ぎません。その後の治療では、また違ったさまざまなことが起きてきます。以下にそれらについて述べます。

(1) 理想的経過

初回面接が無難に過ぎ、患者が順調に回復していくと、だいたい次のようになります。

患者が薬、休業・負担軽減などによってうまく休息できた場合には、まず「少し、眠れるようになった」「食欲も出てきた」「ちょっと気分はましになった」「散歩ぐらいはできるようになった」「テレビも少しは見られるようになったし、時にはおもしろく感じる」「悲観的にばかり見ていたけれど、そうでもないのかなと感じだした」「うまくいけば、治るかもしれないという希望を持ちはじめた」「イライラが少し減り、やや落ち着いてきた」「頭の回転が少しましになってきた」となり、口数も行動もやや増えてきます。

このように睡眠、気分、興味・関心・意欲、希望、落ち着き・安らぎ、精神機能、言動などの面で少し改善してきます。改善のきざしがあらわれるには早くて一～二週間、遅くて三～六カ月ぐらいかかるかもしれませんが、回復促進要因と妨害要因をよく見ておかなければいけません。

どんどん改善してくると、とくに気分・意欲・自信が増大してきて「やる気がかなりわいてきた」と言うようになります。注意しておかなければならないのは、この時点ですぐに会社に戻って働きたいと言い出すことです。意欲の増大そのものは望ましいのですが、安易に再出勤してすぐ再発し、落ち込んでまた休むことになった場合、そのショックはかなりなものがあります。再出勤には相当の注意が必要です。詳しくは本章3の(4)などを参照してください。

よくなってくると、すぐ薬をやめたがったり通院をしなくなったりすることもあります。これも再発の危険性を高めますので、慎重でないといけません。薬のやめ方、通院の終了に関しては、それぞれ第五章、本章3の(6)などを参照してください。

理想的に改善するとよいのですが、なかなかそうならなくて長引いた場合、その間、患者・家族をどう支えるかについては、第八章、第九章を参照してください。

(2) 治療期間中の行動の注意

a．休息の重要さ

うつ状態の程度にもよりますが、休息は基本的に大事なことです。ただ、休息とはやみくもに寝てばかりいることではありません。筆者は、本人が現状のなかでいちばん楽な状態で過ごすことが真の休息だと考えています。家の中で寝ていることが退屈になってきて「少し散歩してもいいか」という質問が出てきますと、どちらのほうが楽かを検討したうえで、外に出るほうが楽だと両者の結論が一致したら、「疲れたらすぐ帰ってくるように」と注意しながら許可することがあります。

回復してくると動きたくなってきて「繁華街などへ外出していいか」「趣味を始めていいか」「旅行に行っていいか」「運動したほうが早くよくなるのでは」などと聞かれます。これも、楽なほうをとればよいのです。ここで注意しておかなければならないのは、うつ病者は行動・運動することでもっとよくなるのではないかという願望を秘めていることです。事実そうなる場合もありますが、そうならない場合もあり、出て行ってかえって気分が悪くなったということもあります。そのために「趣味で何かを始めたり旅行に行ったりして、必ずしも楽しくなるとはかぎりませんよ。とくに旅行は旅先で楽しんでいる旅行客を見て、自分と比較して落ち込む場合があります。でも、『楽しくなくても、うつの状態でこれだけのことができたのだから、行動できただけでもよい』と考えられるのなら、止めませんが」と答えることにしています。こう言っておくと、行って楽しくなくてもそう落ち込むことはないようです。運動も同じことで、運動でよくなったというはっきりしたデータはありませんが、うつ状態であるにもかかわらず運動ができたことで自信をもたらすことはあります。ここでも「運動でよくなると短絡的に考えないように」と釘を刺しておきます。

b. 人と会うことのたいへんさに対する配慮

結婚式や葬式・法事といった公的な行事への参加も、本人が行きたくてしようがない場合（めったにありませんが）を除いて、原則的には反対します。これは負担が相当多く、うつ病者が疲れるだけだからです。うつ病者には義理がたい人が多く、そういう態度がうつ状態を引き起こしてきたとも言えますので、この際、世間的な義理や義務・責任は棚上げにして、自分の健康を優先する練習をします。うつ状態のひどいときにはそれこそ「生きることだけを考え、そのための最低限の睡眠と食事の確保と服薬をするだけでいい」という場合もあるのです。これは「抑うつ友の会」をつくっている外岡豊彦氏の『憂うつの心理[31]』に出ています。

公的な行事への参加だけでなく人と会うことも、うつ状態が回復していないときには非常な負担になります。ですから、何でも心を許せてそばにいてくれると安心という人（いわば大の親友ですが、うつ病者にはこういう人が意外と少ないのです）以外は、極力人と会わないことを勧めます。とくに義理で面会に来た見舞い客は「医師に指示されているから」と家族に断ってもらうことが望ましいでしょう。電話なども、どうしても本人が出たいと言うときを除いて、家族に出てもらうほうが無難です。

うつ状態のときほど「人と会うことのたいへんさ」を痛感させられることはありません。ただこれもケースバイケースで、会ったり話したりするほうが楽な場合、必要な場合があるのは言うまでもありません。その意味では、日ごろから本人も家族も楽にさせてくれる人と、会うと疲れる人の区別をつけておくことが大事かもしれません。

(3) うつ状態の振り返り、うつ体験の見直し

a．原因・背景を知ることの重要性(29)

落ち着くに従って、うつ病者はなぜ自分がこうなったのか知りたくなってくることがあります。彼らには一度に単純な回答を期待する傾向がありますから、「かなり複雑なものですよ」と釘を刺しておくとよいでしょう。

原因を探り理解することはそれなりに有効な面があります。それには、以下のような意味があります。

①うつ症状の原因・構造・意味などがわかることにより、異常意識から解放される。今まで見てきたとおり、うつ状態は人間の弱点の積み重ねの結果と言ってもよく、より人間的であったからうつに陥ったとも言える。
②症状に至る自分の歴史性がわかり、統合感・安定感が生じる。
③意味がわかることで、現在や過去の不幸やその原因に関するとらわれから脱却できる。
④原因の理解が将来への対策を教えてくれる。
⑤物語を治療者と共有できることで孤立感から救われる。

うまくいけば、病気になった原因探求の結果、人格の変化・成長がもたらされる場合もあります。

b．うつ病の再発と、その予防

うつ病は結構繰り返しやすいものです。それは、うつ病の原因（とくに性格因）が残っている場

合は、うつ病の芽を健康な人以上に有していることが多いからです。この点に関する手当が必要となり、aのような見直しができれば再発は減ってきます。

c．見直し（反省）の具体例

見直しは、今まで述べてきた状態像、原因としての状況因、性格因、身体因などを中心に行ないます。治療者が理解している本人の問題点などを理解してもらい、治療者と本人との意見にずれがあるときはそれを話し合い、できるだけ一致したかたちで進められるよう、決して急がないようにします。これを筆者は「精神病理の共有[32]」や「物語の共通理解」と呼んでいます。

見直しが具体的にどのように行なわれるかということを、前述の事例Aで見てみましょう。

彼はうつ状態に至った原因（欠勤、転勤、過労、業績不振などの状況因、メランコリー親和型性格をはじめとする自分の性格因、高血圧といった身体因、順調希求姿勢など）を反省的に振り返り、「よいときも悪いときも本来の自分と考える」「高望みしたり、完璧を求めず、ほどよいかげんのところでよしとする」「うまくいかなくてもかまわない。少々できなくてもかまわない」「仕事を頼まれればいつも引き受けてきた典型的なイエスマンだったが、これからはできないことはできないとはっきり言うようにしたい」と考え方が変わりました。ライフスタイルについても、「あまり無理をせず過労にならない程度に仕事をする」「今まで仕事人間だったが、これからは休日にはハイキングや美術館巡りに行ってのんびり過ごしたいし、家族との会話も増やしたい」「高血圧の管理もきちんとしたい」と言うようになってきたのです。また、状況因であるオーバーワークも、結局自分の性格に問題があったと考えるようになってきました。

そして、実際にライフスタイルを変え、あまりがむしゃらに働かないようにしたところ、不思議なことに前より業績があがったということでした。またAさんが言うには「病気になる前に比べて、性格が円くなって柔らかく大きくなったと言われるようになった。自分も前に比べゆったり過ごせるようになった。これは、病気になったおかげかもしれない」とのことでした。Aさんには、その後再発はないようです。

d．見直しの注意点（とくに見直しに抵抗する場合）

事例Aのように見直し、反省が行なわれれば理想的ですが、普通はこのようにいくことはあまりありません。Aさんのようになぜこうなったのかを知りたい人には見直し、反省の作業を行なってもかまいませんが、そうでない人には一定の注意が必要です。

原因を知りたがるうつ病者は、回復するのと並行して「どうして、こうなったんでしょうか」「原因は何ですか」と質問を向けてくることがあります。この質問に簡単に答えるのは難しく、うつ病者との共同探求が必要です。したがって、「とても大事な質問ですが、慎重に正確にお答えしたいので時間がかかるかもしれません。また、いろいろとご質問させていただくかもしれませんがいいですか」と注意しておきます。原因となると、どうしても自分のいやな点や弱点の見直しになって辛い面に直面しますので、ある程度覚悟しておいてもらうのです。そもそも健常者でも自分のいやな面は見たくないのに、うつ状態から回復しかけの人にとってはとくに苦しい作業になるからです。

Aさんにはほとんど抵抗はありませんでしたが、なかにはあるところまでくると黙ってしまったり、肝心な問題は避けて通るといった抑圧・否認の傾向が顔を出してくるケースもあります。自分から原因探求を言い出したのに、沈黙しがちになるのです。そんなときは、無理してその話題に入らないほうがよいようです。時には「その問題は苦手なようですね」と思いやると同時に、問題の重要性を示唆しておくこともあります。そして本人がやりたいところまで、できるところまで見直しの作業を続ければよいのです。ただ例外もあって、この治療抵抗を打ち破って問題に直面することに成功し、かえって本人が楽になった例もあります。

「気分や状態が回復したらもういい」と見直しに関心を示さなかったり拒否的になったりする人には「回復したことはよかったですね」と肯定するとともに、「再発の心配はないですか」と水を向けることがあります。「再発の可能性があるんですか」と聞いてくる人は話し合いの見込みがありますので、再発の可能性と防ぐための見直しの必要性や注意を説明して、見直し作業の導入を行ないます。

なかには「再発など全然心配していません」と言う人もいます。こういう人はかえって危ないと言えます。そういう人には「聞くだけでも聞いておいてくれませんか」と、うつに陥った原因を探っておかないと再発しやすく、再発すれば前よりもひどくなる可能性のあることを説明します。

場合によっては「うつ病は再発しやすいので、必ず見直しは必要」と、かなりひっぱることもあります。この説明で耳を傾ける人もいますが、気分さえよくなったらよいと強固に信じている人は見直しをせず、すぐに通院・服薬をやめがちです。こういうとき、あっさり「そうですか」とひきさがるか、「それはとても危険ですよ」ときつく注意するか、「残念ですね。必要な注意を聞いてもらえなくて」と言うか、どういう態度をとるかはかなり微妙で難しい点があります。相手の気持ちを尊重して従っておくか対決するかは、うつ病にかぎらずどの事例でも悩みの種です。

見直しをせずに中断した人は再発することが多いですが、一度見直しの必要性についての説明をしておくほうがしないよりは通じやすく、何回かあとには少し自分を見直し、再発が少なくなっていくことがあります。状態や性格や知的な点などに問題があって見直しが難しい場合には、とにかく通院は怠らないようにとの説明だけ行なうこともあります。

うつ病者はとくに「喉もと過ぎれば熱さ忘れる」の傾向が強く、自分のうつ体験をプラスにつなげるのは結構難しいのです。またその難しさのなかに、うつ病の本質があると考えられます。

ただ、見直しに関して注意しなければならないのは、患者が弱っていたり罪責感に悩んでいるようなときです。こんなときに見直し作業を強行すると、患者を追い込んでしまい、自殺の危険にさらしてしまうことがあります。患者が弱っているときには、見直し作業は控えておきましょう。ただ、これも逆に見直しによって自分のいろいろなことがわかって強くなったという例もありますので、ケースバイケースでたいへん難しいところです。

e. 性格の見直しの注意点

見直しが理想的に行なえれば、患者が今までを正確に振り返り、修正できるところは修正し、できないところはそれを持ちながら、今後そのことに注意して生きていくことになります。最終的には、それまで生きてきた歴史も含めて、今の自分を受け入れられるのが理想ですが、現実はなかなかそうなりません。

たとえば、うつ状態の背景としてメランコリー親和型性格が問題になったとします。たいていうつ病者は「こういうところがあるので、自分はだめなんだ」「自分はこの性格があるかぎりうつ病から逃れられない」と、この性格を否定的にとらえがちです。この性格傾向はもともとても生産的で創造力を秘めている性格でもあるので、治療者はこの性格の危険性に注意しながら「この性格のよさを生かしていくように」と伝えますが、なかなかそうはいかないことが多いのです。これは、うつ病者特有の固さでもあるのですが、「悪いほうに考える傾向（悲観的傾向に支配されている）」や、「うつ症状に釘づけになって、ほかに目が向かない」「考える力や気力が落ちている」ということのほかに、特有の自責傾向、ずっとこの性格・態度で生活してきたこともあって危険性を言われてもどうにもならないと考える、ということもあって否定的にばかりとらえてしまいます。

このようなときは相手の様子や状態に注意し、今話し合ったり考えたりできる状態にあるかどうかを考えながら、以下の点で話し合うことがよいでしょう。

①自分の性格をどのくらい理解しているか把握する（患者は自分だけで話すのは難しいことがあるので、適当に補ってあげることが大事）。
②よい面と危険性についてどれくらい正確に理解しているか把握する。
③性格の修正しやすい部分と修正しにくい部分について話し合う。
④修正されやすい部分が見つかっても、実際に修正できるかどうか、いくつかの場面を想像して、シミュレーション・ゲームのような感覚で、実際はどうなるか考えてもらう。
⑤修正できにくい部分を自覚しながら、それを持ちながらの最善の行動を吟味してみる。
⑥最終的に変えたい部分、変えられる部分は変えていってもいいが、全体的には今までの性格を生

かそうということで合意する。

このような話し合いが簡単にいくことはめったにありません。簡単にいかなくても急がず、前記六つの段階のひっかかったところでゆっくり話し合い、解決するまで次へ進まないほうが賢明です。たとえば、治療者がよい面を指摘したときに患者がそれをまったく否定する場合などでは、治療者の指摘が耳に入っているかどうか、耳に入っているとして理解できているのかどうか、理解できているとして認められるかどうか、に注意します。患者が認められないと言うときは、どういうことで認めにくいのかをじっくり聞いてあげる必要があります。同じく、修正などまったく不可能と考えるときでも、どうしてそう思うのか、思いやりをもってよく聞き出すことが治療のポイントになります。

この話し合いが難しいこともあってか、クレイネス[33]やエイド[34]は「うつ病が身体的基礎をもった病気であるとの説明が有効」としています。これはある意味で当たっており、実際にも有効です。ただ、うつ病者の自責感情を緩めるという利点はあるかもしれませんが、さらに枠を大きく広げて性格・生き方を見直してみるともっと楽で伸び伸びした生き方ができるので、クレイネスらの説明に固執する必要もないでしょう。

こうした説明は、軽々しく性格傾向を病気の原因と見なしたり、そう思わせたりすることの危険性や、性格を取り扱うにあたっては慎重でなければならないことを有効に示唆してくれているのです。ただ、自分の性格に関心を持ち、できれば変えていきたいと思っている人にまで「身体の病気だから性格は関係ない」と言うのは反治療的ですし、またメランコリー親和型性格の危険部分を十分注意しながら、相手が理解できる程度に説明してあげるのは治療的だと思います。

こうした話し合いの結果、彼らのいくつかの部分、たとえば硬い秩序志向が柔軟な秩序尊重に、完璧な完全主義がほどほどの完全性へ、一生懸命働く姿勢が「休養や遊びもともなった真面目な労働」へ、（イエスマンのいいところを残しながら）適度に断れる人へと変わっていければ理想的です。これは、簡単ではなく、また時間もかかることなので、治療中ずっと続く作業課題と言えます。

性格見直しのやり方は、執着性格や循環型性格でも同じです。実際の臨床では純粋にメランコリー親和型性格だけを示すことはあまりなく、何かを基本にしながらいくつかの性格傾向が入り混じっています。したがって見直し作業に入る前に、たとえば「この人は、メランコリー親和型が優勢だが、執着性格傾向もかなりあり、また循環的な部分もみられる」といった全体的・複眼的観察が必要です。そして、見直しの作業も当然、執着性格や循環性格の長所・短所についても行なわれることが重要です。

f．うつ病者共通傾向に対する見直し

第三章の3でうつ病者に共通する基底的構造について述べましたが、治療においても、当然彼らの持つ「順調希求姿勢」「自己否定」「高い要求水準」「時間の分断化（うつ気分に釘づけ）」「自己愛型対象選択（対象との一体感希求）」「過剰適応（合わせすぎ）」「〝病い意識〟の積み重なり」について、話し合える部分は話し合っておく必要があります。

大事なことは、これらの傾向がそれぞれどの程度強いのかよく観察することです。一律にこの七つの傾向が配置されているわけではなく、当然それぞれに強弱があります。そしてこれらを話し合

える準備（彼らの意欲や疲労状態に気を配る）ができているかどうか見ながら、危険で有害な自己否定にいかないかどうか（話し合いによるある程度の自己否定は避けられませんし、また必要でもありますが）、よく見て慎重に作業を進めなければなりません。

このd、e、fの見直しがうまくいき、実践でも生かされると、人格が変化し円満に成長することになり、うつ病にかかったおかげで自己変革が得られたということにもなります。

g．うつ状態を引き起こしやすい状況の見直し

再発予防の項（本章3の⑸）でも述べますが、どのような状況で発病したか、または発病・再発しやすいかを振り返っておくことは大事です。

ここで注意しなければならないのは、もともとの彼らの性格が発病状況をつくりやすいという点です。たとえばメランコリー親和型傾向が強い人は、知らず知らずのうちについ無理な仕事を引き受け、気がついたら非常に辛い状況に追い込まれていたというようなことです。これから考えれば、うつ病の自殺は過労死の一つとして認定されても不思議ではありませんし、事実最近では過労自殺が話題になっています（第六章6のh参照）。ですから、このような傾向の部下がいたら自殺に追い込まないよう、上司は気をつける必要があります。また、循環性格傾向の強い人が調子のよいときに同窓会の幹事を引き受け、同窓会の日が迫ってきたころにうつの相に入ったため、その幹事役がひどく負担になり、いっそううつ状態を強めて発病に追い込まれた例もあります。

発病に関する状況因の多くは避けることのできないものなので、状況から発病に至る過程を分析しながら、そのような状況になったときにどう対処すればよいかを話し合うことが大切です。これ

も性格因と同じく難しい話になるので、患者の状態について十分注意しなければなりません。また状況因の話は、必ずと言っていいほど性格因の話と連動してくることにも留意しておきましょう。

(4) 復職や社会復帰の際の注意点

少しよくなってくると、たいていのうつ病者は職場復帰を急ぎます。これは、彼ら特有の真面目さ、性急さもありますが、病気で休んでいた分を取り返したいという焦りもあり、また将来のことを心配するあまりのことだと考えられます。

ただ復職はたいへん重大な事柄ですので、慎重に考えなければなりません。いつ、どのような条件で復職すべきか、明確な基準があるわけではありません。筆者は以下のことを念頭においています。

a．職場復帰の基準

①まずは復職の意欲が十分にあること。またそれは安定した持続的な意欲であることが望ましいでしょう。とにかく出なければといった焦りに近い意欲では危険です。できれば「家にいても気分はよいが、会社に出て働くリズムをつけるほうがもっと気分は安まる」といった、ゆとりを持った意欲が大事です。

②精神・身体状態の安定性、とくに持続性があること。うつ病者は時間の分断化傾向もあって、気分が変わりやすくそれに振り回されてしまう傾向を持っています。したがって、目安として少なくとも一カ月間は安定した状態が続いていることが復職の条件です。また睡眠、食欲、体調などに問題がないかどうかもチェックが必要です。

③自分のうつ状態体験を正しく受け止めているかどうか。つまり、発病因を正確に理解しているか

どうか、そのなかでも自分の性格傾向がどんなものであるか理解しているか、その性格傾向の長所・短所についてよくわかっているか、自己の性格傾向は特殊で異常なものでなく、人間の持つ普遍的傾向の一つの程度が過度になったものにすぎないし、自分のうつ病体験は人間だから起こり得たという認識に立てること——人間としての連続性の回復と、異常意識からの脱却、発病因に対する対策についてある程度考えられている、ということなどです。

④状態の安定性が治療者の前でだけ示されるのではなく、家庭などの場でも持続していること。うつ病者にかぎらず、患者は治療者の前でいいところしか見せないことが多いものです。したがって、患者の状態のよさが何か表面的な感じがするとき、患者の許可を得たうえで「まわりの意見も聞かせてもらえると、もっとあなたのことが正確に理解できるけれど」といった言い方で、家族の意見を聞くことも重要です。もし患者と家族の言うことにずれがあれば、そのずれについて話し合うことでいっそうの理解が得られますし、うまくいけば本人と家族のコミュニケーションの促進になるかもしれません。

⑤復帰にあたっては、本人が復帰の手続きをしたり、上司に会ったり、同僚と話し合ったりすることになりますが、こうした作業がそれほど苦痛や疲労なくできていることも一つの目安です。というのは、会社の上司・同僚と会うことがすでに一つの仕事と考えられるからで、これをおっくうがったり、このあととても疲れるようでは、まだまだだということです。復帰の前に職場への試験訪問をすることは、治療における一つの大事な作業になります。

⑥発病因の理解とともに再発予防に気を配っているかどうかという点。うつ病者は時間の分断化傾

向が強いと言いましたが、ちょっとよくなると「もういい」と考え、治療に消極的になることがあります。勝手に服薬をやめたり、復職できたとたんに通院をやめたりといったことが生じます。うつ病は再発する可能性があることをしっかりと受け止め、再発予防に取り組もうとしているかどうかも一つの目安です。それと関係して、自分はどういう状況でうつ傾向になりやすいかをよくわかっていて、そのときの対処もある程度理解できているということも大事です。つまり会社でのストレス状況とその対処法の理解です。

これら六点が職場復帰をしてもよいという基準です。この基準をほぼ完全に満たすことは難しいですし、実際には職務の事情や経済的な理由などで出勤しなければならないときもありますから、一応の目安と考えてください。この基準の達成にこだわって長期間休んでしまうことのマイナスも考えなければなりません。患者にとって最善の方法を考えますと、場合によっては早期の復職もあり得ます。

ただ、復職の失敗は本人にかなりのダメージを与え、「結局、俺はだめだ」と考えて自殺の引き金になったり、うつ病の遷延化を引き起こす可能性があり、家族や会社側からの信用失墜になることもありますので、やはり慎重のうえにも慎重を期す必要があります。

b. 職場復帰に際して気をつけること

◉職場環境調整（配置転換など）

時に職場そのものに発病の主因が潜んでいることがあります。たとえば、上司が猛烈な業績中心主義の人で、部下との対話や健康管理に気を配るより業績を上げることに熱心だとします。そして、次から次へと部下に仕事を指示してきたとき、普通の人なら「十分にできなくて当たり前」と考えるかもしれませんが、うつ病者は真面目に取り組むため不眠不休となりがちで、うつ状態を発生しやすくなります。しかも、（とくにメランコリー親和型傾向の）うつ病者はあまり他を批判しませんから、職場が過酷であるとは言わないことがあります。

こういう場合は、治療者がそれらを早く発見して（かなり難しいことですが）、患者の了解を得て上司の接し方を変えてもらうか、それが無理なら配置転換も考えなければなりません。この点は、後出（第八章）の事例Fを参照してください。

その他、職務内容が本人の特性に合っていなかったり、職場内での対人関係に相当問題があり、本人の力ではどうにもならず、しかも本人に悪影響を与えつづけるといった場合も、職場の状況の変化を目的として産業医や上司に働きかけるなどして、職場環境の調整を行ないます。

そういったことがどうしても難しければ配置転換を考えることになりますが、十分慎重に考える必要があります。安易に変えてまた同じうつ状態に陥ったときの本人のダメージを考えると、配置転換のプラスマイナス、配置転換後どうなるかを慎重に検討しなければなりません。また状況によっては、おいそれと配置転換などできないこともありますので、そのときは別の対策を考えます。

◉会社側との協力関係（プライバシー保護、本人中心、会社側の完治幻想の修正など）

会社によっては、上司自らが本人の状態や今後の対処法などを聞きにくることがあります。そんなときには、まず上司のたいへんさを理解して思いやるという態度を基本にしながら、会う必要があります。しかし、本人の許可をとっていないことが多いので、「プライバシー保護の重要性」と「本人のことを話すには、本人の許可が必要」ということを理解してもらい、準備が整ったうえで面接させてもらうことを丁寧に説明します。忙しいなかわざわざ面接に来た上司に失礼のないようにしなければなりません。

また、本人抜きよりも本人同席の面接のほうが望ましいのですが、本人の状態や心情によっては上司とだけ会うことになります。その場合、面談内容を本人に伝えておくことが当然必要です。

また復帰に際して会社側にしてほしいこと、してほしくないことを本人に聞くことも大事です。これにはたいてい「別にない」「普通でいい」という返事が返ってきます。治療者は必要とあれば出勤時間、職務内容の軽重、負担の程度などについて聞きだすこともあります。最初から忙しすぎたり負担が多いのはいけませんが、まったく暇なのもよくないのです。うつ病者は自分が役に立っていないと感じさせられるのがとくに辛いので、ほどほどに仕事があるほうがよいですし、心も安定しやすいです。納期や期限設定のあるような負担の強い仕事よりもマイペースでゆったりできるところから始めるのがよいでしょう。最初はリハビリテーションのようなつもりで、ゆっくり慣れていくことが肝要です。

一方で、会社側からも本人や医師に望むことを聞いておかなければなりません。会社側の要求でいちばん多いのは「完治してから、復帰してほしい」というものです。多くの上司は「完治とはうつ症状がまったくなくなること」と考えています。しかし先にも述べましたが、抑うつは人間の条件でもあり、誰しもうつ症状の芽や軽いうつ症状を有しているものです。このあたりのことをふまえてうつ病のことを説明すると、「完治はうつ病に陥ったことのある人だけでなく、どんな人間にもあり得ない」「どんな人間も健康な部分と病的部分を持っている」[29]ということをわかってもらえ、会社側の完治幻想が少しは修正される可能性があります。そして、会社側の完治幻想は、すぐ休んだり、仕事ができないほど悪化してほしくないという意味だということが明らかになってきます。

完治幻想とならんで多いのは「二度と再発しないでほしい」といった、これまた不可能に近い要求です。これもうつ病の起きる背景を説明し、誰でも初発・再発の可能性があることを話すと、わかってもらえるようです。

そして、復職の基準は完治などという幻想的状態ではなく、先にあげた六つの基準、とくに「意欲」「状態の改善と安定性」「見直しと再発予防に関する意欲」が満たされることだと説明します。医師にできることは「現在、就労が可能かどうか」「本人の健康にとって、就労が望ましいかどうか」を判断するぐらいで、完治幻想や無再発幻想を保証することはできないと言うと、たいていは理解してくれます。もし理解できないとしたら、何かもっと大きな問題が隠れている可能性がありますので、会社側からどの点が理解できないか詳しく聞きだし、問題の核心に迫ることが望まれます。「医師の説明が理解できないとは何ごとだ」といった横柄な態度は厳に慎むべきであることは言うまでもありません。

◉復帰に際しての本人への注意

復帰基準の六点が満たされていれば、それほど注意も必要ないように思いますが、復帰に際し、筆者はとくに以下の七点について事前に話し合います。

①無理なことはせず出勤できるだけでよい、会社にいられるだけでよいということ、またうまく

いけば慣れていけるかもわからないが、これも焦って慣れようとしないことを確認します。もちろん、本人が仕事をやりたければ止めることはありませんが、最低限、出勤できるだけでよいということです。

②つい張り切りすぎたりすることもあるので、疲労してしまってうつ状態に逆戻りしないよう気をつけるように伝えます。うつ病者は休んだ分を取り返そうと焦ることがあるので、とくにこの点に気をつけなければなりません。

③何でもほどほどにして完全にやろうとせず、三分の二ぐらいで止めておく習慣をつけること。

④仕事をしたあと、少し休息するというリズムをつけること。人はいったんやりかけたことを途中でやめるのに多大の苦痛を感じるものです。うつ病者はとくにこれが苦手なので、「休息も、心身の健康を守る立派な仕事だ」とし、休息を取り入れたリズムを習慣づけることが重要です。

⑤自分が疲労していないかどうか、常に気を配ること。復帰後の睡眠、食欲、身体の調子（どこかに痛みや苦しいところがないかどうか）、精神状態（気分が悪くなっていないかどうか）などに常に注意し、危険信号が出たらすぐ医者に相談してもらいましょう。

⑥うつ病者はどうしても前の癖がしみついていて、少しうまくいかないだけで「俺はだめだ」と否定的に考えがちです。この否定的傾向は激流のようなもので、いったん頭に浮かんだらなかなか止めることはできません。ただ「自分はこういう性格できていたので悪いほうからしか見ない。よいほうからも考える癖を身につけよう」と肯定的思考・プラス思考を開発することが必要になります。

⑦これらのことを患者が実践しているかどうか、または会社でちゃんとやれているかどうか見ておくために、最低週一回の通院日を設けておくこと。

以上が本人に注意しておく七点です。肝心なことは、こうしたことが実行できるかどうかです。実行できないときにはそれを責めるより、なぜ実行できないのかを考え、話し合うことが必要です。サラリーマンの社会復帰については、以上のとおりですが、主婦、学生の復学、自営業の人などの例もほぼ同じ基準で考えることができます。

そのほかの注意点として、回復期にはエネルギーが上がることもあり、今まで底に眠っていた希死念慮が頭をもたげたり、とても実行不能だと思っていた自殺を実行する力がついたりすることもあります。回復期ほど自殺企図に注意しなければなりません。

(5) 回復後のアフターケア（再発予防をめぐって）

a. 再発に要注意

回復して復職も順調にいけば、前の辛かったうつ状態のことを忘れたいと思うし、実際に忘れてしまう人もいます。また再発に関しても「もうない」と思いたい心理が働くためもあって、「もう大丈夫」と考える人もかなりいます。これは、発病因の見直しがかなりできた人でも同じです。反省と言っても理屈の上だけのことだったり、治療者に調子を合わせているだけということもあります。いざ調子がよくなると、再発の危険を無視して無理をしたり、服薬や通院を勝手に中断してしまうことが少なくありません。うつ病の患者ほど「喉もと過ぎれば熱さ忘れる」の傾向があり、驚ろかされます。ただ一方で、再発を心配する人もかなりいて、両者の比率は半々ぐらいのようです。

何度も言うように抑うつは人間の条件であるとともに、うつ状態に陥りやすい傾向が十分に解決していなければ、再発の危険は多いと言えます。うつ状態から回復したあと、治療者にかからなくても再発しない人がいることは否定しませんが、見直しなしの通院中断はかなり危険な選択です。

b. 再発予防の要点

回復後の重大テーマは、再発予防です。再発予防で大事なことは以下の五点です。

①まずはうつ状態に陥った経験から学んだことをしっかりと頭・心・身体に刻み込み、柔軟で無理のない生活を維持すること。

②自力で維持するのは難しいことが多いので、やはり通院を続けることが大事です。通院は患者にとって心理的・経済的・時間的負担が多いものです。治療者はその辛さを思いやってあげましょう。通院回数も、状態に応じて最初は一週に一回だったのが、二週に一回、三週に一回と漸減し、人によっては三～六カ月に一回と漸減していきます。

③心身の状態に気を配り、うつを思わせる兆候が出たらすぐに治療者と相談すること。慣れてくると自分で乗り切れるごく軽いうつ的症状の場合もあるので、自力で解決しようとしてもよいでしょう。

④軽々しく服薬をやめず、やめるときは治療者と相談しながら少しずつ減らしていく漸減法をとります。治療者は服薬も患者にとってかなり負担であることを忘れてはいけません。

⑤こうした漸減過程のなかで、時にうつ的部分が出てくることがあります。そんなときは、治療者は機械的にすぐ薬や通院を増やしたりせずに、その背景や事情を聞くことで、前回見直しの

足りなかった点を補ったり、新たな問題点の発見や解決に治療的に利用することです。そのうえで、必要に応じて、薬の増量や休養、そのほかの処置を行なえばよいのです。

c. 再発しかかったとき

それでも再発することもあります。再発は服薬・通院中断群の人に多いのですが、きちんと服薬・通院している人でも起こります。

万一再発した場合には、直ちに悪化の原因を見つけ、休養をとってその解決を図ったり、薬物を用いて苦しい症状を軽くしたりして、とにかく患者の心身を安定させなければなりません。これだけで、会社を休まずにいられるか、休んでも一週間以内といった軽い再発ですむ可能性があります。落ち着いてきたら再発の原因を見直して、先に述べたように再発の治療的利用に心がけましょう。同時に、軽い再発で乗り切れたことについて患者を評価してあげることも大事です。

d. 再発してしまったとき

不幸にして再発後悪化し、長いうつ状態や休業や入院に追い込まれた場合は、初回面接のときと同じような治療になります。ここで大事なのは、再発してしまった辛さをよく思いやり、決して患者を責めることのないよう気をつけなければならないことです。治療者には「これだけ一生懸命やっていたのに、勝手に通院・服薬を中断して」といった患者への反感の気持ちがどうしてもわいてくることがありますが、それよりも本人のうつ状態の手当を先行させなければなりません。

落ち着いたあとの見直しより再発によるダメージの回復のほうが優先されますので、再発で落ち込んでいる患者を支えてあげましょう。そして、患者のほうから再発の見直しをしたがれば、それに応じるぐらいがよいと思います。本当に再発の落ち込みから回復するには、再発の原因（初発の原因でもありますが）の見直しが必要です。そして、再発を通じての成長が望まれます。

(6) 治療の終了とは

苦しさの受容・共感に始まって病状・病歴の聴取、薬や休養、性格因を中心とする見直し、社会復帰、再発に気をつけながらの通院・服薬とその漸減と治療が進んできたあと、いったいどうなれば治療が終了するのかが問題になってきます。

筆者は、厳密に言えば治療に完全な終了はないと思っています。それでは永久に薬や医者から離れられないかと言うと、そうではありません。つまり、医療機関・薬からは離れても、うつ病体験から学んだことをもとに、自分で自分の治療――自己の状態を観察し、無理を避け、しかし積極的に人生を楽しく生きるようにし、健康維持に気をつけていくことを続ければ、治療者は不要です。それでは普段の営みと同じではないかと言われそうですが、そのとおりなのです。健康に過ごしている人は、知らず知らずのうちに自己治療を続けているのです。巷間で言われる治療終了とは「いちおう、治療者から離れていいですよ」といった意味だと考えてよいでしょう。治療に終結はあり得ず、別れしかないのです。完治というのは幻想で、健常人でも必ず病気の芽を持っています。それから言えば回復者も健常人も永遠の寛解状態にあると言ってよいでしょう。

それでは治療者といつ別れられるかと言うと、いちおう自己治療ができるようになり、自分では無理だと思えばすぐ治療者のもとへ来られるような信頼関係が確立したときだと言えます。

第五章　薬について

うつ状態に対する薬物療法の重要性は随所に述べていますが、ここでもう少し薬のことを掘りさげて考えます。

◆1◆抗うつ薬の一般的説明

(1) うつ状態に使う薬

うつ状態に対する治療薬としては、当然抗うつ薬が基本になりますが、ほかに抗不安剤、睡眠導入剤、強力安定剤、リチウム（気分安定薬）、スルピリド（抗潰瘍剤としても使用）、塩酸メチルフェニデート（商品名リタリン。精神刺激薬）、抗てんかん剤、ホルモン剤（甲状腺ホルモンや女性ホルモン）、漢方薬など、さまざまな薬が使われます。

こんなにたくさんの薬を使わざるを得ないところに、うつ病が一筋縄ではいかないことが示されています。

(2) 抗うつ薬の効果と種類

いちばん基本の抗うつ薬として今まで一般的に使用されたのは、三環系または四環系抗うつ薬でした。しかし最近はＳＳＲＩ系の抗うつ薬がよく使われます。

これらの抗うつ薬は、主に三つの効果(35)――①抑うつ気分改善、②精神運動賦活作用（意欲の回復）、③鎮静・抗不安作用――があるとされます。この三つのうちどれが強いかについては、個々の薬によって差があります。ただちょっと考えてもわかるように、①が改善すれば、自然に②も③も改善する可能性が高いので、単独にこれだけに効くということはあり得ません。この差の例をあげれば、イミプラミン（商品名トフラニール）は気分改善作用が強く、精神運動賦活作用や鎮静・抗不安作用はそれに随伴して効きますし、ノルトリプチリン（ノリトレン）は精神運動賦活作用が強く抑うつ気分改善がそれに次ぐ、またアミトリプチリン（トリプタノール）は鎮静・抗不安作用が強く、気分改善がそれに次ぐといった具合です。また、ロフェプラミン（アンプリット）やマプロチリン（ルジオミール）はこの三つともに効果があり、作用範囲が広いという特徴があります。

ここで注意しておかねばならないのは、これはあくまで一般論であり、個々の患者においてはいくらでも例外があるということです。効果の特徴だけではなく、効果の強さ、副作用の種類・程度も個々の薬と同様に、個々の患者でも差がありますし、また同一患者でも状態や時期によって効果が違ってくることがあります。さらに言うと、①②③は分けられるものではなく、密接に関連しているのです。

現状は、まだ抗うつ薬の全貌がわかっているわけではなく、いろいろな臨床知見を積み重ねながら、薬をより有効により安全に使っていこうという段階です。なかには「はっきりわかっていない薬を使うなんてどういうことか」と疑問に思われる人もあるでしょうが、臨床試験などで副作用より作用・有効性が強いとなれば、発売して、使用しながら（完全には無理でしょうが）全貌を明らかにすることになるのです。ですから、有効性がなかったり危険性が高いということで消えていく薬もあれば、ますます有効性の高さと危険性の低さが実証され、国民の健康改善に益していく薬もあるのです。

主な抗うつ薬は以下のとおりです。

・三環系抗うつ薬——イミプラミン（商品名トフラニール）、クロミプラミン（アナフラニール）、アミトリプチリン（トリプタノール）、ノルトリプチリン（ノリトレン）、アモキサピン（アモキサン）、ロフェプラミン（アンプリット）

・四環系抗うつ薬——マプロチリン（ルジオミール）、ミアンセリン（テトラミド）、セチプリン（テシプール）、トラゾドン（レスリン、デジレル）

・SSRI——フルボキサミン（ルボックス、デプロメール）、パロキセチン（パキシル）

・SNRI——ミルナシプラミン（トレドミン）

(3) 抗うつ薬開発の歴史(36)

最初に開発された抗うつ薬はイミプラミンで、一九四八〜五四年にかけて合成されました。クーン(37)がうつ病者にイミプラミンを用いて目覚ましい効果をあげ、その成果を一九五七年に発表したところかなりの反響を呼び、多くの精神科医が使用することとなりました。イミプラミンが三環系抗うつ薬と呼ばれるのは、三環構造をもつ化合物だったからです。以後、これに基づいてほかの三環系抗うつ薬の開発や、より少ない副作用を目指して四環系の抗うつ薬や、ＳＳＲＩ、ＳＮＲＩなどが開発されることになります。最近ではＳＳＲＩ系の薬がかなり使われ、抗うつ薬の第一選択になっています。

(4) 抗うつ薬の作用機序とうつ状態の原因

a. モノアミン欠乏仮説(38)

イミプラミンの薬理作用に基づいて、うつ状態の病態生理が研究されることになりました。まず、登場したのがモノアミン欠乏説です。モノアミンとは脳内アミン（セロトニン、ノルアドレナリン、ドーパミンといった神経伝達物質）のことで、これが欠乏してうつ病が起こるという説です。この背景には、三環系抗うつ薬はモノアミンの神経終末（神経末端）内の再取り込みを阻害して、細胞間隙のモノアミン欠乏状態を改善するという仮説があるわけです。しかし、この説には後に多くの矛盾が指摘され、現在ではあまり支持されなくなりました。

b. 神経伝達物質（neurotransmitter）とは

ここで、神経伝達物質やモノアミンなど聞き慣れない言葉が出てきてとまどっておられる方も多いと思われますので、少し説明をしましょう。

神経伝達物質は、うつ病にかぎらず心の病の「脳内生化学的研究」にとって欠かすことのできない重要な存在です。人間の脳の中には一〇〇億以上の神経細胞が存在していますが、これらの神経細胞の間で情報交換が行なわれるおかげで、人間は考えることや認識することや感じることができ、また決断したり実行したり作業をしたり、いろいろな精神活動ができるのです。そういう情報交換の役目をしているのが、神経伝達物質です。ですから神経伝達物質は、神経情報伝達物質と呼んでもいいいかもしれません。

神経伝達物質にはセロトニン、ノルアドレナリン、ドーパミン以外にアセチルコリンやヒスタミンなどのモノアミン以外に、ガンマアミノ酪酸（ＧＡＢＡ）などのアミノ酸の存在が推定されています。

ｃ．神経情報、神経伝達物質の伝わり方（図１参照）

神経伝達物質（モノアミン）はおのおの神経細胞間を伝わります。どのように伝わるかと言うと、神経細胞Ａから神経細胞Ｂに情報が伝わることを想像してください。

ある刺激を受けて興奮したりその興奮を抑制したりして、ほかの細胞に興奮や抑制を伝達する能力をもつ細胞を神経細胞と言います。つまり、興奮や抑制といった情報を伝えることで、われわれの脳は機能するのです。また情報が伝わるとは、神経伝達物質が伝わるということなのです。

神経細胞は、主として「核を含む部分の細胞体」と「神経繊維（軸索）」で構成されています。ある（興奮や抑制の）情報や信号が神経細胞Ａの神経繊維を通ってＡの神経繊維終末まで伝達されると、そこからシナプス（神経細胞間の接続関係およびその接合部の総称、Ａ、Ｂの神経細胞で言うと、①神経細胞Ａの神経繊維末端に続くシナプス前部、②シナプス間隙、③神経細胞Ｂの神経伝達物質受容体、この三つで構成されている）前部にあるシナプス小胞（神経細胞Ａの終末にある、「神経伝達物質が入った袋」と考えればよいでしょう）から神経伝達物質がシナプス間隙に放出され、すぐ横の神経細胞Ｂ

図1　脳内神経細胞情報伝達の仕組み

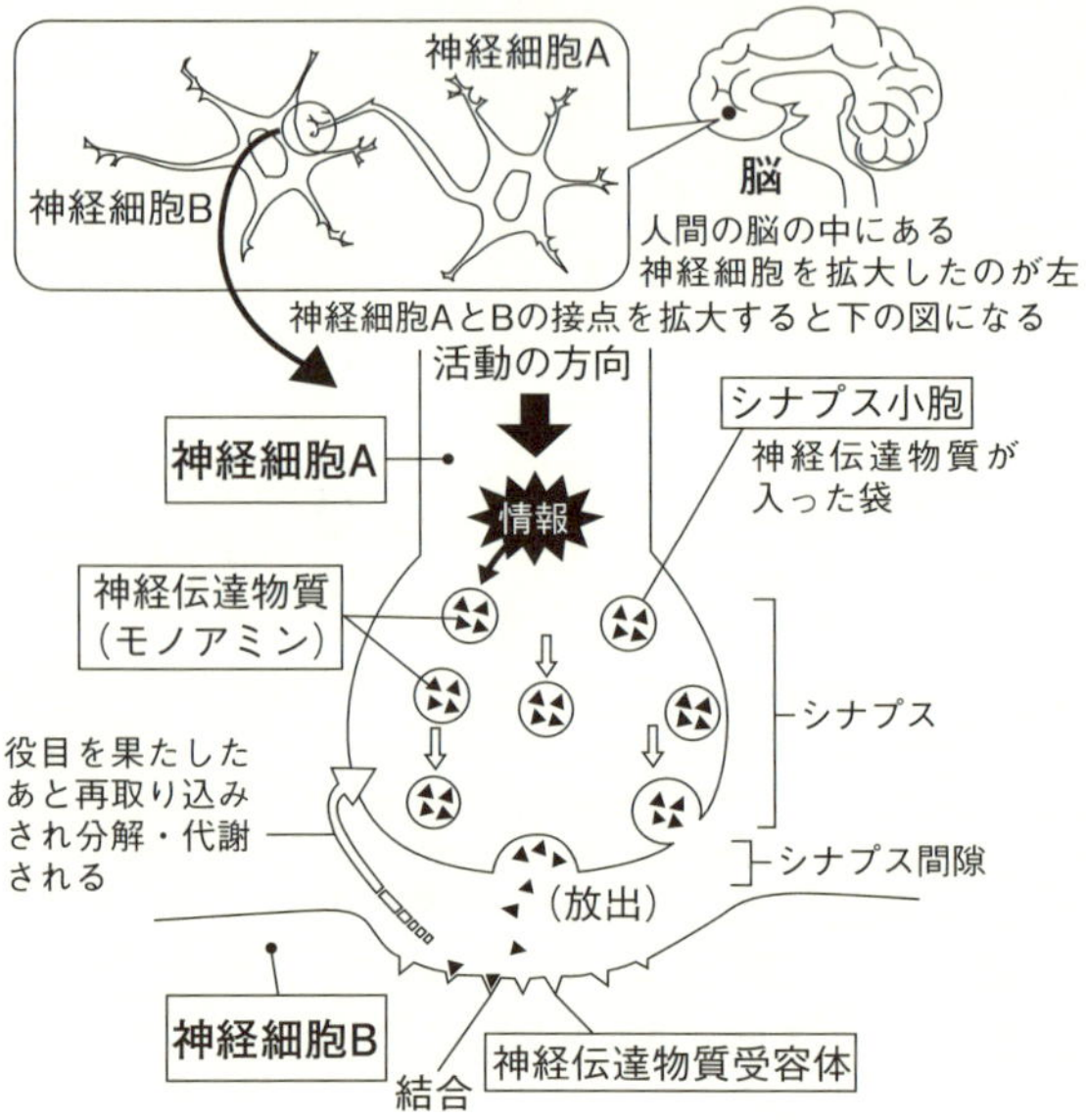

情報が神経細胞Ａに到達すると、神経末端のシナプス小胞から情報伝達物質モノアミンがシナプス間隙に放出され、すぐ近くにある神経細胞Ｂにある神経伝達物質受容体という膜に結合する。そこで情報の伝達が行われ、役目を終えたモノアミンは再び神経細胞Ａに取り込まれ、分解・代謝される。

＊　　＊　　＊

以上は樋口輝彦の『Ｑ＆Ａ家庭のお医者さん　うつ病[39]』に載っている図と解説からの引用で、神経伝達物質の情報伝達の仕組みをわかりやすく簡潔にまとめています。今までの説明を、この図を見ながら読んでいただくとわかりやすいかもしれません。また、SSRIは、このモノアミン（セロトニンもその一つ）が放出されて結合したあと、つまり「役目を果たしたあと、再取り込みされ分解代謝される」とき、モノアミンのなかでもセロトニンだけを選択的に選んで、細胞Ａへの再取り込みを阻害するという役目をもっています。再取り込みを阻害された結果、シナプス間隙にセロトニンが増加することになり、セロトニンの働きは正常化、または増強されることになるということです。最近ではSNRIという薬も登場していますが、これは、セロトニンだけでなくノルアドレナリンの再取り込みも阻害するものです。（筆者注）

の神経伝達物質受容体に伝達されるという仕組みになっています。
このようにして神経伝達物質が正常に伝達されることで脳機能は健全に働いています。

d. 受容体機能亢進仮説[40]やセロトニン仮説[41]、後シナプス部の受容体以降の情報伝達系障害仮説[42]

先にモノアミン欠乏説について述べましたが、これは神経伝達物質（モノアミン）がシナプス間隙（神経細胞間隙のこと）に少ないためではないかといういささか素朴な仮説です。先述したように、これについては①モノアミン合成を阻害しても、必ずしもうつ病が起こるわけではない、②モノアミンの前駆物質に必ずしも抗うつ効果がみられるわけではない、③抗うつ薬投与のあと、効果が出るまで二週間かかる、といったいくつかの矛盾が指摘されました。

そこで次に出てきたのが、受容体機能亢進仮説です。これは、抗うつ薬を投与しつづけると、脳内の神経伝達物質の受容体の感受性を低下させ、これが抗うつ薬の薬理効果であるという説です。ここから逆にうつ状態は、受容体（脳内には多くの種類の受容体がありますが、うつ気分に関係する主な受容体にはノルアドレナリンのアルファ受容体とベータ受容体、セロトニン2受容体などがあるとされています）の感受性の亢進によって起きるという説が出てきました。

これと関連するものとして、セロトニン仮説があります。つまり、うつ状態は脳内のセロトニン神経系の機能低下によるもので、この機能低下とセロトニン受容体の感受性亢進が密接に関連しているというものです。この説にもいくつか疑問はあるものの、自殺者の死後脳研究でセロトニン2受容体の感受性の増加が認められるなど、モノアミン欠乏説より支持されています。また抗うつ薬がすぐに効かずに二、三週間ほどかかるという現象も、この受容体の感受性低下に時間がかかるということを意味すると思われます。

ただ、この説も、うつ病治療のための電気ショック療法のあとでセロトニン2受容体が増加し、また抗うつ薬慢性投与後のセロトニン2受容体が機能亢進したりという所見が認められたことで、疑問視されています。

森信繁[42]によれば、この受容体仮説のあと、今度はシナプス部の受容体以降の情報伝達系の障害という仮説が提唱されるようになりました。森信は、その仮説の一つとしてアドレナリンベータ受容体を介したcAMP代謝回転に関するものをあげています。それによると、うつ病の発症メカニズムが、「①シナプス後部（前述の神経細胞B）のアドレナリンベータ受容体—②Gsタンパク（神経細胞Bの細胞膜内に存在するGTP結合タンパクの一つ）—③AC（神経細胞Bの中にある酵素アデニレートシクラーゼのことで、この活性化はATPからAMPへの合成を進める）—④cAMPという情報伝達系の機能低下にあるということで、今後の研究目標はこの細胞内情報伝達系のどの部分の障害によってうつ病を引き起こすような機能低下が惹起されるのかという点に移ってきている」としています。事実、ここの部分の情報伝達系の活性化を薬理作用とする新しい抗うつ薬開発の可能性が期待されています。さらに森信繁[42]によれば、シナプス部神経伝達物質（セロトニンなどのモノアミン）の濃度変化が結果的には脳内遺伝子発現レベルに作用し、抗うつ効果を発揮している可能性を示唆すると思われる、とのことです。

このように、うつ病の生化学的な原因究明は進んでいるようですが、とても複雑でまだまだ本格的な解明までにはかなりの時間がかかるような気がします。

e．SSRIの効果の仕組み

先に述べたＳＳＲＩ[43]は現在すさまじい勢いでうつ病患者に使われており、実際にそれなりの効果をあげています。では、ＳＳＲＩはどんな薬でどのような仕組みで効くのでしょうか。

ＳＳＲＩとはSelective Serotonin Reuptake Inhibitorの略称で、日本語で言えば「選択的セロトニン再取り込み阻害剤」ということです。この薬は、シナプス前部から放出されるセロトニンを、再びシナプス小胞が取り込むのを阻害するため、シナプス間隙にセロトニンの濃度を多くするという効果を持っています。

そして、酒井[44]によれば、このシナプス間隙に放出されるセロトニンの量が少ないか、ないしは受容体の数が不十分であれば、セロトニン系の情報伝達に支障を来すことになります。

ＳＳＲＩの投与によって、セロトニンがシナプス間隙に多く存在することになり、より多くのセロトニンが受容体に到達して、情報伝達がスムーズにいくようになるのです。

酒井[44]は、この点について、セロトニンを介した信号の伝達が脳内で十分に働かないと、気分が落ち込み、やる気が起きなくなり、何ごとも悲観的になってしまうと記しています。

ただ、おもしろいことに、セロトニン受容体が敏感すぎてもセロトニン系の情報伝達はうまく行かないようです。というのは、セロトニン受容体の感受性が高まった状態でストレスが加わると、セロトニンが多く放出されるので、過剰反応を引き起こし、うつ病が発生すると言われているから[45]です[51]。これは、先の受容体機能亢進仮説を思い出していただくと理解できるかと思われます。

以下は筆者の勝手な想像ですが、受容体は鈍くても過敏すぎても、またセロトニンが少なすぎても多すぎても、脳のはたらきに異常を来すということのように思われます。これは、うつ病にかぎったことではなく、身体の機能全般に言えることかもしれません（ただ、受容体と言ってもさまざまなものがあり、またセロトニンが少ない・多いと言っても、セロトニンは脳内の多くの部分に存在しているので、どの部分でのことかを言わないと不正確です。いずれにせよ、このあたりの正確な知識を得たい方は、もっと精神薬理のしっかりした成書をお読みください）。

ということで、ＳＳＲＩの詳しい作用機序はまだ十分にはわかっていないようですが、三環系抗うつ薬の不快な副作用（眠気、排尿困難、口渇、目のかすみ、便秘など）があまりないため、かなりよく使われます。(43)

また、セロトニンは、ノルアドレナリンやガンマアミノ酪酸とともに不安と関連する神経伝達物質とされ、(16)このセロトニンが正常に働くことで不安を軽くできるようです。事実、ＳＳＲＩはセロトニン系のはたらきを正常化させることで、パニック障害（不安神経症）や強迫神経症や過食症の治療にも役立っています。また、ＳＳＲＩを長期に服用すると、お酒の量も減るようです。

f．抗うつ薬により、うつ病の解明に光があたりはじめる

うつ状態にあるときは、神経伝達物質の流れやその受容体の感受性の程度に失調や偏りがみられ、抗うつ薬はその流れを正常な状態に戻すよう働きかけていると言えます。

一部の読者は、うつ状態の原因がわかってから抗うつ薬が発見されたと考えたことでしょう。しかし事実は逆で、抗うつ薬にかぎらずたいていの薬は、多くの研究や偶然によってたまたま効果が発見され、その薬理効果を調べているうちに病態の解明が進むという順序をふむようです。

こうしたことは何も薬だけではなく、心理療法のような治療でも言えることです。偶然の試みが成功した結果、本人の病態がわかるようになるのです。

もちろん、薬にしろ心理療法にしろ、得られた知見は集積され、今度はそれに基づいた治療が試みられます。こうした試行錯誤を繰り返しながら、治療や研究が進んでいくのです。

g.「うつ病の原因」や「抗うつ薬の作用機序」はまだ解明されていない

うつ病の原因については、今までに述べたモノアミン欠乏仮説、受容体機能亢進仮説、セロトニン仮説、受容体以降の情報伝達系障害仮説以外に、ノルエピネフリン仮説[46]（ノルエピネフリンの機能低下がうつ病と関連しているという説）、ドーパミン仮説[47]（精神運動抑制を主体とする抑うつ状態にドーパミン機能不全が関与しているという説）、GABA仮説[48]（抗うつ薬にはGABA放出促進の作用があるので、うつ状態にGABAが関係するという説）、二次メッセンジャー不均衡仮説[49]（先の後シナプス部受容体のcAMPが代表的な二次メッセンジャーで、このcAMP産生の減弱が関係しているという説）などがありますが、原因が十分に解明されたわけではありません。

また、抗うつ薬の作用機序に関しては、いずれの仮説も不一致や矛盾を含んでいるようです[36]。この解明が十分でないのは脳の複雑さによるのでしょうが、同時にうつの意味するところの領域があまりに広く、これまた複雑多岐にわたっているからということも考えられるでしょう。ですから、「抗うつ効果」といったものが何を意味するのか、きわめて曖昧になってくるわけで、その結果、多数の仮説が出てきても不思議ではないわけです。

読者は抗うつ薬の効果も、うつ病の生化学的研究も、何と複雑で難しいものかと思われたかもしれませんが、これは、脳機能や精神機能の複雑さの反映のように思われます。これらについては、引用加筆した図1や、要約としての表1を参照していただければ幸いです。また神経伝達物質の詳細については、巻末文献の(44)、(50)、(51)を、脳内と心理面の相互作用については、巻末文献の(5)などを参考にしてください。

それから、忘れてならないのは受容体機能や神経伝達物質の流れに心理面や生活面の動きも影響を与えるということです。ゴールド(50)は「人生早期の苦痛な体験は受容体の部位を過敏にし、成人後にうつ病にかかりやすくさせる」（ギャバード(51)による）と述べていますし、酒井(44)も「成長過程で受ける心の傷はセロトニンを介した脳の回路に失調を起こす」と述べています。酒井(44)はまた「脳内のセロトニンを介する神経回路を正常にするには、さまざまな行動療法や環境の改善が有効である」と述べていますが、これはカウンセリングや心理療法にもあてはまることで、表1の最後でも強調しているところです。

◆2◆……抗うつ薬の使い方……◆

(1)　抗うつ薬の目的（安らぎ、成長のための補助手段）

抗うつ薬を使用する目的はうつ状態の様相・程度、患者の状況・気持ちによってさまざまですが、気分改善、精神運動賦活、鎮静・抗不安といったことを期待します。治療者は、患者が今何を求めて

表１　脳内神経伝達の仕組み、うつ病の原因、抗うつ薬 SSRI の作用について

１．脳内の神経伝達の仕組み

①神経細胞活動（電気インパルス、電気刺激）が軸索を伝わることで、情報を伝達する。

②電気インパルスが図１の神経細胞Ａのシナプスに伝わると（すなわち情報が伝わると）、電気活動（電気インパルス）を化学物質に変えて、情報伝達が行なわれる。

つまり、インパルスは、シナプス前部にあるシナプス小胞の中にある神経伝達物質（セロトニンなどのモノアミン）を、シナプス間隙に放出する。

③神経伝達物質の放出という形に変換された情報は、受容体との結合を介して、神経細胞Ｂ（後シナプス神経細胞）内の細胞内伝達系で細胞内信号に変換され、それぞれの細胞応答が行なわれる。

２．うつ病（脳内神経伝達がうまくいかない状態）の生物学的原因（仮説）

①（シナプス間隙にある）神経伝達物質（モノアミン）の濃度が少ない。

②逆に（シナプス間隙にある）神経伝達物質（モノアミン）が、一時的に多く放出されすぎる。

③神経伝達物質（モノアミン）のある種の受容体の感受性が亢進している。

④神経伝達物質のある種の受容体の数が不十分である。

⑤受容体以降の情報伝達系が障害される。

要約すると、セロトニンやノルアドレナリンといった神経伝達物質の伝達回路に失調が起きていると考えられる。

３．抗うつ薬、とくに SSRI の作用

SSRI は、脳内に入った後、セロトニン（神経伝達物質）の、シナプス間隙における再取り込みを阻害するため、セロトニンの濃度が高まる。その結果、

①鈍くなっている受容体の感受性が正常に戻る。

②受容体の数を減らせる。これは、感受性が亢進しすぎて、不安・抑うつ状態に陥っている状態を正常に戻す。

要するに、セロトニンの濃度を正常化し、受容体の感受性も普通に戻すということが、SSRI（だけでなく抗うつ薬一般）の作用と言えるだろう。ただ、このような正常化は、カウンセリングや瞑想や運動や「快適な仕事や遊び」、気持ちのよい人間関係など、適度な刺激と安らぎをもたらす活動でも可能である。だから、薬とカウンセリング・日常生活・人間関係は、共同して働いてもらうことが望ましいのである。これが、「薬の魂」を生かすことになる（以上は筆者の推定であるので、正確には成書を参照されたい）。

いるかということを大局的に見ながら、まず今ここで、この患者に何が必要なのかをよく見ます。

筆者自身は、薬はあくまで補助手段であって、その人の心の安らぎや成長のための一種の方便だと考えています。薬を使うことによって、うつ状態がひどすぎて考えることすらできない状態から、少しは余裕をもって自分を見つめ直すことができる状態になるほうが、カウンセリングや心理療法は進むわけですから、心理療法中でも必要であれば当然薬を使います。

もっとも薬を出しすぎて、気持ちはいいけれど眠気が強くて考える気がしないということになれば、自己成長のための心理療法の妨害になりますから、その辺のさじ加減は難しいところです。この点で言えば、憂うつや葛藤や苦悩を必要以上に薬で抑え込まないことが大事かもしれません。ほどほどの不安、苦悩、憂うつ、葛藤などは人間の成長にとって不可欠だからです。

もちろん筆者はすべての人に成長を求めているわけではありません。その人が、とにかく不眠だけを解決してほしいということであれば、それに応じた対応をしています。ただ、不眠の場合でも、その人の人格の問題点がかなり影響していることがありますので、その場合の対応は自ずと心理療法的になっていきます。

(2) 抗うつ薬使用にあたっての注意

a．患者への説明

一般的には、初回面接で述べたような受容・共感、病歴聴取、信頼関係の芽生えといったものが可能になれば、薬物の効用や必要性を説明します。原則として薬の名前や副作用についても説明をします。

効用の説明の仕方はいろいろあって、一概にこれと言えるものはありません。少し例をあげますと、「今は脳の疲労が頂点に達していて、この疲労を和らげるには薬がいちばん有効です」「脳がいわばオーバーヒートの状態になっていて、薬で少し冷やす必要があるのです」「(種々の疲労が重なって)脳のはたらき、神経伝達物質のはたらきが悪くなっていて、薬を使うことでそのはたらきを正常化します。今、かたちだけ休養をとっても、脳内の休養は薬でないと難しいです」といった言い方があります(理屈好きでインテリの方には、こうした言い方がいいようです)。さらには「理屈では不安・憂うつを受け止めながら生きていかねばならないとわかっても、苦しくて耐えられないとき、薬で楽にするのを助けるのです」「苦しさがひどすぎると正しく考えられないので、物の道理にそって考えるのを助けるために薬を出します」という言い方もあります。

もっと簡単に「薬で、気分がよくなります」「意欲が出てきます」「イライラ、不安、苦しさが楽になります」といった説明でもいいでしょう。もし、こうした説明で納得がいかないように感じたら「今の説明でわかりましたか」「今の説明で、何か質問はありますか」と聞いてあげるのも大事なことです。そこで、患者が疑問を言ってきたら、納得のいくところまで話し合うことが大切です。

抗うつ薬を服用したあと、効果出現までにはふつう早くても一～二週間かかりますので、効果がすぐ出てこなくても、服用しつづける必要性を説明しておきます。場合によっては、受容体の感受性の正常化に時間がかかるという説明も有効です。

薬の名前を告げることは本人に安心感を与えるだけでなく、うつ状態の治療にあたってしばしば話し合いの材料になりますので、覚えておいてもらうほうがよいのです。ただし高齢者などで、「すべて、おまかせします。薬の名前など言われても覚えられません」というような人にまで無理に教える必要はありません。

b．抗不安剤や睡眠導入剤の併用

抗うつ薬の効果発現まで時間がかかると述べましたが、現実の患者は苦しくてたまらないし、そんなに待っていられないというのが現状だと思います。そのようなこともあって、筆者は多くの場合、速効性で抗うつ作用も少しある抗不安剤——エチゾラム（デパス、エチセダン）やアルプラゾラム（コンスタン）などを併用します。また、患者をずいぶん楽にし、冷静さも増しますので、睡眠導入剤も併用したりします。もっとも、抗不安剤だけで睡眠が得られる場合もあるので、その場合は抗不安剤だけの併用にします。もちろん抗不安剤の効用、名前を告げること、副作用の説明、使用上の注意は必要です。

c．薬に対する理想化と否定的態度についての注意

繰り返し述べますが、抗うつ薬は患者の六〜七割にしか効かないと言われ、決して一〇〇％ではありません。また効き方にもいろいろな程度があります。

この真実を正しく知ってもらうことはとても大切です。というのは、薬を服用すれば一〇〇％治ると信じていた患者の場合、なかなか治らなかったら、「薬ですら効かないほど自分の病状は悪いのか」と絶望したり、またはいたずらに薬を変えるだけで、治るための別の治療法（心理療法、家族カウンセリング、環境調整など）の開始が遅れる場合があるからです。

効き方の程度もかなり楽になる場合もあれば、ほんの少しの場合もあります。患者が「過度の爽

快感」を期待していて少ししか効かなかったとしたら、効いた部分は無視され、「全然効かない」と薬への否定的態度を強める可能性が生じ、少しは有効なのにまったく服用しなくなり、うつ病が遷延する危険性があります。つまり、薬を理想化すること（薬幻想）の害が生じるのです。

しかし、「この薬は、六〜七割の人にしか効きませんから」と言うと、うつ病者はただでさえ悪く考える傾向を持っているので、「そんなのだったらのまない」と薬に対して否定的な態度をとることがあります。そうなると、せっかく薬をのんで苦しさが楽になるかもしれない可能性を、自ら摘みとってしまうことになります。

このような事情があるため、治療者は薬効を説明するとき、ジレンマに悩みます。したがって、対応はやはり多様になります。オーソドックスには「普通はこの薬をのめば気分がよくなって楽になり、考える力も戻ってきますが、絶対とは言えません。もし効果が上がらなければその時点でその理由について考え、対策を探りましょう」という言い方になりますが、最初から「服用すれば、楽になりますから」と自信をもって簡明に告げるだけのほうがよい場合も多いです。もし効かなければ、その時点で薬の有効性と限界性について話し合っていけばいいと思われます。

大事なことは、うつ状態の治療の中での抗うつ薬の位置づけ、そして抗うつ薬の有効性と限界性についての理解が得られることなのです。

そして、適切な種類の薬を適量使えるように、患者と二人で理想的な処方を共同探求していくのがよいでしょう。そのためには効く効かないだけではなく、薬がどんな変化を与えたかを正確に報告してもらうことが必要です。

いでしょう。

d. 副作用とその対策(45)

あらゆる薬に副作用がつきものであるように、抗うつ薬も例外ではありません。副作用は、出やすいがそう危険はないもの、めったに出ないが出るとたいへん危険なものと分けて考えておくとよいでしょう。

まず、三環系抗うつ薬のありふれた副作用（一割程度）には、眠気、ふらつき、便秘、口渇、排尿困難、かすみ目などがあります。これら一つずつについて、注意事項をあげます。

眠気は、ほかの安定剤でもみられるものです。ただ、眠気はプラスの面もあります。家で休息するときは「最初は眠気を感じるぐらいのほうが、脳の疲れが休まる」と説明をしておき、もし眠気が不快になったり、日常生活に困難を及ぼすようになったり、思考能力を低下させるようになると減薬していきます。

ふらつきは、血圧低下によるところが多いので、ゆっくり立ち上がるよう注意しておきます。リズミックなどの昇圧剤を利用したりもしますが、やはりあまり強いと減薬します。

普段から便秘がちの人はよりいっそう便秘になりやすいので、便秘対策を指示したうえで、漢方の便通改善剤や下剤を渡しておきます。具体的な便秘対策としては、起床時に冷水を飲む、水分を多くとり繊維質の多い野菜をとる、便意があってもなくても一日二回は便器に座る習慣をつける、便意があれば決してがまんしない、などです。下剤の処方は、これらの対策が実行できないし、また実行してもすぐに効果が出ないときにします。

口が渇くのも不愉快な症状ですが、もともとのうつ病の症状と区別ができないところがあります。

しかし不快であるのはまちがいないので、漢方の白虎加人参湯《びゃっこかにんじんとう》やチスタニンといった薬、サリベートといった人口唾液、ガム、レモンのしぼり汁を入れた水などを試します。

排尿困難は不快ですし、尿閉までいくとたいへんです。ジスチグミン、ベタネコール、漢方の八《はち》味地黄丸《みぢおうがん》などを併用するなり、減薬します。

かすみ目も生活に支障が出るぐらいだと減薬するか、抗コリン作用の少ない薬剤に変更することが大事です。

まれに、せん妄状態、腸閉塞、悪性症状群（高熱などが出て、死の危険もある）、造血障害などの重大な副作用があります。経験によれば、これらはたいてい高齢者や、食欲不振・脱水が強く身体の衰弱している人に出ますので、低量の慎重投与が必要です。

三環系抗うつ薬に比べてＳＳＲＩの副作用は少ないため人気があるのですが、それでもセロトニンが胃腸内で増加するため、初期に吐き気や下痢などの消化器症状があらわれることがありますので、初期は同時に胃薬を出すこともあります。また時に眠気が出たり、逆に不安・イライラ・不眠といった神経系の副作用も一割ほど出たりします。これにはＳＳＲＩの減量や他剤投与といった対処をします。またかなりまれですが、セロトニン症候群[52]という重大な副作用があります。錯乱、焦燥、悪寒、震え、下痢、発熱、手足が思うように動かない、ミオクローヌス（細かい不随意的な筋収縮）といったものです。ただ、重大と言っても、Sternbach によれば、九年間で三八例の報告があり、そのうち死亡例は一例だけ[52]ですので、悪性症候群ほど危険ではありません。

ここでは主要な副作用のみを取りあげ、その概略をあげておきました。

e．副作用の説明

副作用の説明も、薬の効用の説明と同じく難しいものがあります。きちんと説明することは必要ですが、あまり詳しく説明しすぎると恐くてのめず、その結果いつまでもうつに苦しみ続けることになります。いわば「副作用を知りすぎることの副作用」が生じます。患者のなかには副作用や依存性（抗うつ薬には依存性はないと言われています）を恐れすぎて、せっかくの有効な薬を使えない場合があるので、副作用恐怖・依存性恐怖について徹底的に話し合うことが大事になります。

要は、「副作用は少しはあるがそんなに心配しなくてもいいし、副作用らしきものが出てきたら、それに応じて適切な対策を講じるので、早目に医師に告げてほしい。また副作用を恐れて薬をのまないことのほうがはるかに害が大きいので、出たからといって自分の判断だけで中止しないこと」といったことが患者に伝わればよいのです。

作用と副作用が同じ程度であれば、それこそ、のむかのまないか、のむとしたらどの程度のむか、どれがいちばんメリットが多くデメリットが少ないかを話し合う必要があります。

また、薬剤性の肝障害もまれにあるので、重大な副作用防止のためにも定期的な尿・血液・心電図検査などは欠かせません。

f．実際の使用に際して

実際の使用では、なるべく本人の状態に適した副作用の少ない薬を選ぶことです。最近出てきたＳＳＲＩ系（選択的セロトニン再取り込み阻害薬）のフルボキサミン（ルボックス、デプロメール）、パロキセチン（パキシル）などは副作用が比較的少ないことから使いやすいと言えます。

また、使うときは副作用に気をつけながら比較的多めに使うほうが望ましいでしょう。具体的には、二〜三日処方して副作用がなければ漸増して、二週間以内で十分効果が得られる量まで増やして出すことが肝要です。最大に近い量を出して四〜六週間変化がなければ、別の抗うつ薬に変更することが望ましいとされます。

従来の抗うつ薬で効果がない場合は、リチウム製剤（本来躁うつ病の躁状態に使用された薬でしたが、ある種のうつ状態に効くことがあります）やリタリンといった精神刺激薬（刺激作用があるので夜は使用しませんし、依存性に注意が必要です）、スルピリド（意欲低下や食欲低下に効きますが、肥満や無月経に注意が必要です）、カルマバゼピンやクロナゼパム（両方とも抗てんかん剤として使用されますが、他の抗うつ薬が効かないときに有効な場合があります）、女性ホルモンや甲状腺ホルモン剤（有効とされた例がありますが、はっきりはしません）などを使うのも一考です。

身体症状が頑固に続いているときには漢方を使うこともあります。虚実、陰陽、気・血・水に関する知識（気うつ、気虚、気逆、於血、血虚、水毒など）を総合して、証《しょう》を推定してから使う必要があります。漢方薬も証を誤れば副作用が出ることがありますので注意が必要です。

◆3◆……抗うつ薬のやめ方——減薬、中止の仕方……◆

(1) 漸減法が原則

心理療法や薬物療法などが効いてだんだんよくなってきたとき、患者も治療者も薬をどうやって減らしていくかを考えます。実際患者の多くはよくなってくると「いつまで薬をのまねばならないのでしょうか」「もうやめてはいけませんか」という質問を投げかけてくるのです。これはもっともな質問ですが、残念なことに決まった定説があるわけではありません。ただ治療者も安全なやめ方を模索していますので、以下にその工夫を述べます。

薬は一挙にやめるのではなくて、徐々に減らしていく漸減法をとるのが安全です。たとえば、イミプラミン二五mgを一日三回服用していた患者を減薬する場合、昼間だけを一日おきに服用して一～三カ月様子を見て、次は一日二回にする、フルボキサミン二五mgを一日朝、夜と二錠ずつ服用していた人に対しては、朝を一日おきに一錠と二錠で服用することにして様子を見るといった方法です。

(2) 減らすときの目安

どうなったら減らすことができるかも、決まった規準があるわけではありません。しかしだいたいの目安として、①症状が改善されてから一カ月ほどたっていること（安定性を示すと同時に、少々の浮き沈みに耐える力を持てているということを示しています）、②発病状況や発病因について一定の理解がなされていること（うつ病体験を意味あるものとして受け止められているかどうか）、③再発の可能性の認識があり、④再発予防の意欲があること、⑤薬を減らしていった場合の悪いほうの予想とその対策が立てられること、⑥治療者との信頼関係ができていること、ということが理想となります。こういう理想が実現しているときは、次の漸減段階に入っていきます。

ただ①はともかく、②～⑥に関しては、うつ状態が過ぎるともう過去の見直しなどかまわないという人が多いので、不十分になることが多いのです。また十分にできているように見えても、ただ治療者に合わせているだけにすぎない場合もしばしばあります。

見直しを十分にというのは治療者の勝手な要求であるかもしれません。実際に睡眠も食欲も体調も改善し、行動も普段どおりにできていて、精神的にも気分がよいという人に、いつまでも同じ薬をのむように言っても無理があるかもしれません。ですから、①がほぼ実現していれば減らすことを考えねばなりません。

このときのやり方・言い方もいろいろです。筆者は「治療者としては、あなたの減薬要求に対して、まだ見直しに関して不十分な点があるので心配ですが、次の漸減段階に入ってもよいとも考えています。しかし、これは再発のリスクをともなう一つの冒険ですが、よろしいですか」と言って次の段階に入ることがあります。

ここで「そんなに再発の危険性があるんですか」と疑問を向けてくるのは治療的には見込みのある人です。このときをチャンスに再発の危険因子（ほとんど発病因と同じです）を話し合うことで本人の見直しをはかっていきます。本人としてはそれがまた生き方を柔軟にするチャンスと言えるでしょう。

(3)　漸減段階での注意

患者の多くは、とくに疑問を呈さずに減薬要求が通ったことを喜びます。このとき、治療者は必ず「減らしている段階で具合が悪くなったり、少しでも異変があればすぐ報告するように」と言っておきます。もっとも、ある種のうつ病者は異変があると薬をまた増量されることを恐れて言わない場合もあります。

ただ、減らして異変があったからといって直ちに機械的に薬を増量したりはしません。そんなときは、その異変・悪化がどのようなもので、どういうところから生じているかを見直すチャンスです。この見直しによって自分なりの工夫をして（たとえば元気になって張りきりすぎたり、今までのことを取り戻そうと焦りすぎて、また再発状態のようになっていると判断した結果、少し活動量を控え目にして健康優先の生活をする）、それ以上の悪化を防げたら、減らしたままでいくこともあります。しかし患者が耐えられそうにないほど悪化していれば、また元の薬（元の量より多くなることもあります）に戻すことになります。「再発予防」のところ（第四章3の(5)で述べたように、減薬途上での再発を、見直しの向上など治療的にプラスになるように利用することが大事です。

このようにしながらさらに漸減を続けていきます。先のイミプラミンを例にとれば、一日二回になり、また一～三カ月たつと朝を一日おきに、次いで夕方だけに、そして夕方を一日おきにして、最終的に薬物療法を中止します。ただイミプラミンの場合もいろいろで、一週に日曜の夜だけ一回投薬するというやり方をしたこともあります。こういう場合、患者は三カ月か半年、あるいは一年に一度薬を取りにくるだけで精神の安定を十分維持できるのです。

(4) 薬物中止後のアフターケア

薬物を中止しても、たいていの人には、一～三カ月に一回（よい状態が続けば半年～一年）の割で、様子を見せにくることが安全であると勧めます。その理由は、再発がないかどうか観察・予防できる、次の受診が頭にあって、自然に自分の状態に気を配る癖がつくし、無理をしないように気をつける、何か異変があった場合、すぐに報告に来やすい、などという利点があるからです。

しかし、患者は「そうします」とは言っても、なかなか実行できないことが多いです。患者の通院にかかる経済的・時間的負担は結構大きいものがあり、また早く病気意識から逃れたいと思う気持ちも強いので、当然かもしれません。しかし定期的に通ってくる人は（たとえ一年に一回であっても）、通わない人に比べて再発率は低いです。かといって筆者は、通わない人を非難する気持ちはまったくありません。その人にはそれなりの事情があるわけですから、それを尊重し再発がないことを祈るだけです。また、不幸にして再発すれば、それを見直しの機会にすればよいわけです。

定期的に通院ができない場合でも、異変があれば必ず受診することを勧めておきます。もっとも、多くは遅れがちになります。再発症状の否認、決断の困難などが原因です。それはそれで責めず、遅れてしまって悪化した状態の改善に努めるなかで、信頼関係や自覚が増し、だんだん適切な対処を学んでいくようになります。このような経過で、徐々に治療終結に近づいていくことが理想です。

◆4◆……間接的薬理効果について――薬をめぐっての話し合い……◆

(1) 薬への抵抗とその話し合いの効果

ここまでは、比較的順調に進んでいった薬物療法のお話でした。しかし実際の診療では、しばしば服薬の拒否（明白に拒否する人、沈黙してうなずかない人、のむと答えておいて実際にはのまない人）、早すぎる中断、のみ忘れ、勝手なのみ方など、正しい服薬ができない人がいます。うつ病の場合は統合失調症状態の人に比べ、服薬を拒否する人は少ないのですが、それでもある程度はいます。

このようなとき、医師は患者の理解のなさ、身勝手さにがっかりするかもしれませんが、患者に説教するのではなくて、拒薬・中断状況にならざるを得ない事情を話し合うことでかなり多くのことがわかり、それがかえって治療の助けになることもあります。これを先に「間接的薬理効果」と呼びましたが[(1)]、薬にはこの間接的効果が大きい場合もあります。

(2) 薬を拒否する場合

患者が薬を明白に拒否する場合を考えてみましょう。その理由を知る方法はいくつかあります。たとえば、患者が薬の必要性や効果をどの程度に思っているかや、薬の効果は認めていても薬に対する恐怖のためにのめないということもあるので、そのあたりから探っていくのです。薬を拒否する理由を探っていくといろんなことに出くわします。

a．人の話を聞けていない場合、理解できていない場合

治療者の話を十分聞いていない、あるいは聞けていないという場合があります。このようなときには、今一度薬の効果を説明したうえで、相手に応じてなるべくわかりやすく「今の説明が理解できましたか（伝わりましたか）」と聞いていきます。「はい」と答えても、どの程度伝わっているか問題ですので、「失礼ですが、どのように伝わったか言っていただけますか」と聞いていくこともあります。治療者の言うことが伝わっていれば次の段階に進めますが、そうでない場合は「人の話が聞けない」ということそのものが治療焦点となって浮かびあがってきます。

話を聞けていても十分でない場合もあるので、その場合は「話は伝わっているとして、今の説明

で十分理解できますか」とか「今の説明に疑問やわかりにくいところはないですか」と聞いてもよいと思います。

b．薬効への不信感

治療者の説明を理解しているとしても、薬効が信じられないと言う人もいます。どういう点で信じにくいかを探っていったとき、単に薬が信じられないだけではなく人間全体が信用できないという話になるときがあります。それはまた新たな問題点（信・不信という治療にとっての根本問題）が出てきたことになり、それをめぐって話し合うことになります。

薬効が信じられないときは、いくつかの実例を示して相手の意見を待ちます。「薬で気分が変わるなんて信じられない」という人には、「のんで気分がよくなる人は多いですが、抗うつ薬や安定剤は安全なアルコールのようなものです」と説明して、わかってもらえることがあります。また神経伝達物質のはたらきを正常化すると話すと身体的治療のように感じられて、治療者の真意が通じやすくなることもあります。

しかし、いくら話し合っても平行線の場合は無理をせず、薬なしでいくという相手の意気込みをむしろ尊重して様子を見るほうが無難です。

c．疾病認識の拒否

かなり多い服薬拒否の理由として、事例B（第四章2の(5)）のように病気を認めることに抵抗がある場合があげられます。この「病気の認識拒否」は、「初回面接」のところ（第四章2）で述べたように、病気であることが劣等なこと、異常なこと、社会からの脱落と、悪いほうにしかとらえられていないことがいちばん大きな理由です。このようなときは「病気になるのは人間の証であること」「うつ状態に陥りやすい人は優秀ですから落ち込みやすいということ」「この病気・治療を通じて自己変革の道が開けること」などを説明してもすぐには通じず、むしろ反発を買いやすいことがあります。

しかし、病気と認めることの辛さを受容しているうちに、徐々に「自分が病気の悪いほうしか見ていなかった。この悪いほうしか見ない癖は全般にわたっていたようだ」「自分はプライドが高すぎた」ということに自然に気づいてくれることもあります。こうした見直しができるのも、薬をめぐって話し合う効果の一つですが、最初は病気論議よりも援助・治療が必要かどうかから入るほうが話しやすいでしょう。

d. 副作用の心配

副作用に対する心配のため、薬をかなり恐ろしいものと患者が感じていることがあります。これについて話し合ってうまくいけば「副作用の害について心配ばかりしていたけれど、のまないほうの害についての認識が足りなかった」（一方向しか見られないことの反省）「薬をのみだしてすぐ口渇、眠気などの副作用が出たのでやめたが、よく考えたら『薬の効果が出るまでに副作用のほうが先に出てくるかもしれないので、副作用が出たからといって直ちにやめないように』と先生が言ったのを忘れていた。自分は待てない性格だと感じさせられたが、これは他でも出ている」（待つことのできなさの見直し）ということに気づけるときがあります。

患者は副作用と効用の両方を治療者とともに考えながら、全体的見方を徐々に身につけていくのです。

また他者から「精神科の薬をあまりのまないほうがいいよ」と言われてやめた場合（女性や高齢者に多い）、自分が主体的な見方を身につけていないということが話し合いの焦点になります。

(3) 薬に対するためらい

薬に対するあからさまな拒否はないにしても、のむことをためらう人は多いものです。ためらいの理由は服薬拒否の理由とほぼ同じです。やはりためらいの理由を十分に聞きながら、服薬するかしないかを本人に決めてもらうこともあります。うまくいくと、ここでも本人は自分の問題点に気づきます。

本人が決断できない場合は、「もし私（治療者）があなたの立場だと、この程度に服用しますが、あなたはどうですか」と言うと、患者の決定が得られることがあります。かなりの工夫をしても服薬の決断がつかず、しかも治療者は服薬の必要性を感じているとしたら、治療者が患者に代わって決断せざるを得ませんし、患者の決断が誤っていると感じたら、その点について徹底的に話し合う必要があります。

(4) 勝手に服薬を中断する場合

a. 中断理由

うつ病者の場合、実際は拒否やためらいよりも勝手中断が多いようです。理由は先の拒否の理由に重なりますが、列挙しますと以下のようになります。

①治療者との相互関係のなさ（治療者の説明が伝わっていない）

②不信感
③疾病否認（疾病認識拒否）
④副作用の恐れすぎ
⑤薬で精神を変えることへの抵抗
⑥依存恐怖（薬への依存だけでなく、治療者や他者への依存抵抗も含む）
⑦薬効への疑い（うつ病者は期待が大きすぎる）
⑧精神科受診抵抗（③と重なる）
⑨羞恥心・高すぎるプライド（これも③に重なる）
⑩費用の問題（経済的に困っている場合は、保険がきくとはいえ一部自己負担分でもたいへんである）
⑪勝手な思い込み（治癒した、薬は不要になった）
⑫他者からの変な忠告（いつまでも薬に頼っていてはいけない）

これを見ると、うつ病者にかぎらず一般に人間が抱きやすい心理・問題でもあり、服薬維持はかなりたいへんだとおわかりいただけるでしょう。

b．中断がわかった場合

中断がわかるのは、①本人が言う場合（信頼関係ができている場合は可能）、②中断のあと、悪化・再発してやって来て（または家族に連れられてきて）わかる場合、③家族が言ってくる場合、といろいろです。さて、このときどうしたらいいでしょうか。

本人が言う場合は、まず「言いにくいことなのに、よく言ってくれた」と評価します。「こういうことは、重大な医療情報になるので、今後の治療の参考になる」と言って相手の罪悪感を和らげます。そのうえで、中断した結果どうなっていったかを聞いて、悪化、異変が生じていれば、それに対する適当な処置をとります。次に中断した理由を聞いて、その一つひとつの検討に入ります。最後に、また薬をやめたくなったとき、「治療者と話し合ったうえでやめたほうがいいかどうか」の話し合いをします。こうすると、やはり治療者に断って許可を得たほうがよいという結論になることが多いのです。つまり治療者に許可をもらっているから安心して減薬できる、減薬が時宜を得ているとの認識があることから、患者の安定性を崩さず、それほど不安のないまま減薬に入れます。

②の場合は、まず悪化に対する処置をしたうえで本人の回復を待ちます。決して勝手中断を責めず、むしろ再発でがっくりきている本人をいたわる気持ちを持って接します。そのあとは①の場合とほぼ同じで、中断後の経過、中断理由を話し合い、治療者と話し合ってからの減薬が望ましいことを共有します。最後に、なぜ言いにくかったのかを話し合います。大きな理由は、「自分のほうから言ったら叱られるかもしれない」「反対されたらいやだ」です。このことを話し合うなかで、「自己主張のしにくさ」「対話を面倒くさがるといった相互性の不十分さ」「過度の恐怖」「治療者との信頼関係の未確立」などが明らかになり、その見直しができます。この場合、本人の言いにくさに対する十分な理解といたわりが必要です。

③の家族だけが来たときは、家族の心配を聞いたうえで、家族に「本人とそのことを話し合って、本人とともに治療者のもとに来られるかどうか」話し合います。この場合も前述のことが、話し合い・見直しの焦点になりますが、こうした話し合いを通じて、家族と本人の交流が促進される場合

があります。

c．中断理由に対する対策

中断理由の話し合い・見直しはとても大事ですが、すでに何度もふれているので繰り返しません。ただ、費用の問題は（aの⑩）たいへんなことなので、一部負担金の公費負担制度（これで○％または五％と大幅に自己負担金は減ります）を説明してあげることが必要になります。この場合、制度の名称が「精神障害者通院公費負担制度」となっているので、「精神障害」という言葉に抵抗を示す人もいます。公費負担については、本人と十分話し合ってから、本人に決めてもらうことが大事です。

d．依存性・長期投与についての心配

麻薬とちがい、抗うつ薬は多幸性などの快感がそう多くないため、依存性はほとんどないと言ってよいでしょう。それでも薬を長期的にのんでいる患者にとってはかなり心配もあります。その心配を丹念に聞いたうえで、長期投与の副作用（便秘、肥満、排尿困難、まれに肝障害・心毒性など）とその対策（定期的検査・減薬・副作用止め、日常生活の注意など）を行なっていきます。

いつまでのまなければならないのかに関しては、漸減法についての説明をしておきます。いずれにしても、抗うつ薬は「長期に飲んでも比較的安全な薬であること」「必要性がなくなればやめていけること」の二点について、理解してもらえるよう話し合います。

依存に対する恐れについて話し合っていると、薬に対する依存だけではなくて、人や物一般に関して依存するのが恐いということが明らかになる場合があります。さらに聞いていくと、依存が「呑み込まれる」「支配される」という恐れにつながっていること、「依存」＝「頼る」というように、よいイメージを持てないことも明らかになってくるときがあり、これも見直しの重要なポイントになります。

広い意味で考えれば、われわれは多くのものに依存して生活しています。人間、お金、食べ物、服、眼鏡、お酒などいくらでも出てきます。依存が自分にもまわりの人たちにも役立ち、迷惑をかけず害のないものであれば、それは「正しいよき依存」であり、依存と言うより適切な利用と言えるものです。たとえば日本酒を一日に一度、一合飲む人は飲まない人に比べ六四％死亡率が低く、脳の老化防止にもなると言われています。[53]

薬にも同じことが言え、適量を適剤のんでいるときは問題がないどころか、その人を助けるのです。しかし、適量を超え、必要以上に大量の薬剤（抗うつ薬ではまれで、抗不安剤、睡眠剤でもときに生ずる程度）を長期にのんでいると、いわゆる依存(悪性の依存)が生じます。悪性の依存になっているときは、DSM-Ⅳ-TR[15]によれば、①仕事・学校・家庭などで役割が果たせず社会的不適応となる、②悪性の心理的変化—気分の不安定性、認知や判断の障害などをもたらし、③薬物探索行動に多くの時間を費やす、④対人関係の悪化、⑤離脱症状の出現—薬を急に止めた場合、頻脈、発汗、震え、不眠、吐き気、不安、不快感などが出てきます。この場合は、薬は役に立つどころか害のある存在になります。

では、大量とはどれくらいを指すのでしょうか。ジアゼパム（セルシン）で、四〇～六〇mg／日以上です。ジアゼパムの適量は、平均六～九mg／日と言われていますから、およそ適量の六～七倍以上の摂取となります。

適量を守って服用することで、気分が安定し社会的役割が果たせている場合は、「依存」とはまったく逆の正しい利用になります。一般に依存を心配する人ほど適量を守るので、まず依存に陥ることはありません。反対にちょっとした不安や困難を、すぐに薬で解決しようとする人（未熟性格者が多い）は依存に陥る危険があります。

筆者は、依存を恐れて必要な適量を服用できない人には依存の心配はないということを説明し、逆に依存の心配をせず、やたらと薬だけを欲しがる人には依存の恐ろしさを説くことにしています。全体としては前者のほうが圧倒的に多く、後者のような傾向を示す人はごくわずかです。

(5) 薬が効かないと言う患者に対して

勝手中断の理由の一つにもありましたが、「薬が効かない」という訴えはかなりあります。この場合はまず、①本人が薬に何を期待していたのか、②何をもって効いていないと言うのか、③実際はどうなのかなどを探っていく必要があります。

①に関しては、前にも触れましたが、大きすぎる期待（「すっかり気分が爽快になる」「元の自分のように気力がわいてバリバリ仕事ができる」など）があります。実はこういう過度の期待がうつ病の長期化の原因でもあるのです。

②については、一〇〇%近く効かないと、効いたことにならないと言う人に出会います。また、期待したうちの三〇%ぐらいしか効かなかった場合、「（期待外れの七〇%に注目し）全然効いてない」と言う人と「（効いた三〇%にも目を向けて）少しは効いています」と言う人に分かれてきます。この場合、

後者のほうが正しい見方で治療的であることは明らかです。後者の考えができると、少しよくなった、動いてみるとかなり動けた、といったことが自信になって、さらによくなるという良循環の道を進みます。前者の考え方をしていると、いつまでたってもよくならないようです。

ですから、この①と②をめぐって話し合いをし、本人の期待過剰を見直してもらい、またそれが、うつ病の原因とも関係していることに気づいてもうことが望ましいのです。さらには、薬の効果に対する正しい認知機能を獲得してもらいたいものです。

③に関しての話し合いも大事で、本人の主観だけではなく実際の身体状態（睡眠・食欲など）、精神機能、行動の状態を検討します。そうすると、少しは眠れているし、少しは動けているということが明らかになり、本人の「悪い点しか見られない」といった問題点が見えてきます。またそれが見直しの機会になります。また、家族の話も聞いて、さらに全体的視野から見直すことも大事です。

うつ病者は、薬に対する過度の恐れと期待の両極端に揺れやすいものです。その点を考えながら話を進めていくと、いろいろなことに気づかされ、間接的効果が得られます。

◆5◆……薬とのつきあい方――カウンセリングとの関係……◆

うつ病は風邪と同じくらいかかりやすい一般的病気であると同時に、薬とのつきあい方がとても大事です。

現にアメリカでは抗うつ薬が一般の話題として頻繁に登場し、アメリカ人の生活にかなり入り込んでいるのが実情です。副作用の少ないＳＳＲＩ系抗うつ薬の登場もあって、「薬をのんで元気になれば、ずっとのみつづけてもいいのではないか」という意見まで飛びだしています。

同じようなことが、筆者自身の臨床経験からも言えます。比較的多くの患者が一〇年ないし二〇年以上、少量の抗うつ薬や抗不安剤（たとえばイミプラミン一〇㎎を一日一錠、またエチゾラム〇・五㎎を一日一～二錠）を利用しています。その人たちのなかには薬に頼ると言うより薬を上手にほんの少し使うことで気分を明るくして、気持ちを落ち着け、冷静な判断が下せるとともに積極的に人生にとりくみ、また睡眠も食欲も快調で元気にしているという人がかなりいます。

一番印象に残るのは、五〇代から少量の抗うつ薬と抗不安剤をのみつづけている現在七五歳の女性です。この女性は公私とも元気に活躍しておられ、また外見もとても七〇代に見えず五〇代後半と言ってもおかしくないぐらいです。こういう人たちを見ていると、適切な量で薬を使っているかぎり、いつまで使ってもよく、薬というせっかくの宝物を使わず、やせがまんをして苦しい人生を送るよりは、自然に利用できるものは利用したらよいのではないかという考えも浮かんできます。

もちろん、このように楽観的なことばかりではありません。たとえＳＳＲＩや抗不安剤であっても副作用がゼロということはありませんので、今のところ薬で幸せを享受している人が多くも、長期服用の可否は今後の推移を見ないと簡単には結論を下せません。

ですから、薬はあくまで健康を維持するための一助に過ぎないと考え、その有効性と限界性、副作用の程度の情報を丹念に仕入れながら、薬との上手なつきあい方を模索することが大事だと思います。

また一部の人から、「抗うつ薬でよくなるのならカウンセリングはいらないのではないか」という意見が出されることがありますが、それは逆で、抗うつ薬服用の結果、本人は冷静に考える力がつき、そこでカウンセリングが必要だという認識が出てくるように思います。人生には病者、非病者にかかわらず、どうしていいかわからないことや、悩むこと迷うことがたくさんあります。とくに社会が複雑になればなるほど対人関係上の問題をはじめとして、葛藤や思うようにいかないことが多くなってきます。このような場合、うつ状態がひどければとても話し合って解決しようという気持ちがわきませんが、抗うつ薬で少し気分がよくなり意欲が出てくると、カウンセリングで自分の問題を探ってみようという気になることが多いのです。

また、薬をのんだほうがよいかどうか迷っているときは、カウンセリングを受けることで自分と薬の関係をどうすべきかという方向性がはっきりしてくることもあるのです。つまりカウンセリングのおかげで薬を利用できる場合もあるのです。

◆6◆……薬を漸減していった例……◆

先ほど薬の漸減法について少し述べましたが、実際の例を見るほうがわかりやすいので、事例Cをあげておきましょう。ただ漸減、あるいは長期服用など薬の利用の仕方は人によって千差万別ですから、これでもって一般化しないようにしてください。

[事例C] 抗不安剤、抗うつ薬を漸減していった男性、三五歳（治療期間一年）

三五歳の男性会社員が、急激な仕事の負担とまたその仕事がうまくいかないことを苦にして、夜、眠れなくなり、昼間は仕事に行くのが不安で動悸が激しく、頭痛、吐き気も強いといった状態に陥りました。精神的にも憂うつと意欲低下・焦燥・不安が強く、集中力・持続力・決断力が低下しており、自殺願望が出てきたり、とても辛い状態になっていました。最初は頭痛、動悸で内科に行ったのですが、神経科・心療内科に行ったほうがよいということで、筆者のところに来ました。

話を聞いて問題点をまとめ、①かなりのうつ状態にあり、不安もともなっていること、②心身とも疲労しきっていること、したがって③休息が必要なこと、④疲労の原因は仕事を引き受けすぎたこと、仕事がうまくいかなくなったこと、そのことを気にしすぎたこと、いろいろ生じてきた心身の不調を気にしすぎていっそう症状の増悪と疲労を増大させたことにある、といった点を患者と共有できました。病名をつければ、不安の強いうつ状態と言えます。

その結果、まずは休養をとって心身を休めること、④に見られる原因としての状況的・個人的要因は心身が休まってから話し合うということになりました。

休養に関して、彼は会社を休むことに抵抗がありましたが、「今の状態でいく辛さ」と「家で休む辛さ」を比較してもらったところ、今は休む辛さのほうがましだというので、休むことになりました。しかし家にいても仕事のことが気になりすぎて、脳は興奮し、不眠や強い不安・緊張・憂うつ感などは持続するので、睡眠と休息、不安・緊張の緩和、うつ気分の改善を目的に抗うつ薬と抗不安剤投与を提案しました。そのとき、「徐々に落ち着きだしたら、あなたと相談しながら減薬していくつもりです」と言い添えておきました。

抗うつ薬としてルボックス（二五mg）二錠を朝夕各一錠、抗不安剤としてデパス（〇・五mg）を毎食後一錠と眠前二錠に分けて五錠服用したところ、よく眠れ、動悸など身体症状は少なくなり、不安・緊張も軽減し、うつ気分も軽くなり、ずいぶん楽になったということでした。

次に今までのことを話し合ったところ、

・仕事を引き受け過ぎていた（ややむさぼり状態にあったこと）。
・無理なことをしていること、疲れていることに無知であった、または気づきたくなかった。
・責任感が強いという自負があったが、それは結局そういう自分を自慢し、そういう自分でありたいという個人的欲求が強かった。
・これだけ仕事を押しつけられ腹が立っていたが、それを無理やり抑えこんでいた（怒りとそれに圧倒された状態）。

といった点に気づきました。その結果、今後の仕事上の注意点として、

・仕事を引き受けるときはほどほどにしていこう（中道の姿勢）。
・自分の心身のありように気づいておこう、そのためいつも自分を振り返っておこう。
・プライドや自負をなくすのは無理でも、ほどほどにコントロールしよう。
・怒ってしまうのは、結局引き受けすぎる自分に問題があるわけだから、人に怒りを向けても仕方がない。ただし、正当な自己主張は工夫をしてやっていこう。

・仕事の業績だけでなく、心の安らぎを目指そう。

となったのです。

また、うつ状態に陥ったことを最初はすごく恥じて、そのことでますます落ち込むという悪循環にはまっていましたが、よく考えて、自分を見直し、自分の生き方を修正していくチャンスにするというように、プラス思考に考えられるようになったとのことでした。

そして、四週間後にはもう職場復帰したいと言いだしました。筆者には早すぎる気がしたのですが、彼の意欲、心身の安定度、出ていってからの困難に対処できるという自覚と覚悟が十分だったのと、何よりも職場で仕事をしているほうが彼にとって楽で、健康上望ましいと思われたので、何回か上司や同僚に会って、職場復帰のことも考えてみようということになりました。

彼は早速それらのことを何回か実行しました。そして、気楽に上司や同僚と話ができたし、また会社に行ってもあまり疲れなかったと報告してきました。以上から、無理に休養を強制しているほうがかえってデメリットになると筆者には感じられたので、再発の危険性を十二分に説明したり話し合ったりしたあとで、結局六週間後に職場復帰ということになりました。復帰後、彼は、先の仕事上の注意点に気をつけながら仕事をしたので、なんとか順調にすぎていきました。

状態も落ち着いていたので、薬投与二カ月後（治療開始八週間後）、減薬について話し合ったところ、ゆっくり慎重に減らしていきたいということでしたので、昼食後のデパスのみ一日おきにするよう指示しました。これが問題なかったので、二週間後、さらに昼食後も抜きました。それで調子がよいので、次は眠前服用を金曜と土曜の夜一錠にしてみたところほぼ寝られたので、また二週間様子を見ました。その後二週間ずつで眠前を減らしていき、四カ月後にはデパスを朝夕二回服用するだけになりました。

さらに、デパスの朝抜きを試みたところ、朝のまないと少し動悸がして苦しく、軽い気分の悪さと不安を感じると言うので、朝はそのままにして夕食後だけ、一日おきにデパスを服用することにしました。このやり方もうまくいったので、さらに一カ月かけて、朝食後だけ一錠の服用にしました。

その後、朝のほうも、休みの土曜、日曜はのまなくてすむようになり、つづいて朝少々動悸がしても、心臓が悪いわけではないから放っておこうということで朝の服用も減らしていき、八カ月後には一週間に朝一回デパスを服用するだけのペースになりました。

次はルボックスですが、彼が前のようにがむしゃらな「うつ親和型生活」をしておらず、落ち着いた状態が続いているので、デパスと似たやり方でまず朝を一日おきにし、ついでゼロにしました。次は夜を一日おきにして、最後はまったくなしにするということを二週間ずつ、合計八週間ほどの期間実施したところ、ルボックスはなしでも問題はありませんでした。

デパスだけは、楽にしてくれるという印象が強かったようですが、これからは毎朝ではなく調子の悪いときだけ服用するということでいちおう終わりました。

治療終結後、一年たったあとに手持ちのデパスがなくなり、二週間分計四二錠をもらっていきました。そのまた一年後（治療開始三年後）に同じ分だけもらっていって、その後は来院していません。

◆7◆……薬の使い方・やめ方はさまざま……◆

事例Cではゆっくり漸減していくというやり方をとりました。このように漸減するのが基本だとしても、実際にはさまざまな薬の使い方ややめ方があります。たとえば減らし方のペースですが、いつもこのようにいくとはかぎらず、早い人も遅い人もいます。

(1) 減薬のペースが早い場合

たとえばデパスは一日五錠の量で効果が十分ありますが、早期に眠気がくる場合は、早く減らします。また軽いストレスのときは一日二回ぐらいでよいので、これも早く減らせます。

逆にやや重い例で一日六～八錠を利用する人でも、早くやめたい人は治療者と相談のうえ、無理のないよう試していき、早く減らせる場合もあります。

(2) 減薬のペースが遅くなる場合

薬を減らすことを恐がる人の場合は減薬のペースが遅くなります。そういう人には恐怖の理由を聞いて、最終的には無理なく自然に減っていくのがよいという治療者側の意見を伝えながらどうするかを考えます。あくまでも患者のペースを尊重しますが、いつも減薬のことは念頭においておきます。

(3) 早いか遅いかを決める要因

全体としては、減薬を早めるのも遅くするのも、いつやめるのかも、本人の状態や考えと治療者の考え、そして両者の話し合い次第によります。

(4) 長期に服用する場合

患者によっては、少量（一日、デパス一錠、ルボックス一錠程度）をずっとのんでいるほうが心身の状態がいいし、安心すると言う人もいます。そのようなときは、副作用が出ていないかをよく観察し、血液検査などを適宜行ないながら、気をつけて服用を続けていくことがあります。先ほども長期服用の例をあげましたが、ある男性はセパゾン一mgを一日二錠、二〇年にわたって服用し、生き生きと仕事を続けていて、今のところそれほど問題はありません。

(5) 長期服用の可否

長期服用の可否は議論の分かれるところで、患者に少々苦痛を与えても減薬を考えていくべきであるという説と、常用量以内だと問題はないから無理にやめさせる必要はない、必要な人には減薬することはないという説とがあります。筆者の考えを言うと、ライフスタイルを考えたり、リラクセーションやカウンセリングを併用したりしながら、無理をしない程度に減薬を試みます。たとえば一週間に一回朝抜いてみませんかというかたちで、徐々に抜く回数を増やしていくわけです。

しかし、あまり抜きたがらない人にまで強制したりはしません。抜いてその人の生活や心身の状態を混乱させるほうが害があると思うからです。

最後は、患者と治療者の決断によります。苦痛や不安や憂うつや辛さや不眠といったものを、薬を利用することで楽にし予防していくという考えと、薬を利用せずに耐えていこうという考えのどちらをとるかということです。筆者はどちらの考えも正しいと思います。「不眠・食欲不振が強く、日常生活や対人関係にも差し支えが出ているのに、なお服用しない人」には疑問を投げかけ、その点を話し合います。逆に「ちょっとした不安や憂うつでも、すぐ薬を欲しがる人」にも疑問を呈して、その点を検討します。その中間にいる人は、副作用がなく適量を守っているとしたら、その人の健康に気を配りながら見守ります。

また、「苦しいから薬で楽になりたい」「苦しいが薬を利用したくない」という二つの気持ちの間で揺れる人には、半量服用して様子を見ることを勧めます。

(6) 長期服用後、薬をやめた場合

長期間服用していた場合、やめられないのではないかと心配する人もいます。抗うつ薬や抗不安剤は麻薬とちがってあまり依存性はありません。ヘロインやコカインのように急速に確実に不安を消してくれ多幸感をもたらすような麻薬は、効きすぎるのですぐに依存性が形成され、やがては心身に重い障害をもたらします。抗うつ薬や抗不安剤はそれほどに効き目が大きいわけではないので安全です。

その証拠を示すものとしてデパスを一日六錠、一五年間服用していた男性実業家が、カウンセリングを受け、自分の性格やライフスタイルのことを見直し、無理のない生き方に変更していったところ、徐々に薬が減りはじめ、一年後にはまったく飲まなくてよくなった例があります。

(7) 適量が大事

こういう話を聞くと、長期にのみつづけても途中でやめることができるし、長期でも適量を守っているのんでいれば問題はない、すなわち長期に服用しても副作用や依存性はそれほど心配しなくてよいのではないかということになるのかもしれませんが、これはもう少し長い目で見ないと何とも言えませ

ん。

今言えることは、お酒と同じで薬も適切に適量を使うことが大事だということです。ただ、この適切と適量がどのようなものかという判断が難しいのです。

◆8◆……薬の効果的な投与法一〇カ条……◆

今までのまとめの意味で、効果的な薬の使い方を個条書きにしておきます。いわば、「薬の魂」を生かす方法で、これは「うつ病の遷延化」を防止します。

①病状や苦痛に少しは自覚があり、自分の意志で薬を服用しようと思うこと。

これが不十分な場合は、受診の動機や自分の状態に関する話し合いが必要。服薬の決断がつかない場合は、強制するより決断できない理由を話し合う。

②治療者は薬に対する十分な知識を、患者もある程度の知識を持っておくこと。

治療者は、「心身を楽にする、不安・緊張・こだわり・イライラ・怒り・焦りの緩和、冷静さ・ゆとり・安らぎの増大、睡眠や気分の改善、気力・食欲の増大あるいは神経伝達物質の正常化」などの薬の作用を伝えるとともに、薬の名前を教えておく。

③治療者は副作用に対して熟知し、患者もある程度の知識を持っておくこと。

ただ副作用を恐れすぎて必要な利用ができないことに注意する。作用と副作用の両方に目を配っておく（副作用がほどほどの注意となるような簡潔にして明快な説明が必要）。

④薬に対して過剰な期待を持たないこと。薬を理想化しすぎないこと。自分は何もしなくても服薬だけで一挙に幸せで楽になるといった幻想を抱かないこと。

こうした幻想的期待が疑われたら、薬にどの程度のことを期待しているか迷わず話し合ったほうがよい。そして薬の現実、効き方には個人差があり、六〇～七〇％の人にしか効かないことを理解してもらう。または、薬は単に自然治癒力の助けになるに過ぎないこと、あるいは悪循環を良循環に変える、ちょっとした刺激因子に過ぎないこと、薬は出発点であり、また応援部隊にすぎないということを、わかってもらう。

⑤薬はある程度は役に立つという認識を持つこと。それほどに期待はしないが、のまないよりはのんだほうがましであるといった程度の認識を持つこと。

一般に治療者は、「薬など全然効かないと思っている人」に対しては、薬効を説明して服薬を勧め、逆に「薬に対して過剰な期待をしている人」には幻想から目を覚ましてもらうようにする。

⑥ある薬が効かなかった場合、治療者とそのことを話し合い、二人の合意のもとに薬の量を加減したり、次の薬を試すなどして、試行錯誤をしながら共同で納得いく処方を探っていくこと。

だから治療者が服用したあとの、のみごこちを患者に聞くのは大切なことである。また薬には多くの種類があり、治療者は適剤、適量をよく考え、患者に提案すること。

各抗うつ薬や各抗不安剤はそれほど差はないが、テニスのラケットの差ぐらいはある。自分に合ったラケット、自分の気持ちをボールにうまく伝えてくれるラケットを選べると、打ち方が少し自然になり、それこそ良循環のようにテニスがうまくなるときがある。その人のその状態に合う薬の種類や量というのはあると言える。

⑦服用後、効果のほどや副作用を正しく伝えること。

効果のなさや副作用を伝えられると治療者は一瞬動揺することもあるが、伝えてくれるのはむしろ必要な医療情報が得られ、治療のプラスになる。副作用を訴えられたときは「よく言ってくれた」「きちんと自分の状態を観察しようとしている」と評価する。また、勝手に中断したときも、責める前に自分で自己治療の試みをしたことを評価し、そのうえで自分だけで試みるより治療者とともに試みるほうがより安全で、より確実であることを示す。

⑧過度の不信も過度の期待もない治療関係を確立すること。

転移感情（患者の治療者に対する主観的思い込み）は心理療法だけで生じるのではなく、薬物をめぐっても生じる。不信という陰性転移感情や、幻想的期待という陽性転移感情については常に気を配っておき、いつでも取りあげられる準備をしておく。

⑨患者も治療者も、薬がより効果を発揮するための生活態度、人間関係、物の考え方への理解を持つこと。

これについて、いちばん楽に過ごすにはどうしたらいいかを話し合う。ほどほどの運動と休息、ほどほどの気晴らし、リラクセーション、ツボ刺激、人との対話などは脳内に望ましい変化をもたらし、薬の効果を促進する。

⑩治療者は、薬の直接的薬理効果だけでなく間接的薬理効果（薬をめぐって、本人の問題点をいろいろ話し合えるという効果）についてもわかっておくこと。

これらを可能にするのは簡単なことではなく、それこそカウンセリングや心理療法的接近が必要です。より効果的な薬物療法を行なうには、きめの細かい精神療法的アプローチが必要なのです。ある人が「あの治療者は、薬物療法は上手だが、心理療法は下手である」と言ったことがありますが、筆者の知るかぎり、薬を上手に使う人はカウンセリングにも長けているし、心理療法に秀でている人は薬の使い方も上手だと思われます。臨床心理士で薬を処方しない方でも、経験の深い治療者は薬の重要性を知っています。また心理療法や精神療法という言葉を用いましたが、これは何もたいそうなことではありません。薬に関する正しい説明と、患者の理解と同意を得る話し方といったごく日常の営みは、もうすでに立派な心理療法・精神療法と言えます。

効果的な薬の使い方ができると、「薬の魂」が生かされたことになります。このような配慮をしながらの投与が、「以心伝薬」（筆者の造語。「心で以《も》って薬を伝える」ということ。心のこもったきめ細かい説明と対話によって処方すると、薬がいちばん生き生きと効果を発揮するということ）、「以薬現心」（魂のこもった薬で以《も》って、生き生きした心が現れるということ）になると思います。

第六章

自殺について

◆1◆ 自殺の実態

自殺はうつ病にかぎらずあらゆる精神疾患で問題になりますし、いろいろな状況でよく取りあげられますが、うつ状態と自殺はとくに関連が深いので、よく考える必要があります。

自殺の実態について調べてみますと、高橋(54)によればわが国では一九九七年では二万四〇〇〇人あまり、一九九八年ではなんと三万二八六三人となっています。これは交通事故死の三・二倍にあたり、かなり深刻な事態と言えます。バブル崩壊、リストラ増に反応しての激増もありますが、この傾向は一九九九年（三万三〇四八）、二〇〇〇年（三万一九六五）と変わらず、ついに政府は、平成一三年度に首相特別枠として、約三億円の自殺予防の研究予算を組みました。

さらに深刻なのは、自殺未遂者は既遂者の一〇倍はいるということで、既遂にしろ未遂にしろ自殺行動によって心の傷を負う人（本人や関係者）は年間一〇〇万人を超えるのです。

◆2◆……うつ病と自殺の関係……◆

自殺の原因はかなり多因子的でこれだと言うことができないのですが、自殺とうつ病の間に高い相関関係があることはどの研究者も指摘しています。全自殺の五〇～七〇％がうつ病によるとしている本さえあります。(55) したがって多くの治療者は、うつ病の治療を正しく行なうことで自殺予防につなげたいと考えています。

では、うつ病患者のどのくらいが自殺するのでしょうか。この統計はたいへんとりにくいので正確な実態はわかりませんが、うつ病の自殺率は重症度が中等度以上では、一〇～一五％と言われています。(56) ただ、筆者の経験ではそんなに高いとは思えません。せいぜい一％未満だという気がしますが、重症の場合は、事情がかなり深刻だということを示しているのかもしれません。

◆3◆……自殺の原因

人間はどんなときに自殺しやすいのでしょうか。いろいろな研究があって定説はありませんが、一般には「追いつめられた」「追い込まれた」状態のときのようです。この追いつめられた心境を具体的にあらわすと、「このまま消えてなくなりたい」「全部壊してしまいたい」「別に生きなくてもいいや」「自己嫌悪と罪悪感が同時に襲う」「苦しみから解放されたい」「自分で蒔いたものを刈り取る」「生き恥をさらしたくない」「一時的に休息がほしい」「人生を真っ白な状態に戻したい」「過去も未来もない八方塞がり」などとなります。これらは雑誌『別冊宝島　メンタルケアで楽になる』[4]からの引用ですが、根底に流れるものは「苦しさに支配され、苦しさから逃れる道が見えてこないため、苦しさを持っている自分自身を消そうとする試み」と言えます。

ここまで追いつめる自殺促進因子として平山[57]は、病的体験因子（罪責妄想、「死ね」という幻聴など）、衝動因子（内的衝動をカタルシス［発散］するための手段として行なわれる。苦しい衝動を楽にするという意味）、感情障害因子（これこそうつ病と関連し、抑うつ気分、不安、焦燥感が強度になる状態）、労働因子（職業に関する絶望、職場での孤立）、社会家族因子（社会や家族との亀裂、孤立、疎外）、薬物因子（薬物依存やアルコール依存のことか）、実存因子（自己の悲劇的な生命を絶つことで、救済しようとする態度）の七つに分け、その因子の増強が自殺に導くとしています。

警察庁の自殺統計による自殺の動機の順位は、①病苦（主として身体病）、②アルコール依存症・精神障害（うつ病も入る）、③家庭問題、④経済生活問題、⑤勤務問題となっています。年齢によっては男女問題、学校問題も上位を占めます。実際には、こうした要因も一つだけではなく多数が集まっていると思われます。

動機について、自殺研究の大家、大原[58]は、中年男性の場合、仕事上の問題、女性では家庭の問題、青年の場合だと異性問題、前途不安、受験や就職の失敗、子どもの場合は、家庭内や学校でのトラブル、そして老年期では、仕事の悩みと身体疾患をあげていますが、これは、うつ病の発生要因と似ています。また最近では、『過労自殺[59]』という本も出るように、一人に対する仕事上の負担が強くなりすぎてたいへんな過労となり、自殺の動機になるのです。

ただ、動機だけでは自殺にすぐ直結するとはかぎらず、そこにはそれを強化する準備条件もあると考えられます。この、自殺に至る準備条件としての自殺傾向形成にあずかる三条件としては、①社会・環境的要因（変動、激変、宗教など）、②精神疾患の要因（うつ病、統合失調症など）、③心理学的要因（性格の偏り、人間関係の歪みなど）が考えられます。

◆4◆……うつ病における自殺の可能性……◆

筆者の経験では、うつ状態を経過する人は一度は死を考えると思われます。テスト結果や問診・治療の過程で一度は希死念慮を表明する人がほとんどです。実際には、一瞬頭をかすめるだけの人、ときどきあるいは常に考えている人、実行してしまう人と思いとどまる人、確実に実行する人と未遂で終わる人など、千差万別です。言い換えれば自殺の可能性はうつ病の人なら誰にでもあるわけで、連続的かどうかは別としていろいろな段階があります。

こうしたうつ病における自殺の可能性の標識として、キールホルツ[60]は以下の三点をあげています。

1．自殺を示唆するもの（①家族、近親者の自殺行為、②自殺企図の既往、③自殺実行の具体的行動を考える、④自殺、墜落、大災害の夢を見る、将来の計画の喪失）

2．病気の特徴（①うつ病相の初期あるいは回復期、混合状態、②不安焦燥状態、感情的狭窄、攻撃性の抑制、③重篤な罪責感、自己不全感、④生物学的危機〔思春期、妊娠、産褥期、更年期〕、⑤長い不眠、⑥不治の疾病、またはそれにかかっているという妄想、⑦アルコール依存症、薬物依存）

3．環境との関係（①小児期の混乱した家庭環境、崩壊した家庭、②対人接触の喪失・欠如、③仕事の喪失、責務の欠如、財政上の心配、④宗教的拘束の欠如）

これらの因子が多ければ多いほど、自殺の可能性は高くなると言えます。

◆5◆……自殺の可能性が高い時期……◆

自殺の可能性が高いのはうつ病のどの時期かということは、とくによく理解しておかなければなりません。

まずはうつ病の初期、つまり治療が始まったころです。この時期、本人はとても辛く不安です。治療者との間で信頼関係が結ばれ、見通しも立ち、疲れも少し癒されると、自殺の可能性は低くなりますが、逆になれば可能性はぐんと高くなります。再発の初期も同じです。「せっかく治ったと思ったのに、またこうなって」という思いが自殺に走らせるのです。

回復期もかなり危ない時期です。この時期は少し元気になってきたため、病気の極期に比べて活動力も増し、自殺を実行しやすくなります。あまりにも症状が重いと自殺の実行すらできないのです。回復期にはそれまでの体験を思い出すことができますので、うつ病体験を正しく受け止めておかないと、絶望感のほうを強め、自殺に走りやすくなります。

自殺のことに関しては、初期にも回復期にもいつも話し合う姿勢を持っておく必要があります。それ以外に、治療中訴えが少なくなり、いかにも落ち着いているというときも危ない場合がありま す。もちろん、これが自然であればいいのですが、まだ重荷を抱えていたり、うつ病体験の見直しが十分でないのに変に落ち着いている場合は、自殺の決心をしていることがありますので注意が必要です。これはいわば表面上だけの落ち着きなのですが、自殺を固く決意した人は表面だけでも超然とできる場合があるのです。見誤ると自殺を決行されてしまい、あとで治療者が深く悔やむということになります。

6……自殺の前兆とは

自殺のサインをどう見抜くのか、以下にその前兆をあげてみます。

a．自殺をほのめかす言動

うつ病者が口で「死にたい」「自殺するしかない」と言うときは気をつけなければなりません。今でも「本当に死にたい人は、死にたいと言わないものだ」という誤った考えが流布しているようですが、経験によれば「死にたい」と言う人のほうが言わない人に比べ自殺の可能性は高いのです。ただ、「死にたい」という言葉は、「生きたい」という救助願望の信号でもありますので、これを取りあげて話し合う必要があります。また自殺の計画を言ったり遺書を用意したり、自殺をほのめかすような言動なども要注意です。

とくに注意しなければならないのは、それほどよくなっていないのに、今まで訴えていた「死にたい」発言が減るときです。このような場合は「死にたい」発言が出ているときよりさらに危険であることを知っておく必要があります。これは、自分の発した救助信号を正しく受け止めてくれなかったことに対する患者の反応で、それこそ手をこまねいていると自殺を実行されてしまいます。

b．絶望感の強い発言

「将来には何の見通しも喜びもない」「生きていても苦しいだけで、生きる意味は何もない」「将来は職もなく、暗い人生しかなく、家族にも苦しみを与えるだけだ」「もうどうにもならない」「どんなことをしても、取り返しがつかない」といった前途をふさがれた発言があるときも要注意です。

c. 苦しさがあまりに強い発言・行動

「死ぬほど苦しい」「言いようもないほど辛い」といった発言がともない、実際苦しさのあまり、じっとしていられず、うろうろしているときも危ないときです。睡眠障害が加わると苦しさはさらに増します。焦燥感も苦しさの表現の一つですから、焦り、イライラが強い患者も危険です。苦しさが容易に消えないので、苦しさごと自分自身を消そうとします。

d. 自分を責める発言

「自分のせいで、会社に迷惑をかけた」「自分の責任で家族を苦しめた」「自分は死ぬしかないほど罪深い人間だ」「自分は汚れ切っている」など、いたずらに自分を責める発言をするときです。こういう人は「死んでお詫びするしかない」と考え、自殺行動に走りやすいのです。

e. 静かになる

aでも述べましたが、自殺を決意すると、かえってまわりに訴えなくなります。訴えが急に減ったり、引きこもったり、周囲に無関心になったり、やや超然とした感じになると要注意です。このことが「本当に死にたい人は、死にたいと言わないものだ」という誤解を生んでいるのかもしれません。こういう人はかなりプライドが高く、また重い責任を負わされていることが多いようです。

f. 不自然な感謝、身辺の整理

自殺を決意した人は、状況に合わない、つまりよくなっていないのに感謝をあらわすことがあります。たとえば「今まで本当にお世話になりました」「今までのこと感謝しています」という言葉を発します。また身のまわりのものや手紙や写真を整理したり、思い出の品を人にあげたりというのも、この世との別れの表現と考えられます。

g．サポート体制のなさ（孤立無援）

家族の誰かが亡くなったり、家族・関係者との関係が悪化したりして、周囲に苦しさを話せる人やわかってくれる人がいない場合もたいへん危険です。希死念慮を感じたら、家族をはじめ、周囲の人間関係を詳しく聞く必要があります。

h．それ以外に気をつける言動

以上のものと重なりますが、自殺未遂的行動（「薬をたくさんのもうとしたが、途中でやめた」といった発言）、そのための薬を貯め込んでおく行動（治療者は、患者が薬を貯めてないかどうか、たえず注意をはらっておく必要があります）、高いビルの上に登るといった行動、不自然な交通事故（自殺を目指すような）、事故傾性の高まり（事故を起こしやすい傾向の上昇ということですが、事故の多くは注意をすれば防げるわけで、事故傾性が高いということは隠された自殺願望のあらわれと見られます）といったことがあげられます。

また、似たようなことですが、「自分が何をしていたかよくわからない」などと記憶があいまいな体験を訴えたときも危険です。あまりの絶望のためにぼーっとしてしまうといった意識水準の低下が起きますが、こういうときは自殺願望を実行に移しやすいのです。

そのほか、「もう疲れてしまった」「はやく楽になりたい」といった表現をするのも危ないときです。過労自殺という言葉もあるほどで、疲れきってしまうと冷静に考えることができなくなりますから、早まった行動をとります。たとえば公務員の場合、月一〇〇時間以上の残業をしている職員が二九%おり、年間一〇〇人前後の国家公務員が自殺しているとのことです。最近は、過労死のなかに自殺も入れられるようになってきていますが、過労自殺者数は年間に少なくとも一〇〇〇人以上はいると報告されています。(59)

また、深刻な対象喪失をした人のなかで、「早く母さんに会いたい」「恋しい人のもとに行きたい」というような発言をする人がいますが、これも要注意です。

キールホルツもあげていますが、うつ病者にとって家族などの大事な関係者が自殺したりすると、本人も自殺しやすいと言われています。これは連鎖自殺と呼ばれていますが、単なる対象喪失の悲しみだけでなく、模倣や歪んだ同一化、流行に巻き込まれるという傾向も原因の一つとなります。

怒りや攻撃衝動が高くてコントロールできず、攻撃的・衝動的行動に出たり、感情が不安定で、突然興奮したり泣き出したりする場合も危険です。これと関連して、アルコールや薬物を乱用してコントロールできない場合も注意が必要です。

不眠、身体的不調に代表される心身の苦しみにさいなまれている場合にも、早く楽になりたいということで自殺が決行されやすくなります。

やや絶望感に似ていますが、すべてに投げやりになったり、あらゆることに興味を失うような状態も注意が必要です。

以上は、日常行動のなかでの自殺のサインですが、石川(61)は、絵画表現のなかにも自殺のサインを示す例があり、具体的な自殺や死の場面を描くものと象徴的な表現である場合の二つがあると言っています。

◆7◆……自殺の可能性のある患者への対処

a．うつ状態の程度の見極め

実はうつ状態を示す患者のほとんど全員に自殺の可能性がありますから、その対処はうつ病治療と似たことになってきます。

まず、どこまでうつ状態が深刻かを見極めることと、先にあげた自殺の可能性やサインがどこまで出ているかを、よく見ておくことが重要です。

深刻なうつ状態にある人や自殺の可能性の高い人の場合、普通に考えると希死念慮を述べるように思いますが、実際は希死念慮を口にする人としない人があることも注意しておかなければなりません。これは、不信感・絶望・諦めなどを考えれば当然かもしれません。

b．希死念慮の明確化

希死念慮を述べる人とはそれについて話し合えばいいのですが、口にしない人の場合はより深刻な事態のように思いますので、少し踏み込んで「こんなに辛かったら、この世から消えたいと思ったことはないですか」「ふっと死んだら、楽になるのにと考えることはありませんか」などと聞くことが多いです。自分の意志で外来に来ている人で希死念慮を持っている人は、たいていの場合、肯定します。

c．希死念慮の辛さへの思いやり

もし希死念慮を肯定されたら、自殺まで考えざるを得ないたいへんさ、苦しさ、辛さを思いやります。まともな治療者なら自然にそういう気持ちになると思います。患者の辛さが伝わったら「自殺まで考えざるを得ないところまで追い込まれて、本当にたいへんですね」「辛いですね」などと言ってもよいのかもしれませんが、治療者が心底思いやっていれば、口にする必要はないかもしれません。むしろ心がこもっていない状態で「たいへんですね」などと言ったら、かえって不信感を招くことになりかねません。

d．希死念慮の程度、その歴史・背景、自殺実行の可能性などを聞く

希死念慮が明確になると、自然とその背後にある物語を聞きたくなりますが、患者にはこれらを語ることが相当たいへんなときもあるので、よく配慮しながら聞かなければなりません。また、一回で聞けるものではないということも知っておいてください。

聞くポイントは、希死念慮が急に浮かんできたのか、徐々にか、いつごろからか、原因として思いつくことがあるか、思いつくとすればどんなことが浮かんでくるのか、希死念慮を抱きはじめてその後その気持ちはどうなったか、などです。もちろん断片的に聞かずに一つの物語として聞くことが重要です。

続いて、核心的なところに入っていきます。すなわち、希死念慮だけにとどまっているのか、自

殺の計画を立てたことがあるかどうか、計画を立てたとして実行しようとしたかどうか、実際に実行した未遂歴があるのか、現在でも実行しようと思っているのかどうか、といったことです。こうしたことは聞きにくいことは確かですが、患者の辛さ・苦しさ・語りにくさへの思いやりを持っていて、同時にそれを聞くことが治療にとってとても重要であることの確信が治療者側にあれば、たいていの人、とくに自分の意志で訪れた人は話してくれます。

e．希死念慮をめぐる話し合い

希死念慮をめぐる話し合いはそのときによって千差万別で、決まったやり方はないと言えますが、筆者は、以下の三点を焦点にします。

◉心身疲労が主になる場合

まず一つ目は、今現在、心身疲労、脳の疲労の頂点にあることを、本人と共有できるかどうかです。自殺に至る物語を治療者の援助で構成でき、治療者との間に少しでも信頼関係が芽生えていれば、比較的素直に「疲れている」ことを認めます。本人が認めますと、「薬物、休業などの処置をとって休養することで頭を冷静にして、それからもう一度希死念慮について話し合いましょう」と提案しますと、たいてい受け入れてくれます。そして次回まで、自殺を含む自傷行為をしないことを約束をしてもらいます。「治療が終わるまで自殺しない」という約束をすることもあります。

うつ病者は比較的義理がたいので約束は守ってくれます。うまくいけば薬や休養によって冷静さを取り戻し、「自分がいかに悪いほうに考えていたか」を自覚することになり、自殺の危機はひとまず回避されます。筆者だけの印象かもしれませんが、自殺に至る物語を語れるというのも大きいかもしれません。物語のもつ治癒力はたいへん大きいのです。

◉追いつめられた状況

二つ目は、疲労を自覚したとしても本人の状況がかなり深刻な場合です。たとえば、①会社で質・量ともにとても負担の重い仕事を持っていて、本人が休むのをためらっているとき、②会社で疲労しているのに家族のなかでも孤立していて、家庭が休息の場になっていないとき、といったものが考えられます。

こんなときは心身や脳の休養をとっただけではあまり解決にはなりません。深刻な事態にいる人は休養すら難しいのです。こんなときは追いつめられている状態が少しでも楽になるように本人と相談したり、会社・関係者に働きかけるなどの工夫をします。しかし、簡単に事態が解決しない場合は、長い時間が必要となり、このときこそ「治療が終わるまで自殺はしないように」「死にたい気持ちになったら必ず治療者に言うように」との約束が大事になります。「こんなに辛いのなら、もう楽にさせてくれ」と言う人もいますが、治った例を話して「やはりあのとき死なななくてよかった」と言う人が大部分であることを強調します。また、追いつめられると、どうしても一挙の解決（つまり自殺）をはかりたくなるということも説明します。

家族からも事情を聞き、本人の心の準備を整えたうえで、本人・家族合同面談を行なうこともあります。合同面談は、双方の言い分を聞き、双方の交流をはかり、埋められるずれは埋めるようにします。埋められないものは、ここにずれがあるということを双方が相互理解するだけでも十分です。治療者はどちらの側につくわけでもなく、お互いの交流をよくしようと働きかけるだけです。

家族は、医師から呼ばれるだけで身構えてしまうところがありますから、まず家族の苦労や気持ちを理解してあげることが大事です。

このように少しでも状況が軽くなったり、サポート体制を強化して、本人を楽な状態におくように努めます。それでもかなりの心身の疲れが続くようだったり、希死念慮が強そうであれば、入院を考えます。

◉うつ病傾向の根深い場合

三つ目は、本人の自己否定、うつ病をきたす性格傾向、うつ病的思考傾向などがどれだけ根強くしみついているかです。こういう人はぎりぎりのところで生きてきて、ちょっとしたきっかけでうつ状態になり、それまで隠れていた問題点が一挙に出てくることがあります。

この場合も、そうした問題点を話し合うことになりますが、「自己否定から自己変革、自己肯定へ」の修正や、うつ病に特有の「悪いほうに考える癖」「全か無かの思考パターン」「部分の全体化（ちょっとしたことをすべて悪く拡大解釈する）」「極端な義務意識」「強度の罪責感（何でも自分が悪いと考えてしまう）」の修正はなかなか難しいものです。それらのパターンが彼らの生活に深くしみこんでおり、なかなか変えられないことが多いからです。いきおいそうした思考パターンや性格傾向を生かすことになりますが、非常に長い作業になります。

とくに難しいのは自己否定がかなり根強いときです。こういう人たちは、何かの対象喪失をきっかけにうつ状態に陥り、「自殺以外は考えられない」と言うことが多いようです。彼らは、幼いときから失意体験が多く、心のなかに「人生や人間には絶対何も希望しない。望んでもかなえられることはなかったから、希望するだけ傷つく」という考えがどっしりと根を張っているのです。
そんなとき、筆者はこうした考え方の癖を修正するというより、この癖の意味・起源をもっともっと理解しようとします。そのほうがやみくもに自殺禁止を振りかざすよりは信頼関係ができ、結局は自殺防止になるようです。というのは自殺を禁止したところで、実行しようとすればできるわけです。入院しても同じことで、自殺の危険性は少しは減るものの一〇〇%大丈夫というわけにはいきません。ここのところは、とくに家族に説明しておく必要があります。

そんなときは、本人にとっての死の意味を話し合うことが大事です。そうすると単なる自己否定だけではなくて、「その自己否定は実は他者否定、他者への攻撃性であり、それを他者へ向けるのが恐いので自分のほうに向けていた」（したがって、攻撃性を治療者との間で話し合うことで自己否定が少し和らぐ）「自殺願望より、休息願望のほうが本音」「自殺願望の背後に満たされなかった甘えがある」「自殺だけが、残された唯一の自己実現の手段である」ということが判明することがあります。死ねば、本人と死について話し合うことができなくなるわけですから、本人にそう伝えます。そして治療者と死について話し合うことが、とても重要なその人の生の営みとなるのです。

こうした難事例では、治療中自殺の危険性が高まる場合が多いので、入院も考えます。

f．話し合いがしにくい場合

前項は話し合いができる人の場合ですが、患者によってはまったく話し合いができないことがあります。とくに自分の意志ではなく連れて来られた場合には、押し黙ったままで一言も発しないことが多くあります。そんなときは、「ご自分の意志で来られたのでしょうか」「たいへん辛そうですが、お話しできますか」などと相手の気持ちを思いやるようにします。質問も「夜、眠れますか」「毎日、苦しくないですか」など、なるべく答えやすいように配慮します。これで少し話してくれる人もいますが、もちろん押し黙ったままの人も多くいます。

次は家族から事情を聞きますが、その過程のなかで患者の相当辛い事情が判明してきます。そこで「ご家族のおっしゃっているとおりですか」「この点は、ご家族の言うとおりで間違いないですか」など、できるだけ患者に負担のかからないように、さらっと、しかし思いやりをこめて聞くと、うなずいてくれることがあります。それをきっかけに患者が話しだしてくれることもあります。

それでも本人から事情を聞けない場合は、治療者のほうから一歩踏み込んで「こんな事情になっているとすれば、本当に辛いですね」「これだけたいへんだと口をきく気にもなりませんよね」「もう何もかも諦めきっておられるのでしょうか」「ここに連れて来られたこと自体がご不満なのでしょうか」などと聞くときもあります。これらの質問が患者の心の琴線にふれたときは、やはりうなずいてくれて、そこから話し合いが始まることがあります。

それでもだめな場合、家族の話からうつ状態の程度がひどく自殺の可能性が高いことが判明したら、患者に対して「今は話せる状態ではないのかもしれませんが、医師としてはこの事態は放っておけません」と述べます。次に家族（同時に患者に対してでもありますが）に向かって、治療法と見通しを簡単に説明したあと「自殺の危険性が高そうなので、目を離さないでいられますか」「通院・服薬をさせられますか」と聞きます。家族がとても無理だと言ったときは入院を勧めます。

おもしろいことに、この時点ではじめて本人が「入院はいやです」と口を開くことがあります。

こんなとき、反対するよりは「確かに入院はいやかもしれませんね」と患者の気持ちを汲んだあと、「よろしければ、どういう点で入院がいやなのか教えていただけませんか」と聞くことで話し合いが始まる場合があります。ここで、諦め・絶望感、不信感、疾病否認、入院への恐怖、家族への罪責感、今までの治療者への不信感（治療歴の多い人の場合）など、背後にあることがわかることがあります。これもゆっくり話し合いの主題にしていけばよいのです。

しかし、これらの手段を尽くしてもやっぱり話し合いができない場合は、入院を勧めることになります。入院治療については第七章で、家族への対応は第八章で詳しく論じます。

g．自殺の仕方、物語作業の重要性

話し合いができても、断固自殺の意思は変わらないという人もいます。

この場合は「家族や残された人たちのことを、考えることはないですか」「死ぬ時期としては今が最適でしょうか」「今が最適だとしたら、それはどうしてでしょうか」などと聞いてみます。時には「今、死ぬことは、どうみてもよい死に方とは思いません。豊かな、またはふさわしい死が迎えられるまで、もう少し待てませんか」と強く言うときもあり、これに反応して思いとどまってくれることもあります。なかには、ある治療者が「そんなに死にたければ死んでしまえ」と言ったところ、患者が反発して「くそっ、生きてやる」と言って自殺を思いとどまりよくなった、という話を聞いたことがありますが、この治療者には相当深い読みがあったに違いありません。

どうしても自殺の意思が変わらないときは、下坂[62]も試みている、自殺の仕方や死後の周囲の反応に対する話し合いをしてみます。自殺のシミュレーション、つまり自殺をめぐっての実況中継を治療者と共同でやるのです。具体的に言うと希死念慮の内容はもちろん、自殺の方法や場所を聞いたり（薬を使うにしろ、飛び降りを選ぶにしろ、その方法・場所を選択する理由も聞きます）、遺書を誰あてにどんな内容で書くのか、死後の遺族の反応、葬式の情景、死後の魂の行方を聞いたりします。逆に自殺しなかったとしたらどんな人生になるかを想像してもらうことも大事です。単なる事象の想像だけでなく、そのように想像する理由まで聞くことが重要です。

この作業で、患者の今まで隠されていた面がかなり明らかになります。自殺に至る動機のさらに深い理由、実は状況さえ変われば生きたい気持ちもあること、家族や関係者に対するさまざまな矛盾を含んだ気持ち（怒り・恨みと期待・甘えなど）、今まで口にできなかった未来への願望、過去の外傷体験や秘められた暗黒の歴史などが少しずつ患者にも治療者にも見えてきます。混沌のなかで、患者の隠された歴史や物語が再構成されると言ったほうが正確かもしれません。

こうした物語の発見、再構成、（患者と治療者間での）共有の開始によって、何が生ずるでしょうか。まず、患者がこういうことを語ったのはこの治療者がはじめてであることが多く、この治療者が特別でかけがえのない存在になってきます。しかし、信頼関係ができたと安易に考えることは早計です。また、そうした治療者との関係を持っている患者自身が、自分のことを特別だと考えるようになることもあります。

次に、この物語の発見・再構成・共有（物語作業と呼んでいいかもしれません）により、自殺の問題よりも作業のほうが中心になり、治療関係が続くことがあります。治療関係が続いているかぎり患者は生き延びます。「次回、またこの物語に関する話し合いをしましょう」という約束や「過去の歴史がはっきりして、死以外にはいかなる意義もないということがわかるまで、自殺は中断しましょう」といった取り決めが自然とできることになります。うつ病者にかぎらず、患者一般は（境界例などの例外を除き）、こういう約束を守ることが多いのです。

さらには、ものすごい暗黒の歴史を生きぬいてきたという感覚が生まれることがあり、「生きているのが奇跡」と感じるときがあります。あまり口にしませんが、患者のなかにはこの奇跡を実践している自信を醸しだす人もいます。

これらが治療関係を維持する力になることは言うまでもありません。

残念ながら、いつもうまくいくとはかぎりませんが、最後にうまくいった場合には、希死念慮の意味の探求や物語作業の遂行によって、徐々に患者の古い部分は死に、新しい自分が生まれてくるということになります。患者のなかには、希死念慮や自殺未遂などの死をめぐる体験をすること、またそれらを話し合うことで、はじめて成長できたという人もいます。筆者は決して自殺を勧めるわけではありませんが、自殺をめぐる話し合いにはそういう意味や価値があるようにも思えます。これについて、自殺未遂者のなかにときどきそれを成し終えて、「死の体験を持ったがゆえに成熟した」と言う人がいたり、またヒルマン[63]が「死につつあるものだけが、真に生きることになるのである」などと述べているのは印象的です。そこでは生のなかの死の重要性が強調されています。

希死念慮の意味やそれに関する物語についての話し合いに、患者があまりのってこないときは無理にしないほうが賢明です。また患者一人ではとても無理ですので、治療者が適切で負担のかからない質問をして、患者から物語の材料を引きだし、断片的な物語をモザイクのように組み合わせて治療者が要約し、それを患者に提示して、ずれがないかどうか、しっくりくるかどうかといった共同作業を行ないます。患者との間にずれがあれば、治療者はそのずれの意味を考え、再び治療者の要約を伝え、患者の反応を見ます。このずれはとても大事で、治療者の要約をすっと受け入れるよりは反対してくる患者のほうが個性と主体性を持っていると言え、このずれを話し合うことでさらに物語は深みを持ってくるのです。ただしあまりに大きなずれは治療関係を破壊してしまう恐れがあるので、治療者の発言は慎重でないといけません。孔子も(64)「ある程度、方向性が同じでないと話し合えない」と言っています。

こうした作業を続けてもなかなか楽にならないときがあります。これは魂の深部に向かっての作業ですから、時にとても苦しいことになり、自殺でひと思いにかたをつけたくなるときがあります。このようなときは治療関係を維持できなくなりますので、入院が必要になります。入院して可能であれば適度な休息を入れながら物語作業を続ければよいのですから、随時最悪の場合に備えて準備しておく必要があります。

一つ例をあげましょう。それは、境界例の女性でひどいうつ状態にあった人の例です。この女性が、筆者が外来でとても忙しい時間に突然電話をかけてきて「今、手首を切って、ガス栓をひねったところです。これでお別れです」と言うのです。びっくりして「思いとどまる気はないか」「今、いちばん望んでいることは何ですか」「次回の面接で詳しく話し合いましょう。それまで待てますか」などと聞いても、死ぬ決心は変わらないようでした。筆者は「電話ではどうにもならない。とにかく死んでほしくないので、一一九番に電話して、救急車に行ってもらう」と言いました。たとえ治療者の気を引く狂言であったとしても、救急にお願いするつもりでした。事故が起きてからでは遅いからです。ところが、彼女は「すみません。ガス栓を止めますから、救急車を呼ばないでください」「次回の診察に必ず行きますから」と言い、結局救急車は呼ばず、彼女の言葉を信用することにしました。次回、彼女は診察にあらわれ「死ぬほど苦しいことをわかってほしかった」と述べました。そこで筆者と彼女は今後苦しくなったときどうすればいいか、また電話されても解決は無理で、救急車を呼ぶより手はないことを話し合いました。その後も彼女は診察に来ましたが、このような電話はなくなりました。

h. 自殺防止の基本はやはり治療的人間関係

自殺願望に対する対処法を述べてきましたが、筆者の経験によると、自殺防止の根本はやはり治療者と患者との人間関係にあると思います。「耐えられない。今から死ぬ」と言ってきた人は少なからずいます。今まで自殺に至った患者はいますが、深い治療関係ができていて自殺を遂行した人はいません。また、うつ病かどうかは別にして、有名人の自殺の報道があったとき、相談相手がいなかったという話をよく聞きます。つまりは、周囲に深いサポートのできる人間（治療者とはかぎらない）がいるかどうかが生死を分けるようです。

一般臨床でも、自殺の危険の高い重症抑うつ患者は、そのとき意味のある深い人間関係を持っていない、過去に持っていればそれを支えにできる場合もありますが、過去にも持っていなかった、逆に辛い苦しい貧しい人間関係しかなかったという印象を持ちます。そういう患者がはじめて意味ある重要な人間関係（治療者との関係）を持つことは、たいへん貴重で救いにもなるのですが、同時にたいへんな戸惑いや辛さ・苦しさをともなうことも忘れてはなりません。

◆8◆……うつ病による自殺未遂の事例――中年の危機……………◆

ここで、具体的に、自殺をめぐって治療者がどう対処したか、事例をあげて述べます。事例は管理職にある中年男性です。一九九〇年代に入って中高年の自殺率が伸びていることが指摘されており、「職場のメンタルヘルスと自殺」は自殺の重大研究テーマの一つです。中年管理職というのは、いちばん自殺の危機にさらされやすい位置の一つと考えられます。

中年というのは、一方で知恵や人格が成熟し、今までの経験・活動の集積によってさらなる飛躍が考えられる、脂がのりきった時期と考えられますが、他方で喪失が始まる時期でもあります。若々しさや体力、知力、気力、記憶力、健康、（若々しい）容貌といったものが徐々に失われ、逆に成人（生活習慣）病などの危険が増大してきます、人生前半は「いかに生きるべきか」が課題になりますが、人生後半は「いかに失っていくべきか、いかに死んでいくべきか」が課題になるとも言えます。もっとも「失いつつ得ていく」ということを目標にしてもよいと思います。

しかし喪失を嘆いてばかりいる余裕はありません。体力の低下とは逆に地位があがってくるので、管理職の仕事と責任が増大してきます。また部下の指導や、複雑な人間関係の調整に心を砕くことも多くなり、上司と部下の板挟みになって悩むということも生じます。またパソコンの導入に代表されるように、技術革新や変化の多い時代ですから、劣った体力、知力でも、若年者とともにそれについていかなければなりません。また仕事以外でも家庭の長としての責任が増大するとともに、夫婦の危機も顕在化したり、親の面倒や子どもの反抗に悩むということも生じてきます。

このように喪失の危機と責任・負担の増大という二重のしんどさを背負うのが中年期の特徴ですが、それ以上に辛いのは人生が残り少なくなり、もう先がある程度見えてくる時期だという点です。このようなとき、人間は内面で今までの前半生の総括を迫られるのです。つまり「もう、先があまりない、今までの人生はこれでよかったのだろうか」「この仕事を選んでよかったのだろうか」「この妻（夫）と暮らしてきて、これでよかったのだろうか」と、さまざまに悩むことがあるのです。もちろん、ここでやり直して納得した人生を送る人もいれば、焦って誤った決断をしてしまい後悔に苦しむ人もいます。また、何の手立てもないまま、迷いの日々を送る人もいます。

やり直しのききやすい青年期ならまだしも、人生の後半に入ってからのさまざまな悩みはより深刻に感じます。孔子は「四十にして惑わず」と言いましたが、それは中年の危機を乗り越えた人の理想型で、かなりの人がダンテ[65]の言うように「人生の旅の半ばにあって、正路を失い、暗き林の中にまどう」ということになるように思われます。

［事例D］男性会社員、四三歳

【自殺未遂・受診に至る経過】

Dさんは両親双方とも教師という厳格な家庭の長男として育ちました。彼は親の言うことをよく聞く素直な子で、また勉強好きの成績優秀な優等生でした。スポーツもそこそこやり生徒会の役員もしたりして、先生の受けもかなりよい子で、めでたく有名国立大学の法学部に入学できたのです。卒業後はある大手の会社に就職しました。

意欲的で根が真面目で勤勉なDさんは与えられた仕事を順調にこなし、上司からの評価もかなり高いほうでした。また順調に結婚して一男一女をもうけ、家庭生活も平和な状態でした。ただ仕事に熱心なあまり学生時代にやっていたテニスもまったくせず、休日も仕事関係の読書にふける、忙しい毎日を送っていました。当然、業績はあがり上司からの信頼も高くなり、四〇歳になったころ、かなり重要な仕事をまかされました。その結果、日頃多忙な状態がさらに忙しさを増したのです。

Dさんは目標を設定するとやり遂げるまでは頑張り抜くというタイプで、しばしば深夜帰宅になったり、休日出勤をしたりしていました。いささか過労気味になっていたのですが、根が真面目で、やり残しは大嫌いということもあって、あまり休養をとろうとしませんでした。

そんなとき、突然心臓がドキドキして胸が苦しくなるという発作が起きたのです。びっくりしたDさんは早速病院で診てもらいましたが、多少血圧が高いだけでどこも異常はありません。しかし、その後もときどき動悸や胸部圧迫感があり、健康に自信を失っていったDさんは将来に不安を感じるようになりました。友人にほんの少しだけ動悸や胸の苦しさについて話をしたのですが、「気の回しすぎだ」と一笑に付され、その後は誰にも言わず一人悶々としていました。Dさんには何人かの友人はいるのですが、深い悩みを話し合うことはなく、表面上のつきあいが多かったのです。

こうしたなか、まかされていた仕事をやり遂げ、とりあえずDさんはほっと息をつけました。上司の評価はさらに高まり、Dさんは課長に昇進することになりました。Dさんは長年の目標がかない、しかも同期より早い昇進に満足と優越感を感じ、まわりも祝福してくれましたが、内心こんな身体で続けられるのだろうかと不安を感じていました。

課長になったDさんですが、今までとは違って自分が部下に指示を出さねばならず、また指導を行ない、部下の仕事配分にも気を配らなければなりません。マニュアルや公式どおりにいかないことも多くなり、その場その場で柔軟で高度な責任ある判断を下さねばならず、すっかり戸惑ってしまいました。もちろんDさんも、大企業の課長職のたいへんさはわかっていたつもりでしたが、まさかここまではと思っていませんでした。

課長になってしばらくしてからその課で重要なプロジェクトが始まり、その責任者にもなったDさんは、ますます負担を感じるようになりましたが、持ち前の頑張り精神で仕事にあたりつづけました。部下がちゃんと仕事ができなかった場合、その分まで自分が引き受けてやりました。ところが、頑張っても仕事の業績はあがらず疲労だけがつのり、しだいに仕事への自信が失われ、憂うつな気分が強くなってきました。そして不眠がちになり、とくに夜間や早朝に目が覚め、恐れていた動悸や胸部圧迫感、過呼吸などが起きたりしたのです。ただ、こういった状態であっても、人に相談することもなく（弱みを見せるのがいやだったし、前の経験もあって相談することには抵抗があったようです）、なんとか仕事を続けようとしていました。しかし、集中力の低下はいかんともしがたく、プロジェクトや仕事の進み具合が遅くなっていきました。こんなとき、彼の上司（業績をあげることばかりに夢中になっていた猛烈部長）から「D君、最近の君はどうなったのかね」と叱責を受け、彼をひどく落ち込ませました。

Dさんはこれまでも多少の困難を経験してきましたが、それらは乗り越え可能なもので、むしろ彼の自信を強めてきたのです。しかし、今回のようなことはまったくはじめてで、どうしていいかさっぱりわからなくなりました。疲労、不眠、精神機能低下、戸惑いに加えて、仕事ができていないことでの罪悪感、自分の無能力感も強く、また上司から叱責を受けた（彼はひそかに頑張りすぎているな、あまり無理するなという評価・いたわりがほしかったようです）こともあって、精も根もつきはてたような感じになりました。

こんなときでも「ぐっすり眠りさえすればまた元気も回復する。眠るためには運動が必要だ」と考え、疲れているにもかかわらずテニスに行ったりしますが、まったく楽しめないばかりか、期待していた睡眠はちっとも得られず、不眠や疲労はますますつのりました。そして上司からの叱咤激励は相変わらずでした。

こうなると考えるのは悲観的なことばかりです。「俺は結局無能な人間だったのだ」「こんな無能な人間が、課長職を務めて申しわけない」といった無力感、罪責感が強くなり、また身体に対する強い不安、不眠・体調の悪さ・気分の悪さによるひどい苦しみ、出口がまったく見えないという絶望感などが加わり、「もう死ぬしかない」「死んでお詫びするしかない」という考えが、彼のなかでどんどん大きくなったのです。

疲れ・絶望・不眠が極度に達した夜、彼は思考力もなく、頭が真っ白になったような感じで首吊り自殺をはかろうとしたのですが、途中で妻に見つかり未遂に終わりました。妻は、夫が疲れたり不眠で悩んでいるようには感じていたのですが、これを見てびっくりし、本人を精神科に連れていこうとしました。しかし、本人は「俺は頭はおかしくなっていない」「病気ではないから行く必要はない」と行こうとしません。そこで妻は本人の弟夫婦などに説得してもらい、四人で筆者の外来を受診したのです。

【治療経過】

治療者はまず、「どういう事情で来院されたのか」と聞きますが、本人は黙して語らずという感じです。明らかに疲労・苦悩の色が濃く、何かぼーっとしているような感じでした、そこで「ご自分の意志で受診しようと思われたのですか」と聞いても答えが返ってきません。治療者が「相当お疲れのように見えますが、奥さんから事情を聞いていいですか」と聞くと、力なくうなずきました。

そこで前記の事情を一部聞かせてもらい、また、なぜこのようなことになったのかという話を、主として妻としました。その間、本人に「今のことは間違いないですか」と聞いていったところ、本人も重い口を開き、いかに八方塞がりになっているかという事情を途切れ途切れではあっても、少し説明したのでした。

治療者はここで、「これまで精一杯やってきたのに、業績のあがらなかった辛さ」「それだけではなく、刀折れ矢尽きた心境で、精魂つき果てていること」「また、とても申しわけなくて死んでお詫びするしかないと思っていること」を思いやると、それが伝わったようで、次のような話し合いをしました。

——これだけ辛いたいへんなことが積み重なると、自殺しか考えられないようですか。

D　ええ……（力なくうなずく）。

——というと、真っ暗闇の中にいて、見通しがまったく立たないということですか。

D　そうなんです。

——今のあなたは心身も脳も著しく疲労していて、狭い考え方しかできないし、したがって、悪いほうにしか考えられないと思うのですが。

D　そうなんでしょうけど、もうどうにもならないという気がします。

——そういう気持ちに追い込まれるんでしょうけれど、一時休養しながら薬で心身や脳の疲労をとって、冷静に考えられる力を回復するのが先決だと思いますが、いかがですか。

D　それが、日曜日などに休養してもまったく休養にならないし、苦しくてしょうがないんです。

——ええ、多分そうなるでしょうね。かたちだけ休養しても、憂うつ、絶望、不安、焦り、イライラといった苦しい気持ちが押し寄せてくるので、脳がカッカしてオーバーヒートのような状態になって、本当の休養にはまったくならないでしょうね。

D　ええ、おっしゃるとおりです。でも、薬なんて効くんですか。

——自分の努力だけで熱や痛みが取れないのと同様、脳の疲労、もう少し詳しく言うと、脳の神経伝達物質の失調は一人でもがいても泥沼にはまるだけなんです。熱や痛みと同様に、薬は脳の疲労やオーバーヒートを取ってくれます、わかっていただけましたか。

D　ええ、なんとなく。

――それじゃ、薬を出しておきます。不安・イライラを鎮め、夜の睡眠を助ける安定剤と、気分を明るくし、意欲を出すのを助ける抗うつ薬です。次回まできちんとのめますか。

D　はい。

――それから、今度来られるまで、自殺をしないと約束できますか。

D　それは自信ないんです。あの苦しさに襲われたら、逃れたいとしか考えられないんです。

――多分、そうなんでしょうけれど、そのとき、ご家族のことを考えたりはなさらないんですか。

D　そうなんですね。家族のことを考えるとバカなことをしたなとは思うんですが……。

――ということは、次回までは大丈夫ですか。

D　何とか、それだけは思いとどまるようにします。

治療者は一カ月の休養の指示を出し、四日後にも来るように言いました。このあと、本人は薬（パキシルという抗うつ薬とメイラックスという安定剤）のせいか少し眠れるようになったが、まだ頭がぼーっとしていること、苦しさは少し楽になったがまだ暗い気持ちが続いていることを訴えたので、「前にも説明したようにこの脳や心身の回復には、平均三カ月はかかると言われますのでそう焦らないように」と言っておきました。

そうこうしているうちに本人はだんだん休養がとれるようになってきて、少しは冷静に考えられるようになったので、今までのことをお互いに振り返ってみました。

・身体に関する不安があって、なんとなく落ちつかなかった（中年になり、身体に無理がきかなくなったのに無理をした）。
・そのこともあって、課長になったあと、きちんとやらねばという気負いが強すぎた。
・内心では身体のこともあって不安だったが、誰にもわかってもらえないだろうと思って打ち明けられなかった。
・課長になったあと、予想以上に、指導、管理、高度な判断がたいへんで、不安とともに疲労が積み重なった。
・またプロジェクトに関しても本当は「もう少し待ってください」と言いたかったが、できなかった。
・いちばんショックだったのは、今までは努力すれば何でもできると思っていたし、事実そうできていたが、今回はそれができず、まったくどうしていいかわからなくなった。
・さらにショックなのが、今まではかなり評価してくれていた上司からいたわりより叱責の言葉を受けた。
・こんなことが積み重なり、もう悪いほうにしか考えられなくなった。今まで頑張ってきたことは何だったのか、自分の人生はまったく無意味・無価値だったと思い込んでしまった。
・それに不眠や体調や気分の悪さがひどく、こんな苦しい思いをしたことがなく、それにもすっかり戸惑っていた。
以上の点を振り返り、反省したのです。この反省は自分の性格や姿勢にまで及びました。
・自分はイエスマンでありすぎた。

・完璧にやろうとしすぎる。
・途中でやめられない、休息にはいれない。
・「努力すれば何でも通ずる」と思い込みすぎていた。今まで、それで順調に来ていたのでそれでやれると思っていた。自分は困難に強いと思っていたが、真の意味で思いどおりにいかないときがあるという挫折に慣れていなかった。
・人からの評判をすごく気にして、人からの賞賛・評価だけが生きがいになってしまっていた。
・神経質すぎて、なんでも深刻に考えてしまう。
・いったん悪く考え出すと、とめどなく悪いほうばかりに考えが走り、よいときのことやよい点のある自分などをまったく思い出せなかった。時間の連続性に対する気づきが弱かった。
・家族を含めた人間関係を大切にするより、いかに仕事ができ、出世ができ、まわりからの評価が得られるかしか考えていなかった。自殺のことも、家族のことが気になりながら、自分の苦しさや恥の解消のほうを優先しようとしたことが問題だった。

以上のように、メランコリー親和型性格傾向や執着傾向、順調希求傾向、努力至上傾向、自己愛傾向などを語ったのです。

治療者はこの反省点のプラスとマイナスを患者とともに吟味したところ、こうした性格傾向は危険やマイナス面もあるがよい点も多いので、危険な面によく注意しながら本人の性格傾向を生かしていこうということになりました。もっとも、こうした作業にはずいぶん時間がかかりました。とくにいったん否定的に考えてしまった性格傾向を肯定的に受け入れるのはたいへん難しかったようです。しかし、最終的には「自分は優秀であったのでうつ状態になった」ということを納得したようです。もちろん、優秀であることの危険性やたいへんさを十分わかったうえでですが。

こうした作業を経て本人は再出勤します。ただこのとき、課長職はそのままでしたが、プロジェクトの長は降ろしてもらいました。本人は前記の反省をもとに、今までのように気負いすぎることもなく、また完璧にしなくてもいいと考えるようになったり、少々うまくいかなくてもかまわないと開き直れるようになったり、さらには上手な断り方もできるようになってきたのです。

さらには、仕事以外にもテニスを再開したり、ハイキングや美術鑑賞といった趣味を持つようにしたりして、ゆとりが出てくるようにもなってきたのです。

再出勤して一年後ぐらいに、Dさんは「実はうつ状態になる一、二年前から、うすうすだが、こんなに仕事ばかりで自分の人生は何なのだろうかと感じていたような気がする、しかし、そんなことを考えだすと仕事ができなくなってしまうのではないかと思って、考えないようにしていた。仕事に一生懸命になりすぎたのは、実はそうしたむなしさを隠すための反動だったような気がする」と述べ、今後の人生をもう少し広い視野に立って見るようになってきたのです。

［事例D解説］

Dさんの自殺未遂やうつ状態は、彼の性格傾向と中年特有の状況が相まって生じた、比較的典型的な「中年の危機」をよくあらわしていると思います。

Dさんは幸運にも自殺未遂で終わり、初期の抵抗を乗り越えたあとは、比較的素直に治療作業についてこられ、その結果「硬いメランコリー親和型性格・硬い執着性格・硬い自己愛傾向」から「柔軟なメランコリー、執着性格」「他者との関係も大事にするという健全な自己愛傾向」へと変化できました。現実には自殺既遂に至ったり、未遂でもあまり治療に通わなかったり、通っても少しよくなると勝手に中断して自己のうつ体験や性格の見直しをしなかったりする人も多いのですが、Dさんは中年の危機を通して逆によい方向に成長できました。しかし、いつまた硬い不健全な傾向が出てくるともかぎらないので、細心の注意を払っておく必要があります。

それから、「努力すれば何でも通じる」というのは、猛烈上司や学校のスパルタ先生が言いそうなことですが、人を追いつめるたいへん危険な思想であることに留意しておくべきです。

治療者として希死念慮の強い人とたくさん会ってきた経験から言うと、「今、自殺することがこの人にとって意義あることだ。豊かな死になる」と思える例は皆無でした。むしろ、高橋(66)が言うように、希死念慮は両価的である（生きたい願望もある）こと、希死念慮を持つ多くの人が精神疾患にかかっており、その病気が治れば残された人生を意味あるものにすることは可能であること、自殺企図は他者へのメッセージであり、自殺は死にゆく人だけの問題ではないこと、自殺企図者は、実は救いを求めていることなどを強く感じます。治療者－患者関係で考えると、とくにそれを印象づけられます。

今、筆者にできることは、自殺の意味を深く考えながら、本人の死の苦悩を深く考え、実際の死は先延ばしにしてもらうということしかありません。

古来、自殺は人間の重要な関心事の一つでした。自殺をめぐって、多数の発言、著述が相次いでいますが、これらをまとめることは不可能ですので、巻末に文献（67）～（78）のみあげておきました。

第七章

入院治療について

うつ病にかぎらずほとんどの心の病は通院治療で行なうほうがよいのですが、時に入院が必要な場合もあります。

うまく入院治療が行なわれれば治癒に向かいますが、入院体験があまりよいものでなければ、うつ病は遷延する可能性があります。ですから、単に入院治療だけ考えるのではなくて全体的視野で考えて、患者が入院で何を得ることができるかなどに常に気を配る必要があります。

1 入院治療の適応

(1) 絶対的適応（入院治療がぜひ必要な場合）

絶対的適応の場合は、本人の生命を守ること、通院では困難な、しかし必要な治療を続行させることなどが目的になります。

a．自殺の危険性

自殺の危険性がかなり高く、話し合いが通じなかったり、自殺の気持ちが変わらないとき。しかも家族がそれを防止する自信がないと述べている場合。

b．昏迷、拒絶

抑制の度合いが非常に強く、ほとんど昏迷のような状態になり、話し合いが通じないのはもちろん、食事、排便など生命維持に必要なことすらできない場合、または服薬などができない場合。昏迷よりはっきりしているが、強い拒絶があり、とくに拒食・拒薬の程度が強く生命維持が危ぶまれる場合。

c．身体的衰弱

高齢者で、身体的合併症があり、身体衰弱が著しく、生命の危険が感じられる場合。若年でも体重が著しく低下していたり、体力が極度に弱っている場合。

d．看護困難

不眠、イライラ、焦り、不安、「落ち着きのなさ」が強く、家族が看護に困難を来している場合。

e．強い妄想

うつ病特有の妄想（貧困、心気、罪責妄想など）とその行動化があり、通院・服薬などの治療に拒否的で、放置すると本人に多大の不利益が生じる場合。

f．外来での悪化

治療に消極的で、しかも状態がどんどん悪化し、生命に危険がある場合。

(2) 相対的適応

通院でも治療できないことはないが、入院したほうが治療的に本人の利益になると考えられる場合です。

a．家で休養しにくい場合

家にいてなかなか休養できない場合。会社からの電話が入ったり、近所を気にしたり、家族に気を遣ったりで休養に専念できない場合、入院することで、周囲とくに家族や会社の理解や気遣いが増大するというプラスがあります。通院と違って病気治療だけに専念するという覚悟がつくという利点もあります。入院で休養がとれると心の整理も確実に進みます。

b．教育的入院（自覚を深めるため）

病気への理解が悪いなどの理由で、通院だけではなかなか治療が進まない場合、入院することでうつ病とその治療の必要性に対する理解を深め、また服薬なども自発的にスムーズに行なえるようにする一種の教育入院的なものがあります。

c．家庭でのストレスが強いとき

家庭内での葛藤・ストレスが強く、たとえば理解の悪い母、または父と喧嘩ばかりしているなど、家が休息の場にならない場合。

d．本人が入院を希望する場合

本人が苦しいと言う、通院では治らない、もっと休みたいなどといった理由で、治療者も入院治療が妥当だと判断した場合。この場合、無条件に本人の入院要求を受け入れず、入院したい理由を話し合うことが大事です。そうすることで、いろいろな発見が得られるかもしれませんし、入院希望の背後に本人の幻想的期待や治療抵抗の存在が明らかになることもあります。また、入院のプラスマイナスを十分話し合ってから決めるほうが、より本人の治療の益になります。

この相対的入院適応の場合は、どちらかというと休息や心の整理、さらなる治療進展などが目的になります。

その他、単身者で生活や治療的営みが難しい、距離的な問題などで通院が難しい場合も入院の適応になることがあります。また、治療がなかなか進まずその理由もわからないとき、入院して様子がどう変わるかためしてみることもあったり、不規則な生活がうつ病を悪化させている場合、規則正しい生活の確保のために入院することがあります。またアルコール依存症が合併している場合などはアルコール専門病棟もよいでしょう。

以上、入院治療が必要な場合を列挙しました。これらは参考にする程度の基準で、とらわれる必要はありません。「こんな場合は絶対入院が必要」といったマニュアルはないのです。たとえば重症であっても家庭の看護力が高ければ通院でもいけることもありますし、逆にそんなに重症ではなくても家庭看護力が低ければ入院になることがあります。家族の持っている看護力も、通院か入院かを決める一つのポイントになります。

◆2◆……入院する際の注意……◆

入院治療をよりよいものにするためには、それなりの注意が必要です。

現在、筆者は（クリニックという無床診療所のため）入院先を紹介する立場にありますが、精神科病院と総合病院で入院患者を引き受けた経験（つまり入院治療をした経験）もありますので、両方の立場で考えてみます。

(1) 本人に関する見立て

本人の入院の必要度はどの程度か、本人が入院を希望しているかどうか、入院治療の必要性をどのくらい納得しているか、医師・看護師の指示に不満を言うことはあっても決まったことには従えるかどうか、夜間に無断外出しないなど病棟の規則を守れるかどうか、さらには、本人は入院にどのような希望（時に幻想的なことがあります）を持っているかなどを診断しておく必要があります。この診断過程で、本人の理解が深まることがあります。

(2) どんな病院・病棟がふさわしいか

自殺の危険性が高かったり、自覚や治療意欲に乏しかったり、イライラ・焦りが強く極度に不安定な精神状態である場合などでは、病棟の規則を守れなかったり、自分で自分の身を守れなかったりすることがあります。要するに、自分を見失っているときです。こんなときは、閉鎖病棟への入院が必要です。入院が必要なのに入院への拒否がどうしても和らがない人にも閉鎖病棟が必要です。自覚に乏しく、自己コントロールもできない人で、身体の衰弱が激しかったり拒食などで身体治療も必要な場合には、内科が併設されているか、内科医のいる病院が望まれます。

総じて自分で自分のことがコントロールできないのですから、他者（医師・看護スタッフなど）が一定期間管理せざるを得ません。ですから閉鎖病棟という、より管理的な病棟が選ばれるわけで、入院の絶対的適応の場合は、閉鎖病棟になることが多いのです。

一方、自覚と治療意欲がある程度ある場合は、総合病院の精神科（開放病棟であることが多い）や精神科・神経科・心療内科専門で開放病棟になっている病院、または一般内科病院、内科病棟でもいいかもしれません。筆者は、患者の内科病棟での入院治療の経験があります。ただ開放病棟や一般病棟の場合は、患者が自己をある程度コントロールできていることが前提です。入院目的は休息と心の整理が中心ですから、それにふさわしい病院・病棟になります。

いくつかの本でうつ病専門の治療病棟の必要性が言われていますが、筆者も同感です。経営などで難しい点があるかもしれませんが、これだけうつ病の多い時代ですから、国や厚生労働省もこの現実を見て、そうした病棟経営を援助できるように考えるべきだと思います。

(3) 入院に際しての説明

a. 本人抜きにしないこと、インフォームド・コンセントの重要性

入院する際、閉鎖にしろ開放・一般病棟にしろ、入院が必要な理由、入院治療の目的、ある程度の見通しなどについて、本人・家族に説明します。本人抜きで説明する医師がいますが、あまり賛

成できません。というのは、そのときは本人がわかっていてもいなくても、ある程度説明しておくと記憶のなかに残っていることが多く、あとの治療に役立つことが多いからです。まったく記憶にないときでも、カルテを見せればある程度は思い出すか、また思い出さなくても「そこまで自分を見失っていたのだな」と本人が気づき、この自覚がまた治療に益するのです。

インフォームド・コンセントの原則はどこででも貫く必要があります。精神医療においては、インフォームド・コンセントの作業自体が重要な治療の一環になります。家族の同意は得られても、患者本人の同意が得られない場合は、「とても残念だけれど、今は入院があなたにとって最善の手段になる」と言い添えておきます。

b. 入院に関する心配・抵抗を通じて偏見の是正へ

入院が必要であるにもかかわらず、入院治療を心配し抵抗を示す本人・家族は多いものです。彼らの心境になれば当然ですが、こんなときは十分彼らの心配を聞く必要があります。彼らの話を総合すると「入院したら終わり。精神病者の烙印を押され、もう社会に出られない」「入院すると、就職・結婚ができなくなる」「いったん精神病院に入ったら、一生出られなくなる」「精神病院のなかで、どんなことが行なわれるか不安だ」「精神病院は恐ろしい」という不安に属するものから、「入院する必要はない」といった拒否的なものまでさまざまです。入院は、精神科クリニックを受診する以上に人生を左右する大事件であることが多いので、このような心配、抵抗が出てきても不思議ではありません。またいったん同意しながら、いざ入院という段になるとためらいを示す家族も多くいます。

こういうときは、「そんなことはない」とすぐに説得するより、「どうしてそう思うのか」と背後の理由を聞くほうが治療的です。こうすることで、少しでも患者・家族の脱落意識・異常意識[1][2][79]の緩和をもたらし精神科治療への偏見を和らげ、「病院は収容所ではなくて、自分を取り戻すところ」「うつ病にかかる可能性は誰にでもあり、したがって入院の可能性は誰にでもあり得る」「自分を取り戻すにつれて、外出や外泊が可能になってくる」といったことをわかってもらいます。

また、「入院が必要ない」と言う人にも、そう思う理由を聞いていくと、もともと治療の必要性を認めていないことが明らかになるときがあります。そこで、治療の必要性を中心に話し合いを行ない、うまくいけば治療抵抗が和らぎ、治療の必要性を認めてくれる場合があります。

c. ためらいに対する工夫

それでもなおためらいや抵抗が続くときは、病棟を見学してもらい、そのあとでまた話し合いを持つことがあります。ためらうのは、相対的入院適応の場合が多いようです。

さらには、忙しい外来時間のなかで迷っている場合は、いったん家族・本人だけで別室でよく考えてもらい、一、二時間後に再び話し合うということもあります。

入院することで、今までの通院治療者（精神科医や臨床心理士）との関係が切れてしまうことを恐れる患者に対しては、本人の状態や家族の同伴も考慮しながら、それまでの通院治療者のもとに通ってもらうように工夫することもあります。いわば、院外の通院治療者も含めたチーム医療となるわけですが、これでかなり安心する患者もいます。

必要な情報を提供したり、見学をしたり、よく考えてもらったりして、それでもまだ決心がつかない場合、自殺に対する対応（第七章7のg）で述べた、シミュレーション的実況中継を行ないます。もし入院しなかったらどうなりそうか、逆に入院したらどうなるのかを治療者と一緒に想像するのです。そして、入院と通院のプラスマイナスをそれぞれよく考え、決断をしてもらいます。

こうするとたいてい入院の決断をしますが、なかには「通院でやってみる」と言う本人・家族もいます。そのときは様子を見ることにします。一〜二週間後「やっぱり入院を選びます」と言うこともあれば、結局入院せず通院だけでよくなっていった例もあります。

大事なことは、無理に入院させることではなく、入院をめぐって、自分の問題点や必要な作業について、納得のいくまで考えてもらうことです。入院を材料とした間接的治療効果と言えます。

d．入院幻想に注意

不安とは逆に、入院に対して多大の幻想を持つ人もいます。たとえば、入院すれば、一〇〇％自殺が防止できると思う家族などです。残念ながら、入院しても自殺を一〇〇％防ぐことは不可能です。一〇〇％となると、退院まで二四時間中見張っているか、拘束しておかなければならないわけで、それは無理な話です。したがって「入院しなければ、自殺の可能性は六〜七割あるだろう。入院すれば二〜三割ぐらいには減るかもしれないが、絶対というのは無理。それでもいいですか」といった話し合いをして了解を得ておくほうが、治療者もよけいな負担を持たなくていいし、家族もまったく病院まかせではなくて、注意・協力しなければという気持ちになります。

また、入院すればぐんぐんとよくなっていくだろうという幻想を持つ本人・家族もいますが、必ずしもそうなるとはかぎりません。通院でもそうですが、治療とは一種の実験であり、患者・治療者・家族・関係者の共同作業のようなもので、よくなるかどうかについては多くの要素が関与します。入院も例外ではありませんので、「入院したら必ずよくなるとはかぎらない。ただ、もし入院で悪くなればその状態・程度・原因をよく考え直し、再度少しでもよくなるように考えていくようにする」「入院で悪化することがあるかもしれないが、通院でいった場合、もっと悪化していたかもしれないので、悪化の速度が鈍っただけでも入院の効果はある」といった説明をするときもあります。治療は共同作業であることを何度も説明し、わかってもらわないといけません。

◆3◆……入院中の注意……◆

(1) チーム医療の重要性

入院治療になった場合、看護師をはじめ、作業療法士、ケースワーカー、臨床心理士などの治療スタッフとのチーム医療がとても大事です。定期的に、患者の治療・看護方針に関する検討会、また事例研究会などを開くことが理想的です。これによって、医師は多くの貴重な情報を得ることができるからです。

入院治療では、通院ではできない難しい患者を引き受けると同時に、患者を二四時間責任を持って引き受けなければなりません。このたいへんな仕事を引き受けている看護スタッフの苦労を思いやっておく必要があります。

(2) 入院治療の焦点

入院治療の焦点は、絶対的入院適応の場合は、入院治療の原因となった自殺の危険性の軽減、自覚や治療意欲の増大、身体的衰弱の改善などを目指します。

したがって最初の話し合いの焦点は「なぜ入院になったのか」になります。

また、休養と心の整理を目的にした人なら、それがどこまで達成されているかを見ます。

入院治療も、基本的には通院治療と変わるところはありませんので、第四章「うつ状態の治療」を参照してください。

(3) 入院にまつわる困難について

a. 対象喪失と家族同伴入院

［事例E］うつ病の女子大生

入院は保護された環境になるという一面、まったく違う環境になりますので（今までの環境を失う一種の対象喪失とも考えられます）、強い不安を引き起こすことがあります。

女子大生Eさんはひどい抑うつ状態のため、家で何もできず入院することになったのですが、本人納得の入院であるにもかかわらず、かなり状態の悪化（拒食、拒薬、沈黙、指示に従わない、無断離院、自殺企図など）がみられたため、早速悪化の原因を看護スタッフにも協力してもらって調べました。すると、あれほど嫌っていた母親といざ別れてみると、母がいなくて寂しくて仕方がないということが推定できたのです。しかし家でも自傷行為などを頻発させていましたので、退院させるわけにはいきません。そこで母親になるべく長時間ついてもらい、場合によっては病院に泊まってもらって接触の時間を密にしたところ、母に対する攻撃はある程度あるものの、前よりはかなり落ち着きました。また、母親も病院という保護空間のなかや看護スタッフとともにいることで、以前より冷静に娘に対処できるようになりました。こうしたなかで前と違った新たな親子関係――お互いの自主性・主体性を尊重し、言いたいことを言い合える関係ができあがったのです。

このように家族も一緒に入院するという工夫は、夫婦間でも行なわれることがあります。たとえば、中年男性のうつ病患者で、入院によっていっそう焦燥感、興奮、自殺企図が強くなっていましたが、妻もずっとつき添うことで落ち着いた例があります。

逆に、本人の自立のために親の面会を制限したほうがよい場合もあります。親との接触は、メリットもデメリットもありますので、治療に役立つように接触や面会制限をアレンジすることが必要です。

b. スタッフの困惑

治療は山あり谷ありの連続です。入院治療でも同じで、谷におりて行くことも多くあります。問題なのは、患者はその悪化（抑うつ、不安、不満、イライラなどの高まり）を、無意識にではありますが、規則に従わない行動（拒食、拒薬、無断離院など）やスタッフを困らせる行動（少しのことで文句を言う、スタッフの悪口を言ったり悪質なからかい、自傷行為、脅し、直接的暴力など）であらわすことが多いことです（治療者に、直接状態が悪いと言うときもあります）。こういうときはただちにスタッフから詳しく事情を聞き、そのような違反・問題行動の背景を探る必要があります。たいていは治療者のなかに困らされている感じが生まれるのですが、この問題行動を患者と徹底的に話し合うことで、かえって今までわからなかった問題点が明らかになることがあります。

真面目なスタッフは患者からの非難を自分の責任だと考えてしまったり、医師に言いにくいため、口にしてくれないことがあります。誰だっていやなことは報告しにくいものです。患者の非難は、治療者側の問題もありますが、患者の「(治療者・看護側への)苦の移し変え」(投影同一視とも呼ぶ[2])であることも多くあります。しかし、真面目すぎるスタッフは、それを自分のせいだと思ってしまいやすいので、患者の病理や人間心理について日ごろからスタッフと話し合っておくと同時に、スタッフが医師に言いやすい雰囲気をつくっておくことが必要です。

c. スタッフ間の分裂を引き起こす場合

患者によっては、無意識にあるスタッフをすごく困らせたかと思うと、ほかのスタッフにはすごく従順で気を引いたりします。そのため、前者のスタッフは怒りや落ち込みを感じさせられ、後者のスタッフは前者のスタッフの接し方について非難するといったように、スタッフ間の分裂が引き起こされることがあります。こんなときはただちにチームで話し合って、「(とくに境界例的傾向の強い)患者は、このように対象分裂[2]を起こしたふるまいになることが多いので、何もスタッフの責任ではない」とスタッフを支えると同時に、患者の問題点の解説をする必要があります。

d. 病院に依存してしまう場合

大学病院や総合病院、あるいは居心地のよい開放的な個人病院などでは、時として患者が病院にしがみつき、退院してもよい状態なのに、なかなかそれに応じないことが生じます。最初の入院時の約束がとても大事になりますが、よくなってもその約束が反故にされたり、わざと問題行動を起こして入院を長引かせるという行為にでる患者もいます。こんなときは、治療の意味や現時点における達成度、退院後の恐れ、入院と外来のプラスマイナスをじっくり話し合うことが大切になるでしょう。

◆4◆……退院時の注意……◆

よい入院治療をしてもらうと同時に、よい退院をしてもらいたいものです。よい退院とは、自覚や治療意欲が増大・安定し、症状や自殺の危険性がかなり減り、心身ともに元気になると同時に、今までの体験を振り返り、自己の状況、性格についての見直しをしっかりして、自らのうつ病体験、入院体験を正しく受け止めるといった作業がかなりなされているということです。そして退院後の生活の見通しもつき、意欲も十分あり、また再発の危険性を十分に認識し、その予防に気をつけ、通院をするという心構えができていることも必要です。

このような理想的な退院の場合は、治療者との信頼関係も十分ついているわけですが、現実はなかなかこのようにはいきません。したがって患者・家族から退院が話題になったときには、前記のことを基準にしてどこが足りないかを見立てて、話し合う必要があります。どれだけ話し合っても、ある種の問題点がなかなか改善しない場合は、ずっと入院しつづけるのも問題ですから、問題点を残しながらの退院のプラスマイナスを話し合って、適切な選択ができればよいと思います。

第八章

家族への対応

うつ病治療に際しては、今まで述べてきたことでもおわかりのように、家族の役割はとても重要です。とくにうつ病が長引く場合は、いっそうその重要性が増すように思われます。この章では、家族とのかかわりについて考えます。

1 家族を支える――家族の苦悩、疲労、罪責感を和らげる

(1) 家族の話の傾聴とねぎらい

家族と接するときには、家族が非常に疲れきっていることを理解しておかなければなりません。うつ病で苦しんでいるのは、本人だけではないのです。家族も疲労困憊し、悩みの極にいる状態なので、

まずは本人への指導云々より、家族の苦悩や心情の訴えによく耳を傾け、これまでの労をねぎらう必要があります。

(2) 罪責感を和らげ、今までのことを評価する

家族は、自分が本人の病気に責任があるのではないかというひそかな罪責感を持っている場合があります。実際に「あなたの対応が悪かったのだ」と詳しい事情を知らない親戚などに言われて辛い思いをしたり、またそう言われるのではないかと恐れていることが多いのです。

家族とある程度意思が通じるようになると、家族は「私のせいでこうなったのではないか」「私が悪かったのではないか」と言い出すことがあります。この気持ちに対する手当をしたほうがよいのですが、その際ただちに「そんなことはありません。うつ病の原因はもっと別のところにあります」と安心させようとするより、「どういうことでそう思っているのか」と詳しく聞くほうがよいように思います。

たいていの場合、家族はそれなりに一生懸命やっていることが多いのです。ただ、いつも正しいやり方ができているとはかぎらないので、「今までのやり方を聞いていますと、患者への思いやりや早くよくなってほしいという愛情が感じられます。ただ失礼ですが、少しやり方に工夫が足りないので、せっかくの愛情が生かされていないようです」「かなりのことをやっておられますが、もう少し工夫を加えるといっそうよい対応ができるでしょう」などと言ったりします。

また、長年の看護で疲れきり、本人に対して諦めている、もう厄介払いしたいという拒否的・排除的心情になっている家族に出会うこともあります。ここでもただちにその態度を批判するのではなく

て、そう思わざるを得ない事情を聞くことが先決です。自然に家族の態度が和らぐのを待つのが得策かと思います。

(3) 家族と信頼関係を築くことの大切さ

治療者は、初期は家族の苦悩を受容・共感し、家族と信頼関係（家族におもねるといったことではなく、言いにくいことでも必要とあらば言える関係）を築くことが大事です。

◆2◆……家族がいちばん聞きたがっていること……◆

(1) 家族はいろいろ知りたがっている

家族は話を聞いてもらいたがっているだけではなく、「今後の見通しはどうか」「どうしたらいいのか」など、いろんなことを知りたがっています。

(2) 家族に考えさせながら伝える

こうしたなかで、家族に「本人への接し方」を伝達していきます。治療者が一方的に「こうしたほうがいいです。このようにしなさい」と言うよりは、話し合いのなかで、家族自身が考えながら理解していくほうが、より家族の身につくようです。(2)

(3) 家族の主体性を重んじる

患者の治療と同じく、家族の主体性を重んじます。具体的には、治療者が先に言う前に、家族がいろいろ聞いてくるのを待ったりします。聞いてこない場合でも「何かお聞きになりたい点はありませんか」と水を向け、家族のいちばん関心のあるところから話題にしていくのがよいのです。それでも「何もありません」と言うときは、患者と家族の関係が悪化している可能性があるので、別の工夫が必要になります。

たいていの家族は、「どう接したらいいのか」に始まって、今後の見通し、治るのかどうか、いつごろ治るのか、どうしたら早く治るのか、今の状態は重症かどうか、原因はいったい何なのか、といったことを聞きたがっています。

◆3◆……家族に伝える内容と伝え方……◆

(1) 治癒をめぐっての質問に対する答え方(80)

家族の疑問に治療者が答えていきますが、患者と同じように、家族に考えさせるのが原則です。つまり「治るんでしょうか」という問いに対しては「その問いはとても大事ですが、その前にご家族の考えている治るというイメージを言っていただくと助かりますが」と問い返して、家族の考えを引き出します。もし、うつ症状の完璧な消失などを望んでいるとすれば、それが可能かどうか考えてもらいます。そのようにしながら、家族が自然に、うつ症状やうつ的傾向は、人間が普遍的に持っている傾向であることを理解し、治るというのは「それらが減少することであること」あるいは「そのようなうつ的傾向に圧倒されないようになること」「症状と上手につきあえるようになること」であると気づいてもらうのが理想です。

また「いつごろ治りますか」という質問も同じで、やはり家族に考えてもらいながら、「どのくらいの速度で治っていくかは本人、家族、治療者、まわりの状況など、いろんな要因が絡むことなので、正確には言えないこと」、また「よき接し方をすると早いだけではなく、安定した治り方をすること」を自然に理解してもらうことが大切です。

しかし、具体的な時期を知らないとどうしても不安がる家族には、いくつかの例をあげて「この人はこういうかたちで三カ月ほどで回復した」「この人はこういう事情があったため、五〜六カ月かかった」、また逆に「二、三週間でよくなった場合もある」などと言います（ただし、具体例をあげるときは、プライバシーに注意が必要です）。大事なことは、「予定どおりにいかなかったときは、治癒を妨げているものは何かを一緒に考えましょう」と言っておきます。これは、患者本人に対する対応とまったく同じです。

いずれにしても、「この薬をのんでいれば、一〇〇%確実に治ります」といった安易な言い方はあまりしません。

(2) 患者への接し方について

接し方については、「どう接したらいいのでしょうか」「どうしたら治るのでしょうか」という質問が出てくることが多いですから、「これまで、どう接しておられましたか」「今までの接し方でよかったと思える接し方と、あまりよくなかったなと思える接し方をあげていただけますか」と、問い返すことになります。これについて、ちゃんと答えられる家族もいますが、うまく言えない家族もいますので、治療者が適当に質問してあげて答えるのを助けていきます。

このように対話を続けると、たいてい家族の「よき接し方」というのは、治療者の治療態度とあまり変わらなくなります。つまり「本人の苦しさを思いやること」「本人が、苦しさや辛さを訴えてきたら、本人の身になってよく聴いてあげること」「本人がゆっくり休養できるよう気を配ること」「本人に安心感を与えること」「(本人が黙りこくって元気がないときなどは)『具合どう？　苦しそうだけど、たいへん？』といった、本人の身になった言葉かけをしてあげること」「(適切な言葉かけはいいとしても)質問攻めにしたりしないこと」「患者から答えを無理に要求する質問の仕方は避けること(適度な刺激となる質問が望ましい)」「(適度な言葉かけはいいが)不適切に励ましたり、急がせたり、焦らせたりしないこと」「本人の迷いや質問を一緒に考えてあげること」「悪い面からだけでなくよい面からも考えてあげること」「極端に走らず、ほどほどの大事さを示してあげること」「一直線の考え以外に多面的な見方もあるということを教えてあげること」などがよい接し方であることに、自然に気づいてきます。繰り返しますが、これらは治療者から伝え受けるよりも自主的に身につけるほうが家族の理解は定着します。

(3)　励ましの有害性について

接し方のなかでいちばん問題になるのは「励まし」です。結論を先に言いますと、筆者は、どんなときでも励ましが必ずしも悪いとは思いません。状況と適切な言葉かけを考慮した励ましなら、治療的になる場合もあります。ただ、多くの場合は有害に作用することのほうが多いことは言うまでもありません。
うつ病者に励ましは有害であるということは、精神医療関係者の間では常識になっていますが、家族が必ずしもそう考えているとはかぎりません。ですから、家族はしばしば「どうして励ましてはいけないのか」「励ましをしてはいけなかったら、いったい何をしたらいいのか」と聞いてきます。こんなときの答え方の一例をあげてみてみましょう。

［事例F］男性会社員（四〇歳）の妻と治療者の対話

真面目な会社員Fさんは過剰に働きすぎ、それこそ燃え尽きたような感じでうつ状態に陥り、治療者から休養を提案されたので、その提案を受け入れ、家でずっと休んでいました。Fさんの妻は非常に元気だったFさんが暗い顔をして沈んでいるのを見て、耐えられないようです。以下、Fさんの妻と治療者との会話です。

妻　先生、いったいどうしたらいいんでしょう。主人は寝てばかりだし、暗い顔をして毎日を過ごしています。
——そんなとき、奥さんはどうされているんですか。
妻　だから、「気分転換に散歩にでも行ってきたら。そうすると少しは明るくなるわよ」と言うんですけど……。
——そう言ったらどうなりましたか。

妻 それが散歩に行くどころか、暗くなっていくのです。

――言われたときのご主人の気持ちについて考えたことがありますか。

妻 それがよくわからないんです。

――ちょっと考えてみましょう。推測にすぎませんが、ご主人はそう言われて、①「ありがたいことを言ってくれる。嬉しい」と感じたか、②「明るくなりたいのはやまやまだし、気分転換も必要だということはわかってるが、身体がいうことをきかない。もう少しこちらの気持ちをわかってほしい」と感じたか、③また別の感じ方をしたか、奥さんはどう考えますか。

妻 うーん。たぶん、②番なんでしょうね。

――私もそう思いますね。それに、治療開始のとき、私はご主人への接し方についてどう言っていましたか。

妻 そういえば、あまり励ましてはいけないと言われてました。そのとおりだとも思うのですが、ついつい出てしまうんですね。でも気分転換の散歩っていいことだと思うんですけどね。

――そうですよ。奥さんの言うことは正しいですよ。正しすぎるぐらいです。ただ、追いつめられている人にとっては、「正しいこと」が非常な圧迫になってくるのです。今のご主人にたとえれば、「身体が衰弱しているのにマラソンをしろ」というように聞こえてくると思うのですが、いかがですか。

妻 そうですね。そのとおりだと思います。でも、そうだとしたら、いったいどうしたらいいんでしょうか。一切黙っているほうがいいんですか。

――黙っているのと、たとえば「苦しさはどう？」「相変わらず辛い？」といったようにときどき言葉かけをしていくのと、どちらがいいでしょうか。

妻　それは、あとのほうですね

――私もそう思います。では、なぜあとのほうがいいと思われますか。

妻　うーん。それは……、そのほうが相手の立場に立っているからだと思われます。

こういう会話をしてわかってもらいました。このあと、相手の立場に身をおいた接し方を心がけたところ、Fさんも徐々に回復してきました。そこで、Fさんの妻が「もうそろそろ散歩に行かせてもいいように思いますが」と聞いてきたので、治療者は「そうですね。そのとき『散歩に行きましょうか』と言うのと、『今、横になっているのと、散歩に行くのとどちらが楽かしら』と聞くのとどちらがいいと思いますか」と聞くと、「やはり、相手の気持ちを確かめながら進むほうがいいです」ということになりました。こんなふうにゆっくり進んでいったところ、Fさんは妻同伴で夕方の散歩に出られるようになりました。

その後、Fさんは回復していきましたが、回復したFさんは「妻のせかせかしたところや急ぎすぎの傾向はまだあるけれど、だいぶ私の立場に立って考えてくれるようになった。それと、私自身も調子のよし悪しや仕事にばかり追われて、妻の気持ちを汲んでいなかったこともあったので、自分も反省したい」と述べました。今のところ、二人のコミュニケーションはうまくいっているようです。

［事例F解説］

ここでわかるように治療者は家族の問いに直接答えるより、別の質問をして考えさせています。これがソクラテス的産婆術であり仏陀の応機説法です。家族が「わからない」と言うときは、二者択一的な質問をして答えやすいようにしてあげます。こうするほうが、自然に「相手の立場に立つことの重要さ」を身につけていくことになります。

「正しいことは、病者にとってはかえって圧迫になる」といった重要事項の伝達は直接伝えます。ただし、必ず「いかがですか」と聞いて、相手の考えを引き出すようにして相手の反応を見ます。

家族が正しい考えに到達したとしても、治療者の受け売りであることが多いので、なぜそう思ったのか、家族自身の考えた理由を聞いたほうがいい場合があります。

こういった対話は患者との対話と同じですし、繰り返し行なわねばなりません。スポーツの基本練習の繰り返しと同じです。テニスの「手打ちの悪い癖」がふだんの練習によってようやく改善されてくるのと同じです。テニスでは壁打ちという基本練習が大事ですが、基本練習が大事なのは治療でも同じなのです[81]。

(4) 励ましてもよい場合

先述したように励ましがいつも悪いとはかぎりません。相手の立場に立たずに家族の願望だけを押しつけるような励ましが悪いのであって、これは有害でさえあります。

では、役に立つ励ましとはどんなものでしょうか。いくつか例をあげてみます。

何回も再発した本人が諦めて、治療も通院もやめて閉じこもっているときなど、家族が本人の諦めざるを得ない気持ちを汲みながら「以前あなたはうつになってもまた立ち直ったでしょ。今はうつのなかにいるから暗い考えしかできないのであって、元気に回復したときのことを思い出してよ」と言って励ますことで、患者が立ち直る例があります。このような励ましは治療者が直接患者にすることのほうが多く、こうした働きかけができる家族はごくまれです。

うつ状態を何回も繰り返して、寝込んでいても、だらだらしているだけで休養になっていないことがあります。こんなとき「寝ているけれど、本当に休めているの」と聞きながら、本人が「休めていない」と言うのを確認したあと、「それなら、散歩にでも行ってリズムをつけるほうが、本当の休養にならないかしら。私と一緒ならできるわよ」と励まして、事例Fのように散歩に連れ出したことが立ち直りのきっかけになった例もあります。

さらに、本人が過去の体験を反省するなかで、自分の性格をひどく悪く評価し、ひどい自己否定の気持ちになって「こんな性格なら、前途はもう真っ暗だ」と絶望することがあります。こういうときは、本人の話に耳を傾けながら、「あなたは几帳面で頑張り屋で優秀だからこうなったのよ。いい面にも目を向けて。あなたは優れているのよ」と励ましてよくなった例もあります。

ここで言いたいのは「励まし厳禁」と言っても、それを金科玉条のように守るのではなくて、本人の役に立っているのかどうかを常に考え、状況と本人の気持ちを考慮してよい言い方を工夫すれば、励ましたほうがよい場合もあるということです。柔軟に対処することが必要です。

(5) 原因に関する家族の質問に対して

家族が聞きたいのは「どうしてこうなったか」という原因です。家族には原因を考えてもらうと同時に、原因を知ったら、それをどう生かしていくかも考えてもらわなければなりません。また、原因を知りたい理由について聞くことも重要です。

家族との原因の共同探求は第四章で述べた患者のうつ体験の見直し（第四章3の(3)）とほぼ同じかたちで進めていけばよいでしょう。家族、本人、治療者の間で、過去（うつ体験）の再構成の共有ができると、治療的にたいへん有効です。

原因の共同探求は、正しい方向へと導く重要な作業であるとともに、家族の罪責感を和らげる大事な営みでもあるのです。

◆4◆……学んだ対処法ができているかどうかの評価……◆

家族は治療者とともに患者本人と同じことを学んでいくわけですが、大事なことは、面接場面でわかったことが実際に生かされているかどうかをよく見極めることです。

いくら理解がよいように見えても、ついつい患者の立場に立たず、家族の不満や腹立ちや一方的な期待だけを患者に向けがちになりますから、治療者は実際の場面ではどうなっているかをたえず観察しておく必要があります。

◆5◆……長引くうつ病と家族の態度……◆

遷延うつ病の多くには、家族の態度が影響を及ぼしていることがあります。ですから、うつ病が長引いた場合は、家族をはじめとする周囲との関係にとくに目を向ける必要があります。表面的には問題がないように見えても、合同面談を繰り返しているうちに隠された問題点が見つかり、それをきっかけに改善の方向に向く場合もあります。

家族の変化でよくなった具体事例は、第一〇章の事例Ｉ、Ｊ、Ｋを参照してください。事例Ｊは家族の変化と言うより、家族合同面談を通じての本人の変化のほうが大きかった事例です。

第九章

遷延性・難治性うつ病とその治療

◆1◆……長期うつ病の増大……◆

「長期うつ病」とは、うつ状態がなかなか改善しない遷延例、治療に抵抗する難治例、何度も再発を繰り返したりする反復例、慢性例を指します。つまり、一回のうつ病相の体験だけで治りその後再発もないという事例以外のすべての事例を指します。「長期うつ病」は学術用語ではありません。一回で治らないすべてのうつ病をさす用語として、筆者が独自に呼んでいるものです。

「うつ病は、薬で一〇〇％きれいに治る」「必ず治るから希望を捨てないように」と言われるのを聞いたことがあります。しかし、第一、四章でも述べたように、実際には「うつ状態からなかなか回復しない」「回復しても再発を繰り返す」「再発を繰り返すたびに再発までの期間が短くなる」「再発するにしたがい、だんだん病状が重くなる」「再発を何度も繰り返したあと慢性化してしまった」「ある程度のところまで回復するがそれ以上はよくならない」という声を、患者・家族から聞くことが多くなってきました。

はっきりした数字をあげることはできませんが、一回だけですんだうつ病もかなりある一方で、今ではそういううつ病に比べ長期うつ病のほうが多いのではないかと思います。順調に治っていく患者は記憶から消えることが多いのに比べ、長期うつ病の患者は印象に残るからかもしれません。筆者自身はうつ病が治りやすいとは必ずしも思っていません。もちろん、治らないとも思っていません。心の病すべてに通じることですが、うつ病は治る希望はあるが、相当慎重に粘り強く接していく必要があるということを痛感しています。

本章では、治りにくい要因や再発しやすい要因に焦点を当てながら、回復の道を探っていくことにします。

◆2◆……治りにくい要因……◆

うつ病が理想的経過をたどって治っていった例は、前にあげた事例A、B、C、Dの四例を参照してください。そのように理想的にいかない場合の要因、治るのを妨害している要因、再発しやすい要因が多数あることは、今までの記述でおわかりになったことと思います。それらは単純なものではなく、かなり複雑で種々の要因が絡み合っているというのが現状です。そのため治療のどの局面においても長期化する危険をはらんでいますので、治療者は常に正しい治療を要請されています。

(1) 治療目標の間違いとその是正（うつ状態消滅幻想から現実的治療目標へ）

うつ病を治療する際、最初は患者も治療者も、もちろんこの苦しいうつ状態の回復を願いますし、事実うつ症状やその苦しさの軽減を目標におきます。

ただここで、第四章でも述べましたが、「うつ状態の回復」がうつ状態の消滅だと考えてしまう危険性が生じます。またその結果、症状にばかり目がいき、敏感になることで、かえってうつ症状を強めてしまうということが生じます。

つまり、うつ症状が少しでも残っている自分を受け入れられない→自己否定が強くなり「自分はだめ」という意識が強くなる→落ち込みがひどくなるという悪循環に加えて、うつ症状にこだわる→うつ症状に敏感になる→うつ症状を強める、という第二の悪循環が生じる恐れがあります。この二つの悪循環は相互に強化し合います。

そこで、繰り返しになりますが、治療目標は、①うつ状態を軽くする工夫をあらゆる方向で考えること、②うつ状態に左右されず、うつとうまくつきあえるようにすること、この二つの方向で考えることが大事です（第四章の1をもう一度参照してください）。

(2) 治療者の観察不足や判断の誤り

治療者にはうつ症状の正確な把握と、原因に関しての正確な探求が要求されます。これがなされないと、患者は「この先生は、自分のことをわかってくれていないのではないか」という疑念を深めますし、また見通しや今後の治療方針も正しいものが立てられず、うつ病が長引いてしまうことになります。何度も言うように、うつ病の症状も原因もたいへん複雑なものです。ですから、これらの正確な観察・把握は結構難しく、治療者側にも相当の努力が要請されます。

(3) 良好な治療関係の未確立

うつ病の治療では、治療者－患者間の信頼関係が非常に重要になります。最初に本人の苦悩に共感しそこねたり、また本人に安全感を与えることに失敗したり（たとえば、大声で一方的に決めつける言い方をして、患者に圧迫感や脅威の感情を与えるなど）すると、治療関係が確立されず、その結果うつ病は遷延します。

うつ病患者は概して遠慮がちな人が多いので、前の治療者の観察不足や判断ミス、こうした共感や安全感のなさについても直接言葉で表現することは非常に少なく、言葉で言うかわりに、なかなか症状が改善しないというかたちで訴えてきます。ですから、うつ状態が改善しないときは、治療関係の見直しが強く迫られます。

①相互理解がどの程度できているか（治療者は患者をどこまで理解し、患者は治療者の言っていることをどこまでわかっているか）

②治療という共通目標に向かう意欲は両者とも十分か

③患者は自分の苦しみが治療者に理解されていると感じられているか

④患者が治療者に言いにくいことを言えるような関係になっているか（逆に治療者も必要とあらば、

言いにくいことでも言えるようになっているか）

以上の点を見直してみることが必要です。治療関係の確立と維持は、うつ病治療の最重要課題の一つであると言えます。

(4)　薬に対する誤解

薬については第五章で詳しく述べましたので、そちらを参照してください。

(5)　病前性格の根深さ

発病要因の一つとして、第三章1の(2)で性格因について述べました。自己の性格を正確に認識できなかったり、認識できても次の行動になかなか生かせないこともあります。いったんしみついた癖は容易に変えがたく、正確に見つめるのもたいへん困難な作業です。しかし、治療者の不断で地道な努力によって可能になることも多いですから、諦めることはありません。「性格を生かす」「性格を見つめる」作業がなかなか進まないときは、進まない原因のほうにより重大な鍵が潜んでいることが多いので、その原因に注目するほうが治療的です。

(6)　ストレス状況の持続

本人に負担を与えている状況がなかなか変化しないため、うつ状態が改善しない場合があります。職場での役割が合っていない、上司が猛烈に仕事を強制する人でストレスが多い、勤務時間の超過、仕事の質が難しすぎる等々です。これは職場だけでなく、学校その他でもあり得ます。かつては「うつ状態」のときは重大な決定をしないよう言われていましたが、遷延する場合は必ずしもそうではなく、配置転換や転職・転校が有効なこともあります（事例H参照）。

もっとも、職場を変わるといった重大決定などは、本人が時間をかけて十分考え抜いておく、変わって半年か一年後ぐらいを予想したとき後悔しないかどうか考えておく、治療者もその決断がよいと思える、家族や周囲の人間からも賛成が得られるなどの条件が揃ったときが望ましいと言えます。

職場と同様に家庭がストレスの原因になっていることがあります。このようなとき、夫婦カウンセリングや家族療法が有効なときもありますが、家族の成員そのものが病的であったり相当追いつめられていたりするときは難しくなります（第八章の事例Fと第一〇章の事例I、J、K参照）。

(7) 治療者の説明不足（とくに再発の可能性について）

何度も言うように調子には波がありますから、よいときも悪いときもあります。軽い落ち込みが生じるのは人間の常で、初発・再発の可能性は誰にでもあります。

うつ状態が改善したときや治療をいったん終結したときに、あらかじめこのことを伝えて、しかし「再発は自然の流れの一つであり、再発した場合、これをどう成長につなげるかが重要なのだ」「再発を予防する手立てはいつも工夫しておくことが大事だ」と言っておくと、再発してもそれほどあわてず適切に対処できるようです。将来の見通しや再発の可能性をよく説明しておかないと、うつが再発したとき落ち込む可能性が高くなります。

また早期に治療を打ちきるのも問題です。うつ状態が去ったら終わりというのではなくて、自分に起きた現象をよく見つめ、今後に生かせるよう十分に話し合わねばなりません。

(8) 薬が合っていない、量が不適切

治療者が薬を正しく使えていない場合も遷延する可能性が出てきます。薬が正しく処方されない

と、患者が立ち直りのきっかけをつかめないこと、うつ気分が改善するというよい体験を持たないので、いつまでもうつ病に対する恐ろしい印象に圧倒されるということがあるからです。薬が絶対ではありませんが、患者は気分の改善をいちばん望んでいるわけですから、治療者はいろいろ工夫して薬を処方する必要があります。

そのほか、薬については、第五章を参照してください。

(9) 執着が強すぎる場合

対象喪失によりうつが起きることはよく知られています。健康な場合には対象喪失があっても、喪の作業（心のお葬式）を行なうことで、心の整理が行なわれ、喪失した対象への執着から離れ新たな対象に向かうことができます。しかし執着が強すぎるときはその執着に苦しむことになり、うつの闇をさまようのです。

執着が強くなりすぎる要因は、対象の重要性やその患者の病前性格などいろいろありますが、執着せざるを得ない事情を明確にすると同時に、理解と思いやりを示しながら、それにどう対処するのがいちばんよいのか、話し合っていく必要があります。これについては、主に事例O、P、Q、Rで実際のやりとりを説明します。

(10) 支持者、サポートする人の不在

普段でも人間は一人では生活できず、相互に頼りあって生きていますが、病気になるといっそう心細くなり、周囲に支えてくれる人や理解者が必要になります。

うつ病になりやすい人のなかには、人間関係より業績や自分の気分のよし悪しばかりに目がいき、

劇が生じます。

周囲に理解してもらえる人間関係を育ててこなかった人や、周囲の人間関係（夫婦関係など）がかなり悪化している人が多くいます。つまり、援助が必要な人ほど、援助してくれる人がいないという悲劇が生じます。

このようなときは治療者が援助者になることになりますが、援助しすぎて本人が自分で解決すべき問題まで引き受けてしまわないように気をつけなければなりません。

⑾ 他の疾患の合併

うつ病とは言えないかもしれませんが、うつ状態の背後、境界例やパーソナリティ障害の傾向があったり、統合失調症的部分が強かったり、摂食障害があったり、またアルコール依存症などがあると、その分、病像は複雑になり、うつは当然治りにくくなります。

また、脳血管障害や老人性認知症といった器質的脳疾患や身体疾患との合併も、うつを遷延させます。

⑿ そのほかの遷延要因

そのほかには次のような要因が考えられます。

①無理のある早すぎる社会復帰――復帰が早すぎると、すぐにまた出勤できなくなるなどして、本人をさらに落ち込ませ、うつ病を悪化させるだけでなく長期化させます。復帰までは十分な準備が必要です（第四章参照）。

②不十分な休息――休息が十分だとゆとりが生じますが、不十分だと焦りがまさります。こんな場合、ゆとりが十分になってから社会復帰するほうがよいのは言うまでもありません。しかし現実はなかなかそんな悠長なことを言っておられず、休養しているほうが焦りがひどくなり、少しで

も仕事をしているほうがリズムが出てゆとりが持てるといった場合もあります。治療者はいつも、患者の「ゆとりと焦りの比率」に注目して、どちらのほうがゆとりを増すかに常に気を配る必要があります。

③早すぎる通院の中断――これが再発をもたらしやすくなることは繰り返し述べました。

④治療関係の問題――相性が合わないなどですが、前述の(2)、(3)の記述も参考にしてください。

⑤年齢――三〇歳以下と六〇歳以上は遷延しやすいと言われています。三〇歳以下の場合は人格未熟、社会経験の不足、六〇歳以上になるとその年齢を受け入れられないといったことが問題になるようです。

⑥神経症化――うつ症状を気にしすぎることで悪循環になり、かえって遷延する、あるいはうつ症状が現実逃避の手段と化してしまうときがあります。たとえば治療の途中で、メランコリー親和型性格の背後に隠れていた神経症傾向が顕著になってきて、治療を一段と難しくすることも起きます。

⑦絶望感、諦め――再発を繰り返したり長引いたり、自分のうつ状態の原因が理解できない場合に絶望感がつのり、それがまたうつ状態を遷延させるという悪循環を生みます。ひどいときは、自殺までいってしまいます。

⑧家族をはじめとする周囲の不適切なかかわり（事例F、Jを参照）。

⑨未熟性格――最近はこの種の傾向を持つ人が増えてきています。この性格は境界例や自己愛傾向の強いパーソナリティ障害と重なるところが多いようです（拙著『境界例の治療ポイント』[2]参照）。

⑩強すぎる順調希求。
⑪認知機能のかなりの歪み（事例N参照）。
⑫時間の分断化傾向の強さ――そのときの気分の支配性の強さ、うつ状態への釘づけ。

3 要約

うつ病の遷延要因も、結局はうつ病の原因とさして変わることがありません。さまざまな要因は単独で存在することはまずなく、重なり合ったり、お互いが強化し合ったり、原因と結果になったりしていることが多いので、各種の要因がどのようなコンステレーション（布置）になっているのかと立体的にとらえたり、長引いているうつ病の複雑な原因を一つの物語として再構成したりするのも、理解を深めることになると思います。

第二部

事例編——長期化する種々のうつ状態とその治療例

第一〇章 遷延性・難治性うつ病の事例

第二部では、実際の事例をあげて、うつ病の長期化要因と治療ポイントを見ていきます。

◆1◆……種々の要因が絡み合った遷延うつ病……◆

最初に、比較的よくみられる遷延うつ病の事例を紹介します。

［事例G］男性会社員、四八歳

Gさんは、先の事例Aさんに似たところがありますが、治療目標に誤りがあったためAさんと違って一年半も遷延してしまいました。

Gさんはうつ状態に陥った当初、開発部長という要職にあったサラリーマンでした。性格は真面目、仕事熱心、几帳面、頑張り屋で、決めたことはとことんやり抜くという人でしたが、社交的で陽気な面も少しありました。

中流家庭に生まれ、両親ともインテリで教育熱心だったせいか、Gさんも成績は優秀でした。有名国立大学の工学部を卒業後、大手企業に入社。仕事はきちんとこなし、研究・開発面で業績もあげ、順調に出世しました。結婚して一男一女をもうけ、多少ワンマンでしたが家庭的にも平和でした。

優秀だったGさんは、三七歳の若さで、ある研究のプロジェクトチームのリーダーとなります。研究作業が難しいなど多少の困難はありましたが、持ち前の頑張りで乗り越えて無難に仕事をこなし、業績を上げていったのでした。

気かかりな点は四〇歳のときに胸痛に見舞われ、内科医から狭心症と言われたことでした。Gさんはヘビースモーカーでしたがきっぱりと禁煙し、薬ものんだため症状はおさまりました。医師からは働きすぎを注意されたのですが、症状も出なかったためライフスタイルは改めませんでした。

［解説1］ Gさんの基本的性格が、メランコリー親和型性格や執着性格であることはすぐわかるでしょう。少し循環性格も混じっています。Gさんは、こうした性格と優秀な成績を生かして順調に人生の前半を生きてきました。三つの性格（メランコリー親和型性格、執着性格、循環性格）のプラス面がよく出たと言えます。また、プロジェクトの困難も持ち前の頑張りとまだ若かったせいもあって、乗りきっていきます。順風満帆であるように見えますが、唯一狭心症という心配な点が出てきています。

これは、仕事のしすぎに対する身体の反逆であり警告でもあるように思えるのですが、禁煙と服薬だけですませてしまい、仕事人間のGさんはその警告を無視して働きつづけます。Gさんの狭心症は一種の心身症と言えるかもしれません。このときメランコリー親和型性格や執着性格、自己のライフスタイルについての見直しが少しでもあれば、うつが長引くこともなかったかもしれません。

このように働きつづけ、さらに業績を上げて異例の若さで課長になり、そこでも多少の困難はあったにせよ乗りきっていきました。こうして一〇年が過ぎ、会社側のGさんに対する評価はますます高まり、今度は研究開発関係の部長に栄転し、かなり大きな研究事業をまかされたのです。

Gさんは得意になり猛然とその仕事に精を出しますが、今度は少し様子が違いました。部下がGさんの思うようにあまり動かず、研究内容が難しいということもあって、予定したほど研究開発が進まなかったのです。また、直属の部下が病気になるというアクシデントもあって、遅れが予想されました。計画どおりにいかないことをもっとも嫌うGさんは、部下の仕事まで自分でやり深夜まで業務を続けますが、思ったように研究が進みません。もともとこの研究開発は順調にいかない可能性もありましたが、Gさんはよいほうに向かう可能性しか考えていなかったのです。焦ったGさんは部下を叱咤激励しますが、やはり思うように動きませんし、また深夜まで頑張るわりには相変わらず仕事は進みません。そんなとき、社長から「G君、あの研究事業はどうなったのかね」と言われ、ますます焦った彼はこれまで以上に頑張りますが、成果は上がらず疲労だけがつのる毎日となりました。

[解説2]　Gさんのような仕事人間は、会社にとっては理想のタイプであり、また勤務成績が優秀な

ために重い役割を引き受けやすくなります。そして部長への栄転と大事業の長という大きな変化に出あったわけですが、今度は一〇年前のようには、うまくいきません。思ったようにいかない原因は、部下の問題や研究内容そのものの性質にもよるのですが、Gさんのようなタイプの人はのんびりかまえられず、無理で無駄な努力を重ねることになります。普通ならもう少し広く考え「研究が進まないのはアクシデントもあったし、もともと難しい性質のものだからで、ゆっくりやろう」とゆとりを持てるはずなのに、Gさんにはそうできなかったのです。これも遷延要因の一つと思われます。

そんななかでGさんは突然激しい胸痛、胸部圧迫感、冷や汗の発作に襲われ、病院に運ばれました。検査の結果は狭心症の再発でした。医師に「狭心症のため、服薬と二週間の休養」を言いわたされ、会社を休むことになりました。この出来事は、今まで休んだことのないGさんにとって大きなショックでした。家にいても会社のことや狭心症のことが気になってあまり休養にはなりませんでしたし、夜もあまり眠れませんでした。

再出勤後、今度は身体の不調感、疲労感とともに、集中力や判断力の低下を感じ、前のように仕事が進まず、意欲も今一つでした。また、夜間にたびたび覚醒し、食欲不振、便秘も出現し、何よりもイライラと気分の悪さがGさんを苦しめました。こんなことははじめての体験であり、狭心症の再発以上にすっかり落ち込んでしまいました。

［解説3］ 無理な働き方はついに狭心症の再発を招きました。Gさんにとってはじめての挫折と言えます。以前は困難はあったにせよ持ち前の頑張りと若さで表面上は乗りきれていましたが、四七歳の身体はもう無理がきかなくなっていました。こういうときは仕事を忘れてゆっくり休養するのがいち

ばんよいのですが、Gさんは表面上の休養だけで、実質的な休養はとれなかったのです。
それは、研究開発が進まない、努力が実らないだけでなく狭心症を再発した、はじめて勤務を休んだ、といった事態に出あい、相当深いショックと戸惑いを経験したからです。再出勤後、Gさんは典型的なうつ症状を呈しますが、これがまた彼を落ち込ませ、うつ症状を強めるという悪循環を生んだのです。

すっかり落ち込んだGさんを見た内科医から精神科の受診を勧められ、精神科医の診察を受けます。そこで「あなたはうつ病にかかっています。薬をのみ、三カ月休養すればきちんと治ります」と言われ、休養することになります。Gさんは精神科医の前では休養を受け入れたのですが、いざ家に帰ると「こんなに長く休んで大丈夫なのか」と心配になりました。しかし診断書が出た以上、仕方がありません。

休養していてもやっぱり会社のことが気になって、前と同じく十分休むことができませんでした。薬で睡眠はとれ、少しイライラは収まったのですが、相変わらずぼんやりして頭が働かず、意欲や気分は十分改善しません。ただ会社に出なければという焦りと義務感だけが頭を支配していました。したがって、三カ月たって出勤するときも、「やっと出勤できる」という気持ちと「まだやる気や頭の回転がもう一つだけど、大丈夫なのかな」という不安な心が混在していた状態でした。

再出勤後、やはり研究開発があまり進んでいないのを見たGさんは、早速とりかかろうと思いますが、前のように意欲がわかず、思考力低下、憂うつ感が続きます。精神科医に訴えますと、いろいろ薬を変えてくれたり「焦りすぎ」と言われるのですが、事態はまったく変わりません。そこで思い切って、二、三の医療機関にかかり、いろいろ薬を工夫してもらいましたが、状態は同じでした。

うつうつとしたGさんを見て心配した社長は、プロジェクトの長が重荷なのだろうと考えて彼をはずし、部長職のままで負担の少ない部署に配置転換しました。これはGさんのプライドを傷つけただけであまり効果はなく、うつ状態は遷延したままだったのです。そこで心配した妻が書店で筆者の本[1]を見つけ、夫を連れて来たのでした。時に四八歳、うつに陥って一年半後のことでした。

［解説4］　うつ病に抗うつ薬が効くことは繰り返し述べてきましたが、ここでは十分な効果をあげていません。これは、Gさんがあまりに薬に期待しすぎており、不眠やイライラが少々ましになったぐらいでは満足できず、よくなった面よりも不十分な点ばかりに目を向けていたためかもしれません。医師の抗うつ薬の効果と限界に対する説明不足があったのかもしれません。

また、十分な休養の意義の説明がなかったために、彼も不本意なまま休養したようです。これでは、かたちだけの休養に終わってしまい、真の休養の実をあげることは難しくなります。

それから、配置転換は社長が本人のことを思ってに違いないのですが、本人との事前の相談がなかったため、結局本人の状態の改善に至らず、社長の親切心は生かされませんでした。

筆者は早速本人の話を聞きましたが、「いろんな薬をすべて使い、いろんなことをやってみたが治らない。自分はよほど重症なのか」といかにも辛そうに聞いてきます。そこで治療者は、治療目標やうつの遷延理由について話し合う必要があると思いました。

——いろいろ努力されているのに、治らないというのは非常に辛いですね。
G ええ、そうなんです。このままいったらどうなるのかと思うと、また気が滅入ります。
——それでは、この「治る」ということについて考えていきましょう。素人判断で結構なんですが、「治る」とはどんなことなのか、少しGさんの思いを聞かせてくれるとありがたいのですが。
G もちろん元に戻ることです。病気になる前は精神も安定していたし、バリバリ仕事もやっていたのですが、今どうしてこんなに気分が重く、やる気が出てこないのか不思議です。
——すると、「治る」というのは、前のように調子よくいくことをさしているのですね。
G ええ、そうです。
——今の自分は確かに調子が悪いですね。
G ええ、ひどく悪いです。
——調子が悪い自分は嫌いというか、本来の自分ではないという気がしますか。
G とってもいやだし、もちろん本来の自分とは思えません。
——それでは、本来の自分はどんな自分だと思っておられるのですか。
G まあ、私は完全欲が強いのかもしれませんが、思うように仕事ができ、多少の困難ははね返して活動的に動ける自分です。
——なるほど、わかりました。お話を伺っていて、ちょっと気がかりなことが出てきたので聞いてもいいですか。ひょっとしたらあなたにとって辛い話になるかもしれませんが、いいですか。
G いいですよ、かまいません。

――人間って調子のいいときも悪いときもありますね。

G　はい、そうです。

――あなたも人間だから調子のよいときと悪いとき、すなわちうまくいかないときがあって当たり前ですね。

G　先生の言うことはわかりますけど。

――だから、理屈から言えば、調子のよい自分も悪い自分も本来の自分ですね。

G　ええ、そうですね。

――あなたはどうでしたか。

G　確かに、調子のよい自分だけを本来の自分だと思っていましたが、でも今までもちょっと調子が悪いことがあっても、全部乗り越えてきたんです。今回これだけ重症になって長引くって、どういうことなんでしょうか。

――ええ、今からそれを説明します。実は、調子のよし悪しというのは周期的にくることもあれば、あなたのようにこの年になって急にやってくることもあるのです。ここで調子のよい自分だけを本来の自分だと考えてしまうと、今ここにいる自分は調子の悪い自分ですから、本来の自分ではないとなって、今の自分を否定するというか、今の自分を受け入れられませんよね。

G　それはそうです。こんな自分はあってはならないことで、とても受け入れられません。

――今の自分を否定してまうと投げやりになるし、本来の調子が戻るまでは何もできないと考えてしまいやすくなりませんか。

G　そういうことになってきますね。

――そうすると、調子が悪い↓自己否定↓投げやりで何もしない↓それを見てますます調子が悪くなる、という悪循環のなかに入り込んでしまいませんか。

G　いや、そう言われればそうです。「元気になったら」「治ったら」とばかり考え、何もしないでぼーっと過ごし、会社でもうつうつとした毎日を送っています。

――その悪循環を、調子の悪い自分も本来の自分だと認める↓調子の悪い自分からスタートする↓スタートしたことで少しずつ調子が上向きになる、という良循環のほうに変えていけませんか。

G　いや、理屈ではわかりましたが、では実際はどうしたらいいんですか。

――あなたはもし調子がよかったら、今どうされますか。

G　まあ、今は閑職についているのですが、少しでも明るく振る舞い、命じられた業務だけは着実にこなしていきたいと思いますね。

――それは立派なお気持ちですが、今は調子が悪いわけですから、全面的に投げださないにしても、調子のよいときと同じようにはできませんよね。

G　ええ

――そうすると、調子のよいときの何割ぐらいできそうですか。

G　せいぜい三分の一か半分くらいです。

――十分です。ゼロよりいいわけですから。

[解説5]　この話し合いでわかるように、Gさんは順調希求姿勢(20)や「現在の自分の否定」（第三章3の

⑵が相当強いようです。ただ、幸運なことに理屈だけでもこの話し合いについてきてくれ、自分の問題に少し目がいくようになりました。ここは、一つの重大な治療ポイントです。

この三日後に受診したGさんは少し明るくなっており、気分も落ち着いているようで「今の自分を否定しているから悪循環に陥るということに気づいて、とっかかりができたように思った」と言われたので、話し合いをさらに深めました。

その結果、「自分は、うつ病が治るとはうつ症状が完全にとれて爽快な気分になり意欲満々で活動できると考えていたが、そんなことは無理な話で、このうつ症状を持っている自分を否定せずに、これも本来の自分だと認めることだと思った。要するに、うつ症状の消失より、上手につきあえることが大事だとわかった」「そのことを前提にして、減らせるものならうつ症状を減らす工夫を考えたい」となってきたのです。

また、「自分は薬に期待しすぎていた。一〇〇％治ると思っていた。なかなか治らないので、よほど重症なのか、新種のうつ病にかかったのではと思ったりもしていた」「薬が全然効かないと言っていたが、今から考えるとそんなことはない。少しは睡眠がとれたし、イライラや不安が少し鎮まった面もある。自分は欲張りなのか、よくなったほうに目がいかず、不満足なほうばかりに注目していたので、なかなかよくならなかったと思う」「世の中、うまくいかずに憂うつになることがあるわけだから、一〇〇％薬でよくなるなんて、あり得ないことだ」「今まで、とにかくうつ症状の消滅や気分がよくなることばかりを考えていたが、目の前の必要なことをやろうと考えられるようになった」と言えるようになりました。

[解説6] ここでようやくGさんは、うつ病の遷延理由としての治療目標の間違いに気づき、正しい治療目標を自覚します。また薬に対しても、今まで無視していた薬効に気づくとともに、薬への過剰期待も訂正できるようになりました。

このあとGさんは、今までが順調すぎたこと、多少の困難はあってもそれを克服することで、さらに順調さと自信が増したこと、はじめてと思えるぐらつきが相当こたえたこと、本当は過労や狭心症という危ない面もあったのにそれを無視しつづけ、順調だと思おうとしていたと反省しています。そしてぐらつきが四〇代後半という人生の第一次総括期に出現したため、それまでの人生もすべてだめだと考えたことなども話し合いました。

そのほかに完全欲、執着性、秩序志向などメランコリー親和型性格や執着性格についても話し合われ、結果的には、それらの持つ危険性をよく考えながら自分の性格を生かし、できれば「柔軟性を持ったほどほどの真面目さや執着でいこう」となったのです。

努力至上主義についても「いくら努力してもできないことはできないことだ。これから努力するとしても結果にあまり執着しないようにしよう。先生の言われる、人事を尽くして天命を待つという心境でいきたい」と言うようになりました。

また、順調希求姿勢もメランコリー親和型性格も似たようなものであり、自分が厳格でしつけの厳しい両親に育てられたせいだとの気づきも出てきましたが、治療者は「その気づきは大切だが、厳格さやしつけはよい面もある。今後はほどほどの厳格さを目指しましょう」と返しておきました。

[解説7] ここでは、うつ病の発病原因そのものとしての、順調希求姿勢、執着、メランコリー型な

どの性格傾向、努力至上主義などが見直されています。Gさんの場合、これらの傾向が強かったことで発病し遷延してしまったのですが、他方でこの性格であるために今日の地位と業績があるのかもしれません。したがって大事なことは、これらをどう生かしていくかということになります。

比較的平静な気持ちで少しずつ仕事に取り組みだした結果、Gさんは前の元気さを徐々に取り戻していきました。これを見た社長が例のプロジェクトを再び彼にまかせたところ、Gさんは次のような姿勢で仕事に取り組むことにしました。つまり、今度は前のようにガムシャラに仕事をするのではなく、自分の健康を考えながら進めるゆとりを持ち、今までのような滅私奉公的姿勢からもう少し自分を大事にし、無理な努力はやめてほどほどにし、結果に執着しない、仕事だけでなく趣味（山登り、音楽鑑賞など）、家族とのつきあいも大事にし、遅くまで会社に残らない、という姿勢です。おもしろいことに、働く時間を減らしてゆとりや趣味をもったほうが、アイデアが浮かんできたりしてむしろ仕事がはかどるようになったのです。

その後、彼はまた開発部長に返り咲きましたが、今は無理することなくゆとりを持って仕事をしています。そうすると狭心症の症状もまったく出なくなったとのことです。

［総論的解説］　Gさんのうつ病の発症は状況因、性格因、身体因の組み合わせによることは明らかですが、遷延要因で大きかったのは、①治療目標の設定が正しく行なわれなかったこと、②薬の効果と限界に対する説明が十分でなかったことでしょう。最初のボタンのかけ違いがかなりあとまで影響するのです。それだけでなく、彼の順調希求姿勢や執着・メランコリー傾向の強さも遷延に影響していると思われます。

こうした遷延うつ病の治療は、他の治療と同じく患者に治療目標を考えてもらい、遷延の原因を共同探求するというのが望ましいでしょう。

Gさんの場合はうまくいきましたが、うまくいかない人も多く、こういう話し合いに入ろうとしないか、入っても次からは診察に来ないこともあるなど、遷延うつ病の治療の難しさを痛感させられます。

◆2◆……職場のストレス状況が強すぎた遷延うつ病……◆

事例Hは、主として職場環境要因が問題になった例です。

[事例H] 男性会社員、三七歳

Hさんは地方出身者で成績優秀、性格は真面目一方の人でした。大学に進学したかったのですが、家の事情で就職。成績優秀で大手企業の採用試験に受かり、大阪で働くことになります。二七歳で結婚、勤務成績・態度とも優れていたため、三五歳で係長に昇進します。その後、仕事の量も増え、部下の指導という難しい仕事も入って少したいへんな状況になりましたが、なんとか乗りきりました。

しかし昇進一年後、次第に仕事の質・量ともにたいへんさが増大していくなかで疲労が重なり、とうとう不眠・夜間覚醒、集中力の低下、憂うつ感、絶望感などのうつ状態がひどくなり、某総合病院受診後入院となります。入院するとほっとしたのか状態がよくなり、主治医の反対を押しきってすぐ退院します。退院後しばらくはいいのですが、六カ月後にまた疲労困憊のうつ状態となって一カ月の自宅休養を命じられました。今度の治療者ももっと長く休養するように言ったのですが、また早く出ていき、仕事に没頭します。なんとか調子もよく、うつ状態が改善したようで一年が過ぎましたが、また調子を崩しだしたのです。しかも今回はなかなかうつ状態が改善せず、六カ月も長引いているのです。

[解説1]　遷延の原因はすぐにわかるとはかぎりません。

うつ状態があまり長引くため、妻が心配してHさんを筆者のもとに連れて来ました。いろいろ話を聞き、典型的なメランコリー親和型性格で昇進うつ病になっているようだと思いました。それにしても過去二回は立ち直っているのに今回長引いているのは不思議です。本人の主訴・主病像は、憂うつ感、倦怠感、希望のなさ、意欲のなさ、不眠、焦燥感といったものですが、どこから来ているかよくわかりません。しかし話を聞くうちに、職場に何かあるようだという感じがしました。ただ、上司は仕事熱心でよく指導してくれるし、部下もちゃんとやってくれて問題はあまりないと本人は言います。

[解説2]　真面目型のうつ病者はあまり人の悪口を言ったりせず、不満、苦悩、葛藤があっても否認し抑え込むことが多く、そうした悩みも言えないほど追い込まれているかもしれないということに注意する必要があります。

それでも不思議なので、「上司はどのように親切でどのように指導してくれているのか、今の状態をどう見ているのだろうか」などいろいろ聞いていくと、暗い顔をいっそう曇らせ、あいまいな返事しかしません。そこで「そのあたりの話は苦手なようですね」と聞くと、ハッとしたような感じで軽くうなずきました。治療者（筆者）が「そこにふれていっていいですか。ふれないほうがいいですか」と言うと、本人は「それ、言わなければなりませんか」と聞いてきたので「そんなことはありません。言いたくないことは無理して言う必要はありませんし、また言わないほうがいいです」と答えると、ほっと安心したようでした。ただそのあとで「ただし、言いにくいことでも治療者に伝えたほうが治療の役に立つと思ったら言ってもいいんですよ。もちろん、会社側にしろ誰にしろ秘密は守りますから。いずれにせよ言うか言わないかは非常に難しい。その難しさをよく考えたうえで主体的に決断したら、それはそれでとっても意味がありますよ」とつけ加えることも忘れませんでした。

【解説3】　無理に言わせるのはあまり治療的ではありません。Hさんの自然な決断を待つほうがよいのです。言わずに問題が解決すれば、それに越したことはありません。

その後、相当迷ったあげく、次のようなことを徐々に打ち明けだしたのです。要約すると「係長になったときは、当初一生懸命になりすぎたのでうつ病になったと思う。ただ、あのときは十分治っていないのに出ていったため、半年後に再発したのだと思う。それからは、あまり無理をしないように気をつけていたつもりだったのだけれど、今から八カ月前に、『仕事の鬼』と呼ばれている猛烈上司が課長になり、次から次へと仕事を命じられ、へとへとになった。それで上司に少し言うと、『俺だってものすごくやっている。こんなことで音をあげていてどうするんだ』と叱責された。この上司はかなりの野心家で、自分の業績を上げることばかりに目がいき、実際深夜まで頑張っていたが、人にまで強要するため、けむたがられていたようだ」とのことでした。その後、根が真面目なHさんは、自分の根性が足りないのだと思い一生懸命やろうとしますが、疲労と睡眠不足で頭が回りません。そして悩みの果てに倒れてしまったのです。薬や休養で一時落ち着いたとはいえ、あの職場に行くことを考えたら、上司の顔がちらつきひどい憂うつ感にさいなまれ、一時は自殺まで考えたほどでした。そして、このようになるのは「やはり、自分がだめだからだ」という考えで悶々としていたのです。

こういうことを述べた後、「先生にわかってもらってよかったという反面、上司の悪口を言ったようで申しわけない」と言うので、その気持ちを汲んでおくとともに、真実を言うことのたいへんさ、重要さを取りあげ、Hさんの態度を評価しました。

【解説4】 やはりこれだけの事情が隠されていたのです。隠されている事実を言うことはいかにたいへんかがわかります。ここでHさんが自殺したら過労自殺ということになりますが、上司はそれに気づいているのでしょうか。

治療者はHさんの辛い立場を思いやったあと、この事態に対してどうしていくのがいちばんよいか考えました。そしてHさんの気持ちの整理を慎重に助けたところ、「基本的には今の職場にいたい」「係長の職には固執しないし、これ以上しんどくなるなら降りたい」「できれば、平均八時ごろまでには帰りたい」との基本方針がまとまりました。治療者は会社の人事担当者に、「病み上がりなので最初は定時に帰宅してもらい、残業は禁止すること」「再発防止のために週一回の通院が必要であること」「本人は働きすぎの傾向があり、かなり真面目なほうなので、過重な負担をかけないように。しかし、何も仕事がないと役割を果たせていないという気持ちになってよくないので、ほどほどを考えること」といった内容の診断書を出すことをHさんに提案しました。Hさんは「こんなことで会社は許してくれるんでしょうか」と心配したので「もともと今までが労働基準法違反のようなオーバーワークをしてきたと思う」と述べ、「今後、仕事だけを優先するのか、仕事と健康と家族の三者を大事にしていくのか、どちらなのか」と聞くと、「もちろん、後者です」と返事が返ってきました。

その後会社側と面談した結果、「Hさんは大切な人材なので、先生（治療者）の言うように大事に無理せずに働いてもらうことがHさんのためになり、結局会社のためにもなる」ということで話がまとまりました。

こういう準備のあと、元気を取り戻したHさんは再出勤し、治療者の注意を守りながら働き、その後再発せず順調であるとのことです。なお、猛烈課長はその後部下の管理をめぐって部長から注意を受けたり、自身が高血圧でダウンするなどして、反省しているとのことでした。

［総論的解説］　Hさんのうつ病の原因は状況（係長昇進や多忙）と性格（メランコリー親和型性格）の組み合わせによるものでしたが、Hさんは二回目の発病後、無理をしないように気をつけ、その結果再発もなく順調でした。しかし、猛烈上司の登場によって事態は変わります。根が真面目なHさんは上司の命令にノーと言えず、無理に従った結果三回目の再発をしてしまい、今度は長引きます。

こうした事態はHさんだけで解決することは不可能です。治療者は猛烈上司を批判する診断書を書きたくなりましたが、結局は事態を紛糾させるだけなので、とりあえずHさんという貴重な人材を生かす方向の診断書を書きました。結果的にこれがプラスに作用したようで、会社側は「スタッフを大事にすることが結果的には会社を大事にすることにつながる」という正道を採用してくれたのです。

それにしても、Hさんのような真面目人間はうまくいかないことをすべて自分のせいにし、決して会社や上司の悪口を言わないことが多いので、なかなか事態が明確になりません。『過労自殺(59)』のなかで「周囲に余り打ち明けずに、自ら命を絶った過労自殺の6例」が報告されていますが、これを見ると相談する必要がある人ほど、適切な相談相手がいないことの悲劇を痛いほど感じます。こういう場合、真実を語ることは難しいのですが、この点でHさんは勇気をふるいおこしたと言えます。

◆3◆……家族的要因でうつ病が遷延する場合――家族への働きかけでよくなる場合……◆

家族の存在がうつ病の経過に影響を与えるのは、どの心の病でも言えることですが、ここでは簡単にその三つの事例を報告します。

(1)　家族の変化でよくなった例

［事例Ｉ］男性会社員、四五歳（五回目の再発後遷延、妻と治療者の対話が改善のきっかけになった例）

Ｉさんは真面目で几帳面な性格の一方で、能力はある程度あるのに何ごとにも自信なげで、自分を低く評価するタイプでした。

三八歳のとき、会社側の事情で窓際族的仕事に追いやられました。彼は内心不満で抗議したかったのですが、結局何も言えず会社の方針に従いました。そのころからＩさんは、倦怠感・疲労感、早朝覚醒、意欲低下などを主訴としたうつ状態に陥り、何回も再発を繰り返しました。四四歳のときの五回目の再発でかなり長引きなかなか職場復帰できず、会社から「転職しては」と退職勧告まで出されるに至ったのです。本人自身も焦った結果、筆者のもとに相談に来ました。

早速事情を聞きますと、本人は「どうにも元気が出ない。意欲も興味も何もわかない。薬のおかげでなんとか寝ているが熟睡感はないし、朝起きたときの不快感がひどい。毎日憂うつで、先がまったく見えてこない。転職してもやっていく自信はない」といったことを、ぽつりぽつり力のない声で話すのです。こういう人は、治療者が質問しないと全部を語れないことがよくあります。

そこで、うつ病のきっかけや長引いている理由を聞きましたが、結局今の仕事は不本意だが転職に見通しがないこと、自信をいっそうなくしていることが語られました。発病・遷延要因として会社側の要因はわかったのですが、他の家庭的要因や対人関係などをいろいろ聞き出すと、「よくわからない」「何も思いあたるものはない」とのことでした。とくに妻の対応に関しては「よくやってくれています。何も問題はありません」という言い方をしました。ですが、治療者はこのときの言い方にひっかかり、もう少し詳しく聞いていかなければと感じました。

当初は急がずに彼の苦悩や不満を聞くことに終始しました。最初は「自分はあまり派手さはないがこつこつ真面目にやってきたつもりだし、自分で言うのも変だがかなり業績を上げたと思う。それが会社側の都合で閑職に追いやられてちょっと不満です」と言うので、「奥さんにはその不満を話しましたか」と聞くと、「いちおうは聞いてくれたのですが、それはあなたの問題だからと言われ、考えてみればそうなのでそれ以上は言いませんでした」と答えました。その後、さりげなく妻との関係にふれていく機会を多くしたところ、彼は徐々に本音を語りだしたのです。要約すると「妻は合理的に割り切ってしまうことが多く、いろいろ悩みを言っても『そんなこと悩んでいてもしょうがないじゃないの。ただ、目の前の仕事を一生懸命やればいいじゃないの』とか『あなたの悩みはわかるけど、結局あなたが解決するよりしょうがないんじゃない』と言われるんです。言われてみると正論なので返す言葉もないのです（ここで、「正しい意見ほど、追い詰められている人間に圧迫を加える」という言葉を思い出してください）。妻はパートやボランティアや趣味で忙しく、あまり私の話を聞く時間もないのです。もっともパートは経済的には助かりますが、それにしても私のほうのボランティアも少しはしてくれたらと思います」ということでした。

これに対し、「奥さんがあなたの話にじっくりと耳を傾け、折りにふれて『辛そうね。かわってあげられたらいいんだけど』とか『あなたの問題はたいへんみたいだから、私もわかるところまで一緒に考えましょうか』とか言ってくれると少し楽になるんでしょうか」と聞くと「少しどころか大いに楽になります。でもそんなことは不可能ですし、また要求もできません。妻も一生懸命やっ

うことが多く、なかなか本音を語りにくいのです。

ているわけですから」とのことでした。

［解説1］　Ｉさんの発病・遷延原因は会社のストレスや自分の性格にもあるようですが、妻との関係も相当影響していることがわかってきました。うつ病者は遠慮がちで、家庭の問題にも蓋をしてしまうことが多く、なかなか本音を語りにくいのです。

さらに聞いていくと、夫婦のコミュニケーションがほとんどないことがわかってきたので、本人に夫婦合同面談を提案しましたが、「とんでもない。家内は私のだらしなさを責めるだけで、いたたまれません」と言うので、とりやめました。「では、奥さんだけと会いたい。もちろん、あなたの治療の前進という目的のためですが」と言うと、「来てくれるかな」と不安がるので「奥さんもあなたが治って元気になれば楽になるでしょ。私が手紙を書きますから、あなたは手渡してくれるだけでいいですよ」と言って、手紙を持たせました。妻は少し迷ったようでしたが、夫が治るのならということでやって来ました。

Ｉさんの妻は外向的な感じのする人でしたが、治療者に対しては自分の態度を叱られるのではないかとかなり警戒しているようでした。そこで治療者は、まずはＩさんの状態を聞いたりこれまでの治療経過を聞いたりして、あまり妻の態度などにふれないようにしました。そうすると少し安心したのか、口を徐々に開きはじめ「あの人はいったいどうなってしまったのでしょうか。以前はよく働き、無口ではあっても元気な人だったのに本当に不思議です」と述べたあと、「いったい、治療がちゃんと行なわれたんでしょうか。最初の医者は『薬さえのんでいれば三カ月できれいに治ります』と言ったのに、何度も再発しています。次の医者になぜ治らないのか聞いたら、『奥さんの態度が悪い。あまり励まさないようにしてください』と言うのでそのようにしたのに、ちっともよくならないんです」と医療不信を向けてきました。

治療者はこれに対し「よく正直に言ってくださいました。確かに医療側に不備があったかもしれません。かわってお詫びします。いずれにせよ、何年か前から医療不信が少しあったということですか」と聞くと、「ええまあ、言いにくいことですけど、本当に治してくれるのかしらと疑問を持ったことはありました」と言うので、「言いにくいかもしれませんが、奥さんのその率直な態度はたいへん貴重です。それは誠実とか正直でよいと言うより、重要な医療情報を与えてくれるのです。それだから、勇気がいるかもしれませんが、今後不満な点や疑問な点があれば言ってくださいね。それに対して全部答えられるとはかぎりませんが、少なくとも情報がわかってないよりはわかっているほうが治療的にはプラスになるわけですから」と言うと、少し安心したのか、それ以外の今までの医療に関する不満をもっと言い、また会社や夫の実家の非難までかなり言い、言い尽くしたという感じでした。

［解説2］　ここで妻が病状の経過にかなり重要な役割を果たしていることが感じられたと思います。しかしいきなりの合同面談は本人にはとても負担で、下準備が必要です。準備とは、治療者と妻がいくらかの信頼関係をつくるということですが、幸いにもこの妻は言いにくいことをかなり話してくれ、少し信頼関係ができたようでした。

妻が励まさずにいたのによくならなかったという点ですが、おそらく放ったらかしにしていただけだったのではないかと思います。本当によくなるためには、本人の立場に立ち、本人の苦悩を理解して思いやり、よけいな圧力をかけず、「無理に励まさない」で本人の問題を一緒に考えてあげるという態度が大事です。「表面的な励まさない態度」ではなく、「血の通った思いやりのある励まさない態度」が大事なのです。これは「真の役に立つ励まし」と言えます。

それから治療者が少し謝っていますが、あまり謝りすぎるのは問題です。というのは、治療者だけが悪かったことになると、妻や本人の問題が棚上げにされる恐れがあるからです。さらりとほどほどに謝るぐらいがよいのです。

ある程度妻と信頼関係ができたところで、Ｉさんにどう接したらいいのかという話題が中心になってきました。早速、今までの妻のかかわりについて考えてもらいました。たとえば今までのかかわりのなかでよかったと思える点と、あまりよくなかったと思える点をあげてもらいました。そうすると、機械的な励ましすぎが本人に圧迫を与えるということを理解してくれるようになってきたのです。それにしてもＩさんの妻は「なぜ、励ましがあまりよくないのか」がどうもわかりにくいようなので、妻の成育歴を聞きました。妻の父はかなり努力家で、それによって成功もしていました。妻はこの父を尊敬しており、父の叱咤激励を糧にして成長したということで、彼女にとって励ましや努力は美徳であり支えでもあったのです。

治療者は、これに対し「確かにそういう面はありますが、すべての人がそうなるわけでもありません。Ｉさんは叱咤激励におびえるタイプかもしれません。奥さんはＩさんへの愛情を持っていながらそれが生かされていないのは、治療者としても残念に思います。多分このうつ病には、奥さんの態度と本人の態度について話し合いが必要だという助言の意味があるのでしょう」と言い、夫を思いやった対話を治療者との間で練習しました。

そうすると徐々に妻の態度が変わりはじめ、Ｉさんも安心して家にいることができるようになり、少し元気が出てきました。これを見た治療者は、並行して診察しているＩさんに再び合同面談を提案しました。今度もＩさんはためらったのですが、「やはり夫婦で向き合うことも必要」と応じました。

合同面談ではすでに下準備がしてあったせいか、「お互いがお互いをどう思っていたかということ」「今後、お互いにしてほしいことと、してほしくないこと」「言ってほしいことと、言ってほしくないこと」「病気回復のために両者が気をつけること」などをめぐって比較的スムーズに話し合いが行なわれました。話し合いの内容はとくに目新しいものではなく、すでに治療者との間で話されたことの集大成のようなものでしたし、家庭でもそういう話し合いがあったようでした。話し合いを要約すると、妻は愛情から叱咤激励していたので、本人はその真意を汲みとること、妻もその愛情が伝わるように、本人の立場に立ちながら表現を考えること、双方の間にずれがあるのは当然で、だからこそ二人の個性があり、またコミュニケーションも深まるので、ずれを尊重し、話し合いとして生かしていくこと、などでした。

こうした合同面談を繰り返すなかで、細かい点でのコミュニケーションや表現の仕方を両者ともに学びました。相手の立場に立ちながら自分の主張をわかりやすく伝えること、相手の話を正確に聞きとって、わかりにくいところは相手を責めないように気をつけながら明らかにしていくこと、相手のまずいなと思える点に対する柔らかい注意の与え方などです。そのなかで、Ｉさんのうつ状態は徐々に改善していきました。

復職への希望も強まり、合同面談開始後二カ月で復職となりました。回復した本人が言うには「窓際族と嘆いていてもしょうがない。女房の言うように、目の前に与えられた仕事を忠実にこなしていくことが大事だ」とこつこつ仕事に励みました。ただし、くれぐれも無理はしないようにということを注意しながらです。そうすると不思議なことに、一年後にはそれなりの仕事をもらえるようになったのです。

［解説3］　妻は自分の成育歴を振り返るなかで、自分の叱咤激励傾向を自覚していきました。自覚があると、比較的その傾向をコントロールしやすいものです。下準備のあとの合同面談はもう必要ないようにも思われますが、夫婦が肝心な問題に関して向き合う儀式のようなものとして必要でした。またわかってきたと言っても、実際の細かい日常に関してはいつもうまくコミュニケーションが行なわれるとはかぎりませんので、その点でも必要だったのです。

ただ、このI例はうまく行きましたがかなり冷えきっている夫婦だと治療者との面談に応じないか、応じても表面的対応だけで逃げてしまう人も結構います。Iさんの妻は治療者との話し合いによくついてきて、自分のことも振り返り、夫婦関係や本人の病状改善に努力した点で本当に立派だと思います。

「家族の患者に対する拒否から共感への転換は、治療者が患者だけでなく家族をも治療面接場面で包みこむ状況をつくってはじめて可能になる」[82]ということなのです。

(2)　家族合同面談によって本人に反省がなされ、改善した遷延うつ病

今度は、合同面談によって患者本人が変わることで病状が改善していった例です。

［事例J］男性会社員、四〇歳

Jさんはうつ病者特有の成績優秀、完全癖、頑張り屋という人でしたが、メランコリー親和型性格と違い、自分を優先・弁護したり、他者を責めたり、いやになるとすぐ投げ出したり、依存的になったりするという面もあり、やや未熟な点や自己愛傾向の強い面もありました。

有名大学出身で成績も優秀であったため大手企業に就職し、コンピューターの部門で活躍しました。しかし好き嫌いが激しく、社内の対人関係がもう一つうまくいかず、数年で辞めてしまいます。けれど優秀なのですぐに別の会社に就職しました。そこでもしばらくはよかったのですが、そのうちまわりとうまくいかなくなり「みなが自分を認めてくれない」という不満を漏らすようになり、一回目のうつ病に陥りました。そのときは幸い六カ月ほどで治ったのですが、結局会社はまた辞めてしまいます。

今度は慎重に会社を選び、三度目の就職をします。三度目の会社は比較的彼の自由を認めてくれ、好きなようにやらせてくれたためかなり活躍しますが、熱中しすぎて疲労困憊し、何度かうつ病を再発しました。しかし会社を辞めるところまではいかず、仕事は続けていました。

三八歳ころから漠然とした不安が生じ、あごや口、顔面に痛みを感じるとともに、歯の噛み合わせの悪さや目まい、耳鳴り、顔面の引きつりを感じ、いろんな歯科医や口腔外科医に診てもらうことになりました。ただ、どこで診てもらっても悪いところはなく、結局「顎関節症《がくかんせつ》」という病名で薬物治療などを受けましたが、まったく改善がみられませんでした。

それだけではなく憂うつ感、無気力、仕事に集中できない、空しさ、焦燥感、不眠を主とするうつ状態が始まりました。これは六回目の再発ですが、今回にかぎってはうつが根強く、いろんな薬物を使っても効果がありませんでした。結局仕事も休むことになり、休養に専念しましたが改善しません。そして、希死念慮が強くなったり、医師を非難したりすることが多くなり、そのときの担当医からの紹介で筆者が会うことになったのです。

早速話を聞くと「とにかく治してほしいし、楽になりたい」と言います。これまでの事情を聞くと、仕事や会社、歯科医や精神科医、さらには妻への不満まで、今までためていたものを一挙に吐きだすような感じで話してきます。また「今はもう望みがなく、死ぬことしか考えられない」というような話もします。治療者は、そこまで追い詰められている彼の心情を思いやったあと、治療が一段落するまでは自殺をしないという約束をしてもらいます。

その後、うつ状態がひどくなるときと軽くなるときはどんなときか、うつ状態が長引いている理由は何かに話の焦点をおきながら聞いていきました。彼の話はとびとびで矛盾が多く、自分勝手にしゃべるのでたいへん聞きづらかったのですが、次第に次のようなことが明らかになりました。要約すると「Jさんは小さいころから何ごとにも自信満々で、自分の業績や活動を理解し、認めてもらうとよい気分でいられるが、誤解されたり無視されたりすると憂うつになった。会社に入ったあと、最初は優秀さを認められるが、その後自分の意見が正しく理解されなくなって結局うつになったり、会社を辞めてしまったりした。Jさんは才能に恵まれながら、ひどく運が悪いということを強調する。今回のうつの始まりは顎関節症状がきっかけだけれども、その少し前に仕事の方針をめぐり上司と対立した。それはJさんにとってとても大事なことで、自分の意見が通らなければ働けないというような性質のものだった。結局彼の意見は通らず、彼は会社を辞めようとしたが、年齢のことを考えたり、妻の反対もあったので我慢して続けることにした。しかし、毎日が不満でたまらない。そういうなかで顎関節症状が発生し、結局うつ状態になってしまった」ということでした。

治療者はある程度の抗うつ薬や抗不安剤や睡眠導入剤を処方しながら話を聞きつづけたところ、妻に関する不満もかなり明らかになってきました。「妻は最初はよき理解者であったが、次第にそうでなくなった。最初にうつ病になったときはよく話を聞いてくれたが、最近は自分のことに無関心で気をつかってくれない。また会社の不満を話しても、最近では『あなたのほうが悪いのでは』とびっくりするような反対意見を言い、自分の正しさを理解してくれない。いつからこんなに無関心・無理解になったのかさっぱりわからない」ということで、面接を重ねるごとにその不満も大きくなってきたのです。

治療者に対する不満も大きくなってきて、「先生は話を聞くだけで何もしてくれないし、何も指導してくれない。ここが最後の砦だと紹介されてきたのに、いったいいつになったらよくなるんですか。見通しを言ってください」と、攻撃的な感情（Jさんからすれば至極当然の感情かもしれませんが）を向けてきたのでした。

[解説1]　この事例では、性格と状況の組み合わせが発病要因になっていますが、これまでと少し違うところは性格です。確かに頑張り屋で、几帳面で、活動的なところはうつ病の病前性格である執着

性格や循環性格の特徴を有していますが、メランコリー親和型性格に特有の自責的なところはほとんどなく、うまくいかないのをほとんど他者（上司、歯科医、精神科医、妻など）のせいにしています。この他責的傾向はJさんの大きな特徴です。

それ以外に、自分に関する特別意識、他者に過剰に評価を求める点は自己愛性パーソナリティ障害の傾向も少し有していると思います。治療者は最初会ったときからその傾向を感じ、難しいタイプだと思いました。ただ、自己愛の強い人なので、主導権を渡してついていくやり方がよいのではないかと考えていました。ですから治療者に対する不満を言いだしたときも、Jさんに今までの治療を考えてもらうチャンスにしようと考えました。

不満を向けられた治療者は少し動揺しましたが、態勢を立て直して「それはよい質問をしてくれました。ちょうどよい機会だから、治療にプラスになる要因とマイナスになる要因を整理しましょう」と話を向けたのでした。そして話し合った結果、「できるできないは別として、よくなるには、会社や上司が自分を正しく評価し、自分を適切な部署（彼の行きたい所）に配置させること、顎関節症状が治ること、妻が自分のことをちゃんと理解して思いやってくれることが大事な条件。今は家にいて妻が自分に無関心だったり、子どもが騒いだりするとうつがひどくなる。妻がそういう子どもたちをちゃんとしつけていないのを見るとますますイライラする」という話になりました。

そこで治療者は「そのなかでまだしも改善しやすい点はどれでしょうか」と水を向けますと、彼はしばらく考えて「やはり妻の態度でしょう。本を見ても、うつ病の治療には家族の協力が不可欠と書いてありましたから」と言いました。Jさんのようにうつ病の本を読んでいる患者は結構多いものです。治療者は「それはいい話だ。早速時間をかけた合同面談をしてみてはいかがですか」と言うと、もちろん彼は賛成です。Jさんの妻の意向も聞くと賛成でした。妻は彼の診察に同席することが多く、治療者がJさんのしんどさを聞くだけではなく、妻のたいへんさにも思いやりを示していることをわかっていたので、治療者に警戒心を抱くことはありませんでした。

いよいよ本格的な合同面談がなされました。まずはJさんの不満や妻への要望をいろいろ聞いたあと、今度は妻に「今の状態をどう思っているか、今どうしてあげるといいと思うか」と聞きました。すると妻は「この人は自分の思いどおりにならないと気がすまないのです。でもこの人の思いどおりというのがどんなものなのか、よくわからないのです。どんなふうにしても、何か気に入らないようで」と言うので、詳しく聞きだすと「たとえば、いろいろ話を聞いてあげたことはあったのですが、『おまえは聞くだけでちっとも役に立たない』と言うし（治療者への不満に同じ）、『少しは身体を動かしたら』と言うと、『こんなにしんどいのに何を言うか。おまえはうつ病の患者に励ましはタブーということを知らないのか』と言われるし、それじゃ本人の好きなようにさせておこうとすると『無関心だ』と言われたりして、まったくどうしていいかわからないんです。もうそれで、私も最近は疲れきってしまっているのです」と涙ながらに訴えます。

治療者は奥さんをいたわったあと、次のような対話をしました。

J　——今の奥さんの発言をどう思いますか。

少し誇張はあるけど、まあそんなところでしょう。だから、彼女は私への看護の仕方や理解に欠けるところがあるんです（まったく、自分に対する反省の色なし）。

――確かにそうかもしれませんね。それでは、彼女がよき理解者・看護者になるにはどうしたらいいかが重要になってきますが、奥さん、何か思いつきますか。

妻　いいえ、まったくわかりません。

――Jさんはどうですか。何かヒントのようなものをあげられますか。

J　それがわからないから、病院に来ているんです（いささか怒った調子）。

――それでは、少し例をあげて考えてみましょう。その前にJさんは、完全に満足しないとだめですか。少しの満足でもそれを積み重ねていけばいいと考えますか。

J　うーん。気持ちのうえでは完全な満足を期待しますね（完全癖、貪欲さのあらわれ）。

――でしょうね。じゃ、小さい満足は、まったくむだですか。

J　いや、そんなことはないです。

――それでは、早速具体的場面を想像しましょう。あなたが会社や身体の調子のことで不満なとき奥さんにいろいろ話をするとして、奥さんの聞き方ですが、①何も批判を加えずじっと黙って最後まで聞きつづける、②ときどきあいづちを打ったり質問をしたりして聞いてもらう、③あまり話は聞かないで切りあげてもらう、④そのほかの別の聞き方、が考えられますが、どれがまだしもあなたの治療に役立つでしょうね。

J　うーん、どれも満足しないけど、強いて言えば②かな。

――次に、あなたが横になっているとき、①まったく声をかけてもらわないほうがよい、②ときどき「しんどくない？」「横になっているほうが楽？　散歩とか行くほうがまだしも気晴らしになるかしら」と声かけしたり、あなたの気持ちを確かめるほうがよい、③「頑張って散歩に行ったら」と指示を受けるほうがいい。これはどうですか。

J　これも②かな。

――わかりました。それじゃ奥さん、こういうふうにできますか。

妻　そうしたいとは思うのですが、子どもの世話とか、パート（Jさんが転職したり、金づかいが荒かったりということで働かざるを得なかった）とかで疲れきって、あまり自信がありません。

――Jさん、どうですか。奥さんは疲れていると思いますか。

J　そりゃ、多少はね。

――奥さんが疲れているのと元気でいるのとでは、どちらが正しい対応ができそうだと思いますか。

J　もちろん、疲れていないほうがいいでしょう。

――それでは、これからあなたも奥さんに気を配って、なるべく疲れさせないようにしたらいいということですね。

J　先生、私はちゃんと妻に気をつかっています。誤解しないでください。

――これはたいへん失礼しました。では、次回まであなたの気づかいがどれだけ生かされ、また奥さんの疲れがどれだけとれ、奥さんがどれだけ正しい対応をとれるか、ゆっくり見ていけるといいですね。でもあまり無理はしないように。

以上のような話になりました。

次回の診察に本人だけが来たとき、少し怒った調子で「先生は患者をないがしろにして女房の味方ばかりした。家族の協力という合同面談の主旨はどうなったのか」と聞いてきたので、より詳しく聞くと「こんなしんどい状態なのに、女房のほうを大事にしろと言ったから」とのことです。それでカルテの逐語録を見せながら誤解を解いていくと、妻の疲れに気づかうと言ったのは自分だということを自覚しました。これを機に、少し自分は早とちりしやすいこと、自分だけが正しいと思いすぎることに少しずつ気づいてきました。前からまわりに言われていたらしいのですが、プライドの高い彼はすべて無視していたのです。しかし妻に対する適切な気づかいが増え、妻もほっとすることが多くなって疲れがとれてきて、彼に対する適切な対応ができるという良循環に流れが変わりました。

そうしたなかで彼のうつ状態は少しずつ改善し、復職の意欲もわいてきました。しかし復帰する場所は、彼の気に入らないところです。治療者がその点を詳しく聞いたところ、本人は「ある程度、自分のしたいことはできるのだが、今の上司はちゃんとほめてくれない。ほめてくれないとよかったかどうかわからない」という不満を訴えました。そのことをさらに話し合うと「確かに先生（治療者）の言うように、いつもほめられるとはかぎらないし、また注意を受けないだけでも問題がないという評価かもしれない。しかし、自分としてははっきり口に出して評価してほしい。自分の親はいつもそうしていたし、それで自分は頑張れた」と言うのです。ある程度の自覚はあるにせよ、賞賛願望の強さは根深いものがあるようです。

さらに突っ込んだ話し合いを続けたところ、「自分はいつも思いどおりにならないと気がすまないと考えていたようだ。しかし、現実はそのようにはならない。でもこの思いどおりになってほしいという願望は非常に強いので、これを断念することはとうていできない。でもこれがあるかぎり自分は苦しんでうつ状態から抜け出せない」といかにも辛そうに言うのです。そこで、治療者は「あなたの『思いどおり願望』は、あなたのいい点なんですよ。それがあるおかげで、今まで成績も業績も優秀だったわけですから。ただ、車や飛行機のようにいいことはすべて危険やマイナスをともないますので、それを考えながら『思いどおり願望』を生かしていけばいいと思います」と言うと、ちょっと安心したようでした。しかし、すぐに「具体的にはどうすればいいんですか」と聞いてきたので、さらに話し合いを続けたところ「思いどおりにしようとしすぎると他者とぶつかりやすいので、思いどおり願望をほどほどにしておく」「相手と意見が食い違ったとき、相手の話を聞くことに集中し、適当に合わせてあげる（そのほうが最後は自分の思いどおりになりやすい）」「全部思いどおりにいかなくても一～二割でも思いどおりにいったらよしと考える習慣をつける」「努力すると必ず通じるという考えはやめ、努力をしたほうが結果は出やすいが、それは天が決めることだと思うようにする」「妻をはじめ、他者を思いやったほうが結局は自分も楽になるが、自分勝手な思いやりになっていないかどうかいつも注意する」といった目標ができあがりました。どれも彼にとっては難しく、これまで避けてきたことばかりなのでたいへんなようでしたが、「こんなことは、誰しもすぐにはできない。だから目標ができただけでもよかったと考えようというのはどうですか」と言うとうなずいてくれたので、これでいくことにしました。

この結果、彼は八カ月ぶりに復職し、不満を持ちながらでもなんとかやれるようになっていますし、妻に対する態度も少し思いやりが出てきました。ただ、彼のプライドの高さ、自己愛傾向は基本的には変わっておらず、ときどきそのマイナス面が顔を出すようなので注意はしますが、よくなった彼は「大丈夫ですよ。先生」と気楽そうです。そしてよくなるに従い、除々に減薬していき、ついに無投薬でもいけるようになりました。もちろん顎関節症状もなくなりました。彼が言うには「結局、あの顎の症状は、会社での処遇の悔しさに対して歯ぎしりしていたせいかもしれない」ということでした。彼は「やっと治った」と喜びましたが、治療者は「うつは再発しやすいし、あなたが上手にうつとつきあえるかどうかわからないので、二～三カ月に一回でも通ったら」と言い、彼も同意したのですが、その後あらわれていません。なんとかやっていることを祈りますが、もしまた再発したら、今度はさらなる反省の機会にすればいいと考えているところです。

［解説2］ 患者の不満・攻撃が出てきたとき、治療者は困惑することが多いですが、実はそれは治療のチャンスでもあります。ここではそれを利用した結果、いよいよ本格的な合同面談に至りました。

本人にとって意外だったのは、治療者が自分の味方をしてくれて妻を教育してくれるだろうという本人の期待は満たされず、本人が妻に気をつかうということが課題になってしまったことです。家族面談は、通常は本人の立場に立ってということを家族に伝えるのですが、ここでは、本人の自己愛傾向が強いこと、すでに妻は一生懸命やっていることを考慮して、このような結果になりました。治療者は、合同面談でどちらの側に立つというのではなく両者のコミュニケーションをよくしてお互いの理解を深め、その次に最善の行動を探っていくという立場です。小野ら(83)は「慢性うつ病の家族療法」で、妻の態度を尊重し変化しなければならないのは患者であるという逆説的とも言える再枠づけを行なっていますが、事例Jに対する治療も同じような働きかけです。今ここで誰が変化するのがいちばん望ましく、誰がいちばん変化しやすいかを見ておくことが大事です。

このことで一時本人は治療者に怒りを向けましたが、順序よく話し合っていくうちに、ついに本人の中核的問題点「思いどおり願望」（自己愛傾向の一つ）が出てきたのです。これを自覚したことで一時本人は落ち込みましたが、治療者がそれを非難せず生かしていくことで、本人は安心していろいろなことに理屈上気づいたのです。それで、本人も改善して復職に至りました。

治療者の介入はやや穏やかすぎたのか、本人に自己愛の危険性がどれほど伝わったのかはよくわかりません。また自己愛性パーソナリティ障害傾向はたいへん根強いものがあるので、深く介入しても無理だったかもしれません。自己愛性パーソナリティ障害の治療はたいへん難しく、治らないまま途中で中断するケースも少なくありません。

(3) 夫婦で料理を作り合って改善した遷延うつ病

事例Kはそれほど深い話し合いをしたわけではありませんが、夫婦で料理を作り合って改善していった例です。

［事例K］主婦、六三歳

Kさんは二六歳のとき大学教師の夫と結婚。以来、二男一女をもうけて順調に過ごしてきました。子どもたちは夫の自由な教育のおかげで、独立心旺盛で結婚して外へ出ていきました。最後に末娘が嫁いだのが五八歳のときでしたが、その後五九歳ぐらいからめまい、耳鳴り、動悸、疲労感、不眠などの自律神経失調症状があらわれ、いろいろな科を回って最後に精神科に回され、「仮面うつ病」（身体症状が前景に出てくるうつ病）と言われ、薬をもらいました。それで少しは眠れるようになったのですが、ほかの症状は改善しません。そうこうしているうちに憂うつ感や興味・関心の低下、空しさなどが強くなり、仮面ではなくうつ状態がはっきりあらわれてきました。

そこで抗うつ薬を服用して少しましになりますが、基本的には元気になりません。その後三年ほどこのように軽いうつ状態が続き、その間に何回もうつが悪化するということが続きました。夫は必死になって本を読んだり、講演会に行ったりして妻の病状について研究した結果、森田療法がよいと本人に勧めます。ところが本人は「症状は横に置いておいて必要なことをする」（これが森田療法[84]の根本の教え）といっても、そのエネルギーがわいてこないし何をしていいかわからなかったのです。

困り果てた夫は筆者の本[1]を読んでいやがる本人を連れて来たのです。治療者はまず、本人があまり受診を望んでいないのに無理に連れて来られたことを思いやりました。そして、「自分から事情を話せますか」と聞くと難しそうなので、夫に話してもらいました。途中で何度も「それは事実ですか」と念押しを行なったため、本人も口を開きはじめ、無気力感、憂うつ感、興味が何もわかないこと、毎日が空しく砂を噛むような気持ちで暮らしていることなど、うつ状態の苦しさを訴えました。それから、夫が活動的なのを見ているとますます憂うつになっていくと同時に、夫が自分の気持ちを理解せずに無理矢理森田療法をさせようとしている苦痛も訴えました。

治療者はそこで「本人が何か専門家に期待することはないか」と聞いたところ、「楽になりたい」と言うので、そのための方策を探ると、「主人が森田療法を強制しないこと」と言われたので、夫にその旨を告げると「自分でも最近は効果がないと思っていたが、かといって、ほかにやることがないので仕方なしにやっていた」と述べました。

その結果夫の強制はなくなり少しは楽になったのですが、相変わらずうつ状態はそれほど改善しません。それについて話を聞きますと、「やはり一家の主婦として料理ができないのは辛い。洗濯、掃除はできるんですが」ということでした。それまでは店屋物をとったり、夫が作ったりしていたのです。そこで治療者は、「料理を作るとなると、①メニューの決定、②材料の選定、③買物、④材料のしたごしらえ、⑤煮たり、焼いたり、炒めたりといった作業、⑥味つけと味見、⑦盛りつけ、⑧後片づけなどがあるけれど」と言って、そのなかでできないこととできそうなことを選んでもらいました。そうすると「①③⑥は難しいけれど、あとはできるかもしれない」と言ったので、「どうですか。①③⑥はご主人にやってもらって、あとは二人で協力してやるのは」と言うと、「それはいいんですけど、主人が口やかましく言うのが耐えられません」と述べたのです。

そこで治療者は、夫に「批判はしてもいいけれど、なるべく『ここはよいが、こうするともっといいかな』と必ず肯定を入れるように」と言っておきました。そして夫がカレーライスとサラダという簡単なメニューを選定し、買物は一緒に行き、また味見は夫にしてもらって作ってみたのです。ほどよくスパイスが効いており、久しぶりに動いたこともあって本人はわりと食が進み、その日をきっかけにうつ状態は改善していきました。共同で料理を作ることは続き、夫とのコミュニケーションも増えたとのことでした。のちに夫と治療者が話し合ったところ、夫は「結局、私がいたわってリードするという格好をとると森田療法（症状があっても料理という作業をする）も可能になるんですよね」としみじみ述懐しておられました。

［解説］　このKさんのうつ状態は、おそらく子どもたちが巣立っていったという、空の巣状況、年齢、夫とのずれなど、自身の神経質な性格が関係していると思われます。夫は理知が勝ちすぎて、自律神経失調症状には森田療法と決めこみ、本人が動かないのは本人の勉強が足りないか怠けだと決めこんでいたようです。そして治療者にそこの補いを期待したのです。

しかし、本人は夫からの圧力、夫とのコミュニケーションのなさ、一家の主婦としての無力感に悩んでいたので、そこにはずれがありました。

追い込まれたとき、主婦がいちばん苦手とするのは料理です。というのは、掃除、洗濯は機械的にできますが、料理だけはメニューを選択・決定しなければなりませんから、追いつめられた人間にとっていちばん難しいのです。そこを夫が補い、両者のコミュニケーションを回復できたのはとてもよいことでした。ですから、話し合いばかりでなく、このような行動療法も時には有効なのです。

◆4◆……再発を繰り返す例……◆

ほかの心の病も同じですが、うつ病の難しいところはいったん治っても、再発を繰り返しやすい点にあります。再発は患者・家族に少なからずショックを与えます。ただ、再発は悪いだけではなく、自分の問題点を見直すよいチャンスかもしれないのです。ここではその例を提示します。

［事例L］主婦、三二歳（再発を繰り返し、長引いたうつ病の改善事例）

この事例は治療目標の設定が正しくなされなかったため遷延したうつ病ですが、目標設定のやり直しでよくなるとともに、再発のたびに反省と成長がもたらされ改善しつづけている例です。

Lさんは昭和三六年生まれの主婦で、医師の夫と子ども一人の三人家族です。Lさんは、平成五年、三二歳のときに「うつ病が四年間治らない」という訴えで、筆者のもとを訪れました。

Lさんは大学卒業後昭和六〇年に結婚し、六一年に女の子を出産。六三年から平成元年にかけて夫の留学による渡仏がありました。フランスでは慣れないことで苦労もあったのですが、フランス語を習ったりフランス人と交流したりかなり適応しようと努力をしました。

そうしたなか、平成元年の秋に帰国し一時はほっとしたのですが、同居することになる義母（軽度の老年性認知症があり、Lさんは義母の世話についても悩んでいた）から「炊事のこと、お願いします」とポンと言われて戸惑います。そのうえ住居の狭さや山積みにされた荷物の整理の負担に圧倒されました。そのようななか、一週間ぐらいたってから不眠や食欲不振が出現、気分が重苦しくやる気も出てこず悲観的にばかり考え、夫や実母に対して泣いてばかりいるような生活になったのです。

［解説1］　がらっと変わった環境に再適応できず、うつ状態になったと言えます。結婚後はすぐ妊娠・出産で子育てに忙しく、その後は滞仏生活に慣れるのに必死で、やっと日本に帰ってきてほっとでき

るかなと思ったのに、それがうまくいかず、一挙にうつ状態になったと思われます。一種のカルチャーショックと言えます。

その後、夫の紹介である大学病院の精神科を受診し抗うつ薬を投与されます。少しずつ改善の方向に向かいましたが、もう一人子どもがほしかったので薬をのむのがいやになり、勝手に薬を減らして悪化したのです。その後も服用したりやめようとして悪化したりを繰り返しているうちに、平成三年九月、逆に躁状態になり半年ほど入院しました。しかし退院後はうつ状態がひどくなり、薬をのんでも不安とうつ気分が改善せず、悲観的な考えばかりが浮かんできて、昼間でも寝込むことが多い状態になったのです。

そのようなことが続くなか、友人から借りた筆者の本(1)を読んで、当クリニックに来院しました。初診で前記のような事情を聞いたあと、今いちばん望んでいることや恐れていることを聞きました。

いちばん望んでいるのはうつ病が治ることで、恐れているのは（再発を繰り返すので）もう病気が治らないのではないかということ、子育て（七歳の女の子）ができるだろうかということでした。さらにこの子をひとりっ子にさせてはいけないと思う気持ちは強いけれど、もう二人目を産むのは到底無理だし、どうしたらよいかわからないといった辛さも訴えました。

それで、早速治療目標について次のような話し合いをしました。

――うつ病を治してほしいという切実な願いはよくわかりますが、治った状態というのはどのようなものをさすか、あなたの感じで結構ですから少し教えてもらえませんか。

L　そうですね……。やっぱり元気になって、やる気が出てきて、身体もしゃんとして、何でもできるようになりたいです。気分も明るくなりたいし……。

――つまり、調子がよくなるということですね。

L　ええ、そうなんです。

――そうすると、調子の悪い部分や憂うつな状態が少しでも残っていたら、治ったことにならないのかしら。

L　いや、そんなことはないんですけど、私のはうつの程度がひどすぎるんです。

――その程度がひどくなった原因を探るとともに、少しでもその程度が軽くなればいいということですね。

L　そういうことです。

その後、うつの程度がひどくなる原因について話し合ったところ、少しでも調子が悪くなるとそれが気になり、もうだめだと考えてしまう傾向がはっきりしたため「調子のよし悪しを考慮するとしても、それだけに左右されないようにする」ことも目標になりました。

［解説2］　初回の治療目標の設定とその共有は、とても大事です。ここでは、①うつの程度のひどさの原因探求とその軽減の工夫、②調子のよし悪しに左右されないこと、という正しい二つの治療目標が設定されました。その意義は、うつ状態がなくならないかぎり何もできないと考えることで悪循環（うつ→自分はだめ→何もできない→ますます自己否定を強める→うつも強くなる）に陥っているので、そ

の循環を断ち切ろうという点にあります。ですから②のように、調子の悪さを受け止めていくという姿勢をつくっていくことが大事なわけです。これは、事例Gでも強調している点です。

誤解してはいけないのは、「うつ状態」を受け止めるというのは、「うつ状態」にもかかわらず活動するということではありません。この自分の調子の悪さ、脳をはじめとする心身の疲れという「うつ状態」に対して、そのときに応じたいちばん適切な処置をとるということです。ですから、急性期で疲弊しきっているうつ状態の患者にとって、その「うつ」を適切に受け止めるとは、休息することなのです。ただ休むだけでは難しいので薬を使います。

続いて彼女の生活史を聞き、彼女のうつの程度がなぜひどくなるかを考えていきました。Lさんは、小学校時代から可愛くて勉強がよくできて活発な人でしたが、小学校六年生のとき、グループからはずれた友達のことを考えすぎて一時成績が下がったことがありました。その後、中学、高校、大学はいずれも一流校で、勉強にもスポーツにも打ち込めていました。ただ真面目すぎたり、人目を気にしすぎるところがあったり（大学のクラブを一年でやめたとき無責任と言われ、落ち込んだことがあります）したようです。この傾向は社会人になっても続き、仕事を真面目に完璧に几帳面にやりこなす一方、その仕事が少しでもうまくいかないと落ち込んでしまうことがありました。しかしそれほどひどくはなく、二四歳で無事結婚しました。

［解説3］ これまでの病歴や生活歴から考えると、Lさんの性格はメランコリー親和型性格と言えます。この性格は先述したように長所も大いにありますが、うつに陥りやすい傾向を持っています。また本人自身はそうは思っていないとしても、自分のありようにしても、子どものあるべき姿にしても、

理想あるいは要求水準が高いようでした。

この性格の人がすべてうつ病を発症させるわけではありません。Lさんの場合は、そこに状況因子（引っ越し、帰国という荷下ろし症候群、老年性認知症の義母とのつきあいなど）が加わり、その状況から生じる負担をより深刻に真面目に考えすぎて、うつ病を発症させたと言えるかもしれません。

そこで大学病院を受診しますが、問題は「単なるうつ病です。薬をのめば治ります」と言っただけで、うつ病の本質や根本的治療目標や見通しについての説明が不十分だったところにあります。その結果、彼女は「うつ状態の除去」を治療目標におき、調子のよし（躁）悪し（うつ）に左右されないようにすることを目標におけなかったのです。そのための悪循環はすでに述べたとおりです。ここは事例Gに似ています。

薬の利用の仕方や減らし方にも問題があります。彼女は最初、抗うつ薬で気分が少し改善されたところで急に薬をやめています。薬は、杖のように気分を補助してくれているのですが、それをやめるときには杖と同じく、すぐに完全にはずすのではなく、ゆっくり減らしていかなければならないのです。もし減らしていくなかでうつ気分が強くなったとき、それに耐えられないようだとまた戻す必要があります。うつが出てきても大丈夫という感じがあり、治療者から見ても無理しているわけではないとなれば、減らしたままでよいかもしれません。

ここで急に中断してしまったのは、副作用への恐れだと思います。確かに副作用はないとは言えないし、妊娠中に服用した場合の催奇形性も、のんでいない場合よりは、わずかではあっても高くなる可能性が報告されています。ただ、有意差はまったく認められなかったという報告もありますし、『精神治療薬大系3』[36]によれば、「三(四)環系抗うつ薬が臨床投与量でヒトに奇形を発生させる蓋然性が大きいとは言えない」とはっきりと書かれています。ですから、妊娠中の服用に安全性が確立されているとは言えないにしても、服用することに危険性があるとも言えないのです。筆者はこれまで服用しながらの患者の出産に数十例出あっていますが、全員元気な赤ちゃんを産んでいます。

ここで少し考えてほしいのですが、奇形(この語はやや差別的で筆者はあまり好みません)を恐れるあまり、妊娠中に抗うつ薬をのまず、その結果うつがひどくなり、食欲・睡眠が障害されたとき、そのほうが胎児に悪影響を与えるのではないかと思うのですが、どうでしょうか。薬の服用については、常に利用したときのプラスマイナス、利用しなかったときのプラスマイナスを患者とよく話し合い、そのときいちばん適切と思えることを選択しなければなりません。このように薬を利用すると、本人の主体性も強化されるようになります。

結局、この事例ではうつ病の治療目標である「調子のよし悪しに左右されない」が実現できないまま薬をやめて悪化し、それでまた薬をのむという繰り返しになりました。そして治療目標が実現できていない結果、調子の波に左右され躁状態を来したりしたのです。

その後またうつになり、今度はなかなか改善できずに病気が長引き、自分はたいへんな病気にかかったのではないかと思い、それでまたうつになるという悪循環も加わったと考えられます。

つまり、性格因、状況因、治療目標の問題、薬の利用の仕方の問題、長引くことでの悪循環といったことがうつの程度をひどくさせ、遷延させたと考えられるのです。

その後は、こうしたことの理解の共有に努めました。彼女は理解できたようで、それ自身が一つの安心感をもたらしました。とくに自分が過敏になりやすいこと、責任を強く感じやすいこと、うつが来るともうすべてだめと考えていたことなどを自覚したようです。この自覚や安心感とともに、見通しがそう暗くないということも感じだし、本人は少し希望を持てるようになってきました。

その後で、まず今の自分は調子が悪いので、普段できることの二～三割ぐらいできればよい、それもゆっくりやってよい、夫や実母に頼ってもよいという気持ちになり、実際にそうしたところ少し楽になりました。

そうすると少し意欲が出てきたのか家族で海水浴に行き、これがまた本人を調子よくさせました。このように、何か一つのきっかけで悪循環が良循環に変わっていくことがあるのです。

その後よい状態が続いたので、本人は薬のことが気になってきました。薬をなんとかやめたいという気持ちはかなり強いようです。治療者はこれに対し「目標は薬をやめることではなく、必要に応じて適切に薬を利用できる知恵を身につけること」「もちろん薬をのまなくてもいいようになるのが一つの理想かもしれないが、そういつも調子よくいくとはかぎらないので、自分の状態を正確に把握して、いちばん適切な処方を治療者と共同で考え、治療者の処方を主体的に選べるようになるのが目標」と言い、納得してもらいました。

その後、今の処方（クロミプラミン二五mg三錠、ブロマゼパム五mg三錠、ジアゼパム二mg三錠分三毎食後、眠前にフルニトラゼパム二mg一錠）を検討したところ、とくに大きな副作用は出ていないが、減らしたらどうなるか見てみたいと言うので（治療者もそれがよいと判断）、まずはジアゼパム二mgを昼間だけ一日おきに抜いてみて、昼にのんだときとそうでないときを比較してもらいました。すると、ほとんど変わりがないか、むしろのまないときのほうがやや頭がはっきりするような気がすると言ったので、二週後にはジアゼパムを朝食後と夕食後だけにしました。このようにゆっくり減らすという漸減法をとっていったのです。その間に悪化したときは必要とあらば逆に増やすということを約束しました。

Lさんは調子よく減薬していきましたが、途中で実家に帰ったとき、生き生きと幸せそうに子どもの世話をしたりしている姉を見て、ひどく劣等感を抱き再び落ち込んでしまいました。

［解説４］　再発しやすいのはうつ病の特徴です。再発は本人には辛いことですが、逆に自分を見つめるよいチャンスになります。

このときは、本人と落ち込みの背景について話し合い、自分が優劣感情にとても敏感であること、悪いほうに考えてしまいやすいこと、落ち込んだらすべて終わりと考えてしまいやすいことに再度気がついたようでした。

その後この劣等感から生じた落ち込みについて話し合ったところ、彼女は「悪い状態からスタートすることと言われ、気が楽になった」ということで、少しずつ家事をやるなかで、また調子を取り戻しました。このときは薬の増量をしなくてすみました。

そのあとも何回か落ち込みはありましたが、そのたびに自分の問題点を見つめ直すようになり、治療開始後一年半で薬も必要がなくなり、その後何回か来院しましたが、とりあえず終了ということになりました。

［解説５］　Lさんは、正面からうつを受け止められたようです。Lさんの場合うつを受け止めるとは、

①うつの背景の探求とうつの要因の理解、②うつの程度を考えながらその状態に合わせた適切な行動（疲弊しきっている場合は休養、休みすぎがだらだら休養になり抑うつ感を強める場合は少し動くようにする）や適切な服薬をする、③再発のときは自分の問題を見つめ直す、ということです。Lさんは、再発のたびに成長していったと思います。

◆5◆……働きすぎによる遷延うつ病……◆

仕事のしすぎによるうつ病は、事例A、D、G、Hでもみてきましたが、どちらかと言うと中年の人に多くみられます。しかし実際の臨床をみていると、働きすぎは中年だけの専売特許ではなく、若い人でも仕事のしすぎからくる過労で遷延うつ病にかかる場合があります。

［事例M］男性医師、三一歳

Mさんは昭和三五年生まれの医師で、妻との二人暮らしです。Mさんはすでに高校時代から気分が明るくなれず、人に会いたくなくなって閉じこもる傾向があったとのことです。医学部時代にはそれが少し増悪し、精神科医にかかったことがあります。これが、最初のうつ状態の体験だったと思われます。

昭和六〇年に卒業後、やはりうつ状態になることが多く、また別の精神科医にかかったりしましたが、あまりよくなりません。

その後うつを繰り返していましたが、平成五年四月、「今年に入って調子が悪かったが、この二週間はとくにひどい」「ものが考えられず、仕事が苦痛で仕方がない。気分がふさぐし焦燥感に苦しんでいる」ということで、肩こり、全身の疲労感、吐き気といった身体症状も出現していました。当院へ来たのは、今までの病院でなかなか治らないからだということでした。

筆者（治療者）がいつものように治療目標を聞くと、やはりうつ病特有のいつも気分が明るくて、身体が元気で、ばりばり仕事ができるといった順調状態の希求など幻想的色彩があったので、現実的な治療目標を説明し、調子のよし悪しに左右されず、うつの原因や対策を探るとともに、そのうつを受けとめていくことを共有しました。

Mさんに、とくにうつの程度がひどくなる原因を聞いたところ、頑張りすぎる点、用事を頼まれれば断れない点（むしろ頼まれたこと以上のことをしてしまう）、患者に対しても研修医の指導に対しても責任感が強すぎる点、人の目を気にしすぎる点（とくに看護師から指摘されたりしたとき）などと、今の職場が忙しすぎる点などが浮かび上がってきました。ただ、この多忙さも、本人がより忙しくしているというところがありました。この点について治療者は「こうした点はよいところでもあるが、自分をしんどくさせてしまう危険がある。この性格のよい点を生かし、悪い点が出てこないようにするように気をつけよう」ということになりました。たとえば、自分の傾向をよく見抜いていつもほどほどの頑張り、ほどほどの責任感、ほどほどの仕事量や気づかいといったことに気をつけ、度を越さないように注意するといったことです。

抗うつ薬について聞くと、のむと眠くなるのでのまないことが多いとのことでした。それまでの処方内容を検討したところ、何種類もの薬が多量に出ていて、これでは眠くなって当然だと判断できたので、抗うつ薬の意義と限界と副作用について説明し、薬の主体的利用ができるよう援助しました。処方も種類と量を減らすようにし、具体的には抗うつ薬としてアモキサン二五㎎三錠分三毎食後、抗不安剤としてデパス〇・五㎎三錠分三毎食後を処方しました。

この結果、Mさんはまず自分のうつが長引いている原因として、①順調希求が強く、その結果うつ的になると（順調でなくなると）もうだめであると思い込み、それが自己否定を呼び、その結果、意欲は低下し活動は抑制され、うつ状態が強まるという悪循環、②自分の責任感が強すぎること、薬に関する認識が足りず、薬を正しく利用できなかったこと、などがわかったことで、少し安心したようでした。

次に、自分や自分の性格をひどくだめなものと考えて自己否定的になっていたのが、治療者からそれがほどほどのものであればとても長所になると肯定、評価され、自信回復の芽生えになったようでした。

さらに、今後の見通しとして治療目標をうつの消滅ではなくて、うつや不順調を受け止めていくこと、自分のメランコリー親和型性格を生かしていくこと、薬を適切に利用することなどがわかってきたことで、希望が持てるようになりました。

また、薬も合ったようで、眠気もあまり起こらずに徐々にうつが改善しました。しかし、このまうまくいったわけではなく、いったん調子がよくなって、それが三カ月ぐらい続いていたのですが、また調子が悪くなりました。

様子を聞きますと「つい調子にのって、頑張らなければと思って患者の受け持ちや研究発表をどんどん引き受けていった」「そうして頑張っているうちに、だんだん疲労がたまってきて、そのうえ仕事が思うように進まないので焦って、眠れなくなってきた」「疲労や焦りや不眠が出てきて、また自分はだめかと思い落ち込んでしまった」「あのときは張り切って引き受けた仕事が、今はもう負担でたまらない（この点は「時間の連続性」や「調子の波」の自覚が薄れていることを示しています）」と言うのです。

そこで、少し休養をとることを提案し、睡眠導入剤も使用して様子を見ました。少し落ち着いてきたので、張りきりすぎの原因について話し合ったところ「最初診てもらって徐々に調子がよくなり、そのうちこんなに調子のいいのははじめてだという感じになった。それで、つい嬉しくなって何でもできそうな気がした」「今までまわりに迷惑をかけていたので、一気に名誉を回復したいという焦りもあったと思う」「自分はどうも調子にのりやすい傾向がある」など、自分の背後にある焦りや誇大自己や躁うつ傾向についての自覚を深めました。

このように、「ほどほどが大事」といくら理屈でわかっていてもつい度を越してしまうという傾向がどれくらい改善するかをよく見守らないといけません。その後、少しずつ軽くはなっていますが、同じことが時に繰り返されました。そのたびごとに反省をし、自覚を深めたようでした。

その結果、自分は給料が下がっても、もう少し負担の少ないところが合っているし、ゆとりが出てくると考え、そのことを治療者と何度も話し合いました。それで、彼は少し負担の少ない病院に移り、医師である以上結構忙しいのですが、前よりもゆとりのある生活を考えだしました。
そのうちに生活・仕事も、精神身体状態も落ち着いてきたので、少しずつ減薬を始め、治療開始後一年半で薬をやめることができました。ただ治った後も、調子にのりやすいとか、ほどほどを越えてしまうといった自分の悪い癖が出ていないかどうか診てもらおうと、三〜四カ月に一度くらいの割合でクリニックに来ています。

[解説1] 事例Mは、躁うつ病タイプのうつ状態で、その発病・遷延原因として、彼の性格(循環性格と執着性格を基本に、少しメランコリー親和型性格もある)・特徴(順調希求姿勢、自己愛的傾向、欲張りすぎ、即断即行傾向、時間の連続性のなさなど)と、状況(医師でありしかも忙しい病院)の組み合わせが、ベースにあったと思われます。それに、最初の治療目標の間違いや薬の利用の仕方のまずさも加わっていました。

治療は、第四章で述べたように①正しい治療目標の設定、②自己の発病・遷延の原因の自覚、③自己の性格を生かす、④正しい薬の利用の仕方が基本になりました。そして、再発の度にそれを確認していきました。再発はもちろんないに越したことはないのですが、もしあればあったで、「再発の治療的利用」[85](これは統合失調症をはじめとする他の精神疾患でも同じです)を考えればよいのです。

Mさんが自分の性格や状況も考えたうえで、より負担の少ない職場を主体的に選んだことも大きいかもしれません。また再発予防のため、通院しているのは立派です。[80]

[解説2] このように働きすぎてダウンしてしまううつ病を「燃えつき症候群」[86]と呼ぶことがあります。これは医師、看護師、ケースワーカー、教師といった援助を主としている職種の人に多く、一つ

の職業病と言ってよいかもしれません。患者をはじめとする被援助者に対して熱心に援助するのはいいのですが、まず援助する側の自分自身を守る必要があります。「自分を守れない人」は「他者を守れない」わけですから、自分の心身の状態にも気を配る必要があるのです。

◆6◆……抑うつ性パーソナリティを持った遷延うつ病……◆

ここまでの例は、ほとんどメランコリー・執着・循環といった性格の持ち主ばかりの「遷延うつ病」でしたが、今度は抑うつ性パーソナリティ(16)(17)の傾向が大きい例を紹介します。

【事例N】独身女性、二八歳

Nさんはもともと控え目でもの静か、友達づきあいは苦手で静かに読書や音楽を楽しむというタイプですが、ちょっとしたことで自信を失ったり自分を責める傾向がありました。しかし成績は優秀だったので、よく学校の先生から「もう少し自信を持ったら」と言われていたとのことです。

大学は一流大学に進みましたが、相変わらずこの傾向は変わりません。普通の学生が遊んでいるときも、専攻の英文学の勉強に取り組んでいるというありさまでした。大学院に行きたかったのですが親に早く働いてほしいと言われ、就職試験を受けたところ一流の大手企業に受かりました。ただ、社会へ出てやっていけるだろうかとひどく不安になっていたらしく、高校時代の恩師に相談に行きました。恩師は「心配しすぎだ。君は自分の思っている以上に実力があるのだから」と軽く受け流されただけで、彼女の本当の心配を受け止めてはくれませんでした。

就職後は与えられた業務を一生懸命こなしたのと、よき上司（彼女の内向的な性格をよく見抜き、的確に使いこなした）に恵まれたおかげもあって、二年間は何とか過ごせたようでした。それでもたくさんの人のなかで用件を伝えたり対人関係で苦労したりと本当に疲れる毎日だったのです。

そんななかで、その敬愛していた上司が転勤することになり、一挙にNさんは落ち込みますが、つとめて落ち込む姿を見せないようにし、黙々と仕事を続けました。しかし、新たに後輩の指導を頼まれ、自分のことだけでも精一杯なのに、しかももっとも苦手な指導ということでひどく悩みます。夜は眠れず、頭はもうろうとして希死念慮が浮かびますが、家族に迷惑をかけてはいけないということで思いとどまります。やっとの思いで会社に行きますが、疲労感、絶望感はつのるばかりで悶々として眠れない夜を過ごしていたところ、気がついたら手首を傷つけていたということがありました。

これを発見した母親はびっくりして、いやがる本人を説得して、急いで精神科医のもとへ連れていきました。Nさん自身はあまりしゃべらないため、かわって母親が「詳細は言わないのでわからないが、多分会社のことで悩んでいたと思うし、眠れない日が増えてきていたようだ」と説明しました。そこで、一カ月の休養が言いわたされ、抗うつ薬や睡眠導入剤などが出されましたが、本人はあまりのまなかったようです。また休養しても状態はあまり改善せず、今回の挫折をかなり苦にしているようでした。結局、会社は四カ月休んだあと辞めることになってしまいました。

しばらく家にいたNさんでしたが、母親から「これからどうするの」と言われるし、自分でもなんとかせねばと思っていたので、仕事を探します。幸い英語ができるということで某商事会社に勤めることになりました。ここでも一年ぐらいはなんとかよかったのですが、やはり対人関係のしんどさがつのってきて、再び不眠、憂うつ感、絶望感、集中力低下がひどくなり、それを見た母親がまた別の精神科医のもとに連れていきました。そのときも同じように、薬と休養を命じられて従ったのですが、状態は改善せず、その会社も辞めることになったのです。

再び引きこもることになったNさんですが、やはり家にいることに罪悪感を感じ、社会訓練としてある塾の事務員として勤めだしました。最初は事務だけだったのですが、そのうち英語ができることがわかり「生徒に教えてくれないか」と上司から話がありました。Nさんは断りたかったのですが、とてもその意思を出せずに結局は引き受け、苦痛が増したのでした。そして例のごとく人間関係のしんどさが加わってきて再びうつ状態となり、また休むことになりました。今度も精神科医のところへ行って治さないといけないと思い、抗うつ薬をのんだのですが、まったく効果はありません。ますます絶望した彼女は、家に引きこもる毎日になったのです。

三度の挫折はさすがにこたえたのか、もう外出もせず悶々とした毎日でした。死ぬ以外に道はないと考えるのですが、自殺は家族に迷惑がかかるので実行はしません。ただ、ひたすら衰弱して自然に死ねたらという気持ちが強く、極度に食を細くしてみたりと、家族もはらはらする毎日でした。母親は知り合いから筆者（治療者）のことを聞き、いやがる本人を連れて来たのでした。

［解説1］ Nさんの場合、抑うつ性のパーソナリティの傾向がよく出ていると思います。こういう人

は、状況に圧倒されやすいだけではなく、意思表示をしないため負担を引き受けてしまうなど、状況そのものを悪化させやすいのです。Nさんは挫折に負けずに三度も挑戦しているところは立派ですが、治療をいつも中断しているところが問題です。これはその時々の精神科医や家族の対応にも問題があり、彼女の性格だけの問題として片づけられません。

治療者は本人と会いましたが黙して語らずですので「いやいや連れて来られたらそんな気になりますよね。無理に口を開かなくていいですよ」と言ったあと、本人の形式的な許可を得て、母親から事情を聞くことにしました。といっても、母親は表面的なことしか言いません。つまり、三回仕事には就いたが、いつも一～二年で辞めてしまうこと、三回精神科医に通ったが続かないこと、今はまったく自室にこもってやせ細っていくことなどです。本人の内面を聞くと、よくわからないということでした。そこで、治療者は「推測で間違っていたら申しわけありませんが、あなたは相当絶望されていて一切の希望はないと考えておられるようです。今まで、三度も挑戦して三度とも挫折したらそんな気にはなるでしょうし、また病院にかかってもちっともよくなっていない。それにあなたの苦しい思いを誰にもわかってもらえないのもさらに苦しい、といった連想がわきましたがどうですか」と聞くと、力なく小さい声で「ええ」と答えました。しかしそれについて聞こうと思うと、やはり黙して語らずです。そこで治療者は「とにかくまだ十分に全貌がわかったわけではない。しかし、このまま放っておくわけにもいかない。だからもう一度来てくれませんか」と聞くと、本人はかすかにうなずきました。母親は「薬は出ないんですか」と聞いてきたので、「本人から十分話も聞けていないし、問題点の本質もわかっていないので、出していいかどうかわかりません」

と答えておきました。
二度目の外来ではあまり拒否的ではありませんし、母親も「今日はいやがらなかった」と言います。それで、治療者は「一人のほうがいいですか。お母さんがいるほうがいいですか」と聞きましたが、答えられません。治療者は直感で拒否はないと感じたので、二人だけで話し合うことを提案すると彼女は応じました。

――前回、絶望感をわかってもらえない苦しさということを言いましたが、あれはどうだったんですか。

N　確かにそのとおりだったのです。でも、それを認めるのは辛いし苦しいし、それで黙っていました。

――それで、今でも治らないと絶望されているのですか。

N　というより、私、病気ではないんです。私のは性格から来ているからどうしようもないんです。

病気なら、治せるんでしょうけど。

――病気か性格かの議論をするつもりはありません。だいたい、そんな区別は厳密にはできないと思っています。精神科のクリニックは病気かそうでないかにかかわらず、困っている人のための「よろず相談所」と思っていますから、いくらかでも助けになればと思っています。あなたも苦しいなかにいることは事実でしょうから、それを少しでも楽にできたらと思っていますが、おせっかいすぎますか。

N　先生のご好意はありがたいのですが、私のこの性格は治しようがありません。もっとほかのお困りの方を治してあげてください。
――あなたはいつごろから、この性格は治らないと考えるようになったのですか。
N　小学校ぐらいからです。友達もできないし、たぶん社会のなかではやっていけないだろうと思っていましたが、やっぱり思っていたとおりになりましたから（実際はいつからかわからないが、こういう状態の人は遠い昔からと言うことが多い）。
――そんなに昔からそう思われているのなら、よっぽど深い根拠がおありのようですが、それをもう少し聞かせていただいていいですか。
N　ええ、先生がそこまでおっしゃるのなら。でも、どうにもならないと思いますが。

［解説2］　絶望的で、拒否的ななか、治療者との話し合いは二回目ではでき、表面的には消極的でも通うという約束まで取りつけることができました。

本人から性格の内容や治らないと思える根拠を聞くと、次第に次のことが明らかになってきました。「私は対人的に無能で魅力がなく、どう話していいかわからず、人の話も聞けず交わることもできない。本で得た知識も対人関係や社会人としての活動ができないとどうしようもない。私はまったく生きていても仕方がない人間だ」という自己否定感、「私には何の楽しみもない。本を読んでも字面を追っているだけ。たまに感動しても自分の今の生活を考えたら、すぐにその感動をかき消されてしまう」という生きる喜びのなさ、「人との関係がまったくできないし苦痛。私は人と親しくなりかけると、その人がどんどん侵入してくるように思えて恐い。それに、親しくなるというつか裏切られるのではという疑惑が生ずる。事実、今までしょっちゅう裏切られていて人間に対する不信感が強い。また、いつか相手にいやがられ、相手に迷惑をかけてしまうのも辛い」「それで一人でいようとすると『いつも一人だね』と嫌味を言われ、孤独でいることもできない。会社を辞めたのもこのことが大きい」という対人関係の悩み、「もう何も期待していないし、将来に何の希望もない。だから、自然に死ねたら、こんなにいいことはないのに」という将来への絶望感、ということでした。

治療者はこれを聞かされ気が重くなってきましたが、態勢を立て直して次のような対話をしました。

――確かに、これだけ辛い気持ちでいたら何の希望も持てませんよね。

N　ええ、そうでしょう。だから、もう私のことになんか、関わってもしょうがないんです。

――ただ、話を伺っている間にこんな連想もわいてきました。しかし、とてもあなたを傷つけてしまうかもしれないのですが、伝えてよろしいですか。

N　ええ、どうぞ。私はもう傷ついていますから。

――つまりね、あなたの考えにはいい点もあるような気がしたんです。というのは「将来に期待しない」ということは、変な欲望を持たなくてもいいし、それだけ不安も煩悩もない。それに期待しておかなければ将来うまくいかなくてもそんなにガクッとくることはない。「また人との交際を避ける」というのは、煩わしさから逃れて一人でいることの気楽さを得られることになる。何よりも自己否定が強いというのは、自分をより深く見つめることができる能力の一つであるし、他者への不信感は、他者からの不用意な侵入を防ぐ意味ではたいへん有効だと思う。あなたは、こういう点で自分を守っていたのではないですか。

N　（びっくりした顔をして、しばらく考えながら）……先生。どうして、そんなことわかるんですか。実は、そんなことが頭をかすめることがあったんですけど、今、先生にはっきり言われて、そんな気持ちを自分が持っていることがよくわかりました。

――それと、「こんな辛い気持ちで生きているだけでも奇跡」そして「こんな奇跡を行なえているのは自分ぐらいだ」という思いも、あなたのなかにあるんじゃないんですか。

N　（興奮して）本当にそのとおりです。それもあります。でもそんなことって、とても悪い考えでしょ。

――常識的な人ならそう考えるかもしれませんが、私はそうは思いませんね。「自己肯定、対人関係尊重、信頼感、希望」といった肯定的思考はプラスのほうが一見多いように見えますが、マイナスもあります。一方で「自己否定、孤独、不信感、絶望」という否定的思考はマイナスのほうが多いように見えますが、プラスの点も結構あります。要は、この両方の思考をうまく使い分けていけばいいのですよ。この考え、どう思いますか。

N　先生のおっしゃられるとおりだとは思うんですが、私は否定的思考が強すぎます。それに両方を使い分けるなんて、まだまだです。

――もちろん、そんなことすぐには無理です。でも、まず否定的思考のプラスの意味を感じておられることが出発点です。

N　わかりました。それにしても、この歳になってこんな話を聞くとは思いませんでした。

[解説3]　ここでは否定的思考の内容を詳しく聞いています。本人は、最初の拒否やふてくされが和らいでだいぶ話せるようになってきています。ここで否定的思考のプラスの意味を取りあげたのは、本人を元気づけるために意図してしたわけではありません。話を聞いていて、自然にこれを伝えたくなったのです。いずれにせよ、わずかであってもこれまでずっととってきた「否定的思考パターン」のよい点が感じられたのは前進でした。

この話し合いのあと、少し元気を回復した本人ですが、すぐさま抑うつ的になりました。それは「ここまで話し込んだのは先生しかいない。その先生が私に興味や関心がなくなったり、私に嫌気がさしたらどうしよう」という不安だったので「それは信頼感が深まった証拠である」と答えておきました。

話の焦点はいよいよ否定的思考、それもとくに対人関係面での否定的思考に移りました。

N　人といるとどうしても、その人に嫌がられているのではとか、その人に迷惑がられているのではないかという考えがわいてきて、引っこんでしまう。

——それは川の激流のようなもので、その考えが浮かんでくることは止められませんね。問題はそのあとです。もし、それらを肯定的に考えたらどうなるでしょう。

N　その場を立ち去っていくわけでもないし、いろいろ話しかけてくれるので、嫌がられているかどうかはは っきりしません。

——そうすると、あなたの適切な態度は。

N　そんなに嫌でなかったら、そこにいておしゃべりに加わるほうがいいように思いますね。でも私、話下手なんです。

——自分だけべらべらしゃべるのと、人の話を聞いてあげるのとどちらが好感を持たれると思いますか。

N　あとのほうですね。

——そうなさるつもりはありますか。

N　少し頑張ってみます。

それ以後は、いろいろな場面での話し合いと、適切な対応をめぐっての話し合いが中心になりました。たとえば、①人にものを頼まれたとき、考える暇もなく引き受けてしまう→できるものかどうか考え、できそうにないときは申しわけなさそうにやんわり断る、②人に誘われて行きたくないときでも「断ったら嫌われる」という考えが自動的に生じて応じてしまう→一歩立ち止まって考えて行きたくないほうが強ければ「少し考えさせてください」とか「予定が入っているので」と言う（一人で休養するのも予定である）、③逆に友達と話をしたいとき（彼女は最初、友達がいるとは言っていませんでしたが、ちゃんと二、三人はいるのです）断られる気がして電話をかけられない→電話をかけたとき時間があるかどうか聞いて、時間がありそうなら話をし、相手が話を長く続けたがっていそうなら会う約束を提案してみる、などでした。

これは彼女にとってははじめてに近い体験で、できるかどうか心配だったし、たいへんな感じがしてきたので「やっぱり、もういいです。私は一人ぼっちで生きていきます」と言いかけたのですが、このとき治療者が「それはそれで一つのいい考えですが、自分の孤独を守るためにもある程度の対人関係は必要なように思いますが」と言うと、それには同意してくれました。

そのようななか、試みに③を実行してみたら相手がすごく喜んで約束が成立し、その友人と話し合っているうちに、対人関係は結構楽しい面もあるということに気づいてきたのです。

こうしたことは徐々に本人に自信を持たせ、うつ状態は改善し、前向きの気持ちが出てきて、今度は英語の翻訳が中心の会社に就職しました。そこは、翻訳中心で対人関係があまりなかったので比較的気楽にやれ、また少ない対人関係なので余裕と距離を持ってつきあえるようになりました。

一方で、自分がなぜこのようになってしまったのかを考えはじめたところ、両親とも大学教授で、しつけに厳しく早くから自立を迫られ、母親に心から甘えたということがないことに気づきはじめました。自分がかなりの内向的性格なのに、仕事にばかり一生懸命になって何もしてくれなかったこと、母にいろいろ頼んでもいつも裏切られていたことなどが語られたのです。このときはとても興奮気味に語り、家でも母親に攻撃的になったりしました。はじめてそうされた母親はびっくりしましたが、娘と話し合ううちに、今まで心の底にあった母親自身の罪責感も刺激されたのか、涙ながらに謝ったとのことです。そのことがあってからは、「いまさら母のことを悪く言ってもしょうがない。母にも事情があったんだろうから」と言うようになったのです。

その後、控え目で、受け身的で、内向的で、自信のない点はそれほど改善しませんでしたが、「自分はこういう性格でいく」と開き直ったのか、何とか仕事を続けることができ、最近では、ある男性から交際を申し込まれてつきあっている最中とのことです。

そして今は、自分の性格については全面的に否定も肯定もせず、「よい点と悪い点が入り混じっているのだな、あまり好きになれないけれどこの性格で頑張ってみよう」ということになったのです。

【解説４】 否定的思考の話し合いに入り、否定的思考は激流のようなもので止められないこと、ほとんど自動的に起きてくることなどが話し合われ、その対策として否定的思考に襲われたときは一瞬横に身をおいて冷静に考えること、そして肯定的な面からも考えてみること、そうするなかで適切な行動は何かと考える、といった話し合いがなされました。そういうときは友人に電話したりして肯定的な体験をすることが大事です。そのあとは改善の方向に向いたのです。

ところで本人が昔のことを思い出して母親を攻撃しましたが、これは一種の甘え直しです。ここまで頑張って自分を変え、自分の性格を生かすことができるようになったNさんの努力に敬意を表したいと思います。

このNさんの治療はほかのうつ病治療と同じなのですが、とくにうつ病特有の否定的なものの見方に変更もしくはふくらみをもたせ（否定的思考にプラス面があることなど）、対人関係面での指導を具体的に行なうことが治療ポイントとなりました。このやり方は本格的なものではありませんが、認知療法や対人関係療法や行動療法に通じるものです。

7 自律神経失調症をともなう長期うつ病の治療例

(1) 自律神経失調症とは

自律神経失調症とは、身体に特別な器質的異常（ガンとか膠原病といった）がないにもかかわらず、いろいろな訴えや症状（主に全身倦怠感、めまい、頭痛、頭重感、動悸など）があり、背後に交感神経や副交感神経の過緊張・機能低下が関与している病態を指します。

自律神経は身体のあらゆる臓器に影響を及ぼしていますが、その主な特徴は自分の意志とは無関係（厳密に言うと少し関係しますが）に、自律的に内臓や内分泌器官などの機能を調節しているという点です。ですから自分の意思に従って動く筋肉系の随意運動神経系と区別されます。

自律神経は交感神経と副交感神経に分かれますが、両者は反対の作用をして生体のバランスを保っています。すなわち、交感神経は闘う、逃げる、活動するといったエネルギーを出す方向（異化作用、向力動作用とも言う）に向かいます。具体的に言うと交感神経が優位に働いているときは、脈拍の増加、血圧上昇、気管支の拡張、胃腸運動の抑制、頻尿、発汗が起きやすくなり、何かに対して闘う姿勢になるということです。

副交感神経はエネルギーを取り入れる方向（同化作用、向栄養作用とも言う）で、これが優位に働くと脈拍や心臓収縮力が減少し、血圧は低下し、胃腸運動は活発になるといった現象が起きます。つまり、交感神経優位が活動の態勢とすれば、副交感神経優位は休息やエネルギーの補給・貯蓄の態勢になるということです。ただ副交感神経が休息の方向に働くとしても、優位になりすぎると胃腸症状（吐き気、下痢、腹痛など）、低血圧、徐脈といったことが出やすいのです。

このように、自律神経は二つの神経系がほどよく調和して働いて活動と休息のバランスがとれるのですが、気がかり、心配、不安、憂うつといった精神的ストレス（精神的だけではなくあらゆるストレス）があると、このバランスが崩れて精神身体反応というような生理的変化が生じます。そして動悸、呼吸困難、目まい、頭痛、疲労、食欲不振など、多彩な症状をもたらします。

(2) 自律神経失調症の背後に潜む遷延うつ病

うつ病のさまざまな身体症状については第二章で述べましたが、睡眠障害、食欲不振、全身倦怠感、めまい、動悸、便秘などをはじめとして、うつ病の身体症状はほとんど自律神経失調症によるものと考えてよいと言えます。

もっとも、自律神経失調症にはさまざまなタイプがあり、うつ病がかなり関与するタイプと、そうでないタイプ（神経症型、心身症型、本態性といったもの）があります。

うつ病のなかには身体症状しか出さない人（これを仮面うつ病と呼びます）もあり、うっかりするとうつ病を見逃し本人の治療を遅らせることもあります。長期うつ病が身体症状しか出さない場合、肝心のうつ病の治療が行なわれないため、いたずらに身体症状やその背後にあるうつ病まで長引かせることになります。

自律神経失調症は見た目にはひどい病気と見られず特別な異常もないため、まわりは「たいしたことはない。気のせいだ」ぐらいに見がちです。しかし本人にとっては辛い症状があり、自分の肉体をもてあますぐらいに苦しんでいることが多いのです。

(3) 遷延うつ病が潜んでいた自律神経失調症

以下、事例に沿いながら、うつ病タイプの自律神経失調症とその治療を解説します。

[事例O] 主婦、四五歳

Oさんはめまいやふらつきや頭痛、疲れやすさを訴えて、筆者のもとへ来ました。不眠、食欲不振、便秘もともなっていました。

話を聞くと二年ほど前からで、どの病院で精密検査をしても「異常ありません」と言われるだけです。しかし、異常がないと言われても相変わらず症状に苦しめられているので、医師にそう言うと神経科に行くように言われたので行ったのですが、「精神的なもので、気にしすぎです。薬をのんだら治りますから」と薬（安定剤）をもらっただけでした。薬をのむとほんの少しは楽になるのですが、症状は相変わらず続くし、薬をのんでいて大丈夫かどうか心配なので医師に聞きますが「大丈夫」と軽く言われるだけで、少しも安心できませんでした。そのうちだんだん薬も効かなくなって、症状が前より悪化してきたのです。それでいろいろな神経科や心療内科のクリニックに行きますが、同じような対応で薬をくれるだけです。Oさんは日夜この症状に苦しめられ、自分の身体をもてあまし、もう生きていくのがいやと思うほどになったのです。夫をはじめ周囲は、「医者が異常ないと言っているのだから心配ないので、気の持ちようでなんとでもなる」という言い方をするため、Oさんは症状で苦しむだけではなく、まわりの無理解にも苦しんでいたのでした。

[解説1] まわりのこの言い方は一面で正しいのですが、弱って追いつめられている人に対しての「正しい言葉」は、しばしば非常な圧迫になります。「正しさとは関係のなかで決まってくる」ものだということです。

そんなことで困りぬいているときに知り合いから聞いて筆者のもとを訪れたのです。

まず、治療者は「いろいろ医者にかかっているのになかなか治らないのは辛い」ということと、「自律神経失調症というだけで症状の辛さ苦しさをわかってもらえないのは、とても辛いのではないですか」と思いやると、ちょっと安心したようでした。

そこで、早速症状の背景を探るために「症状の原因について、自分で何か思い当たることはないか」と聞くと、「異常がないと言われても、これだけ症状があるし、これだけ身体の調子が悪いと、何か悪いところがあるように思う。だから、もう一度内科や耳鼻科で検査したほうがいいのではないか」と聞き返されました。

――確かに異常がないと言われてもこれだけ症状が出てきて、ずっと持続するんだから何か悪いところがあるのではないかと心配しますよね。

O ええ、そうなんです。こんなこと前にはなかったですから。

――今度かなり詳しい検査をして、もし何も異常がなかったらどうされますか。

O いや、それでも心配です。

――それじゃ、検査をしてその結果を見ても、あなたの考えが変わらないと言うなら、してもしなくても意味がないようですね。

○　……そう言えば、そうかもしれません。

――あなたは、検査や医学に絶対の安心を求めていませんか。

○　ええ、そうなんですが、無理なんでしょうか。

――よく考えてくださいよ。医学の検査は絶対ではないんです。検査にひっかからない重大な病気があるかもしれないし、医者が見落としている可能性もあるし、たまたまそのとき異常が見つからなかっただけかもしれません。そう考えていくと、絶対の安心を得るのは難しいですね。それでも検査しないよりは、して何もないということがわかれば、相対的安心は得られますよね。それはそれでとても大きなことだとは思いますが。

○　そうですよね。

――そうだとすると、どうですか。とりあえずの相対的安心だけではだめですか。

○　そこが、不安で仕方がないんです。

――でも、検査を繰り返して、絶対の安心に到達できますか。

○　無理ですね。どうしたらいいんでしょうか。

――こういう気がします。検査をすれば安心は増えるかも知れないが、絶対の安心には到達しないし、お金と時間がかかって身体の苦痛もあるので辛い。他方、検査をしないのも不安のままで辛い。どちらの辛さをとるかはあなたの決断ですね。どうされますか。

O　どうしたらいいんでしょうか。
――私に決めてほしいんですか。
O　ええ、自分では決められないんです。
――決断はとても大事な行動ですが難しいですよね。ただ、いずれにしてもこれを決めるのはあなたの仕事ですよ。でも、あなたの決断を助けるために私の意見を言います。私だったら今までの検査を尊重して、しばらく様子を見ますね。あなたはどうされますか。
O　私もそうします。

[解説2]　あとでわかるようにOさんには遷延うつ病が潜んでいましたが、一方でとても神経質な方だったのです。神経質な自律神経失調症の患者は、自分の安全に関してとても敏感になっており、完璧な絶対の安心という不可能な幻想的願望に執着してしまいます。そこで、まずは医学は完全ではないこと、何回検査をしても絶対の安心感は得られないことをわかってもらうことが大事です。そして自分の執着が、苦を大きくしていることに気づいてもらうことが必要なのです。

さらに今後の治療では、本人の決断が治療的にとても大事な営みなので、治療者は意見を言っても決断は本人にさせるほうがよいでしょう。

次は症状をめぐっての話し合いになり、患者が「いくら異常がないと言っても、こんなに症状があるのはおかしい」ということをさかんに言うので、治療者は「確かに血流の変化や筋肉収縮などの生理的変化はあると思いますよ。そして、それらとめまいや頭痛といった症状は関係あるとは思います」と認めたうえで、いずれにせよ症状を増強させているものを考えてみようということになりました。

【解説3】　治療者は、今までの医師や周囲の人と違って、身体に変化や異常が起きていることを認めています。これは患者との信頼関係をつくるうえで重要なことだと思います。ガンのような重大病変はないにしても、機能異常はあるかもしれません。

そこでわかってきたことは、普通の人なら「異常ありません」と言われると安心してもう症状や身体のことに注意を向けないのに、Oさんは敏感で悪いほうに考える傾向があったので、症状や身体状態についつい注意が向いてしまい症状を増幅していたことに気づいてきました。ただOさんは「確かに症状を気にしすぎていて、症状を増やしていた面はあったと思うけど、気にしないでおこうと思えばよけい気になるし症状も増える。どうしたらいいのか」と言うので、治療者は「気になるのに『気にするな』と言っても無理だから、症状が気になってもそれを持ちながら今したいこと、するべきことをすればいいんです」という話になって落ち着きました。

【解説4】　自律神経失調症や神経症、うつ病では、とくに「(異常はないが)症状を放っておけない」→「症状を除去してほしい」→「症状を気にする」→「症状や身体状態に注意が向く」→「症状を強く感じる」→「症状が増強したと感じられる」→「症状を除去して欲しい気持ちが強くなる」といった悪循環に陥ります。これは精神相互作用[84]のことですが、自律神経失調症ではこの悪循環に気づいてもらい、治療目標を「症状を除去する」という幻想的なものから、「症状を受け止める。症状を持ちながら生活できる」といったものに変える必要があります。

続いて話し合われたことは、もともと神経質だったので少しの心配でどきどきしたり不眠がちになったことはよくあったということですが、なぜ四四歳ぐらいからそうなったのかという話になってきました。本人に「何か思い当たることはないか」ということを聞いても「よくわからない」との答えです。

そこで、その前後のことを聞いていくと、一人息子が大学に合格して下宿することになったこと、夫と二人きりの生活になったけれど、もともと趣味もあまりなく、人間関係に乏しく、昼間はぼーっとした生活をしていたこと、息子は入学初期のころは電話をくれていたが、最近はほとんど連絡してくれないこと、夫は仕事中心の人であまり精神的交流がなかったこと、息子の養育や教育が生きがいになっていたが、その息子が離れて、連絡もよこさないことで寂しい思いをしていたこと、息子が離れ、夫との間がこんなままで、いったい将来どんな生活になるのかしらと不安に思い、何か空しくて憂うつで仕方がないこと、などが語られました。こうしたことが精神を抑うつ・不安定にさせていたが、あまりこんなことで落ち込んだりしてはいけないと思っていたこともあって身体の症状に出たのではないかとということが、話し合われました。

またこのなかで、Oさんはもともとひどく過敏で緊張しやすく、神経質で悪いほうに考える性格で、あまり安らかな状態で過ごしてこなかったが、内向的なこともあって人と話したりすることがなく、内にためるタイプだったことも話し合われました。

[解説5] 患者に発症の原因を聞いてもわからないことが多いですから、治療者はまずその発症の前後のことを中心にしながらその人の歴史、人間関係、生活のありさまを聞きながら、その人の精神状態に迫っていきます。

Oさんの場合、夫との間の交流の乏しさ、子離れができていないこと、精神的自立がやや乏しいことなどがあり、息子の入学をきっかけに不安が強くなって、それが精神身体反応というかたちで生理的変化を起こしたと思われます。そしてそれを抑えこんだので、よけい身体に出る反応は強かったと言えます。

自律神経失調症患者のなかには、自分の症状の背後に抑うつや不安があるということに気づかない、あるいは気づいていても認めたくない人が多いということがあり、これを明確にしていくには、いきなり心理状態を聞くよりは順序よく外的事実のほうを整理しながら聞いていくことが大事です。

ここまで聞いていて治療者は、薬とカウンセリングと身体のリラクセーションといった治療が必要だと思いました。

そこで、「今の身体症状の原因として、どうやら抑うつ・不安が大きな要素を占めていることがわかりました。この抑うつやあなたの抱えている問題点については、これから話し合っていきましょう。その前にあなたの抑うつや不安を少しでも和らげることで症状を軽くし、少しでも安らかに生活できるために、抗うつ薬や安定剤をのまれたらどうかと思うのですが、いかがですか。薬でゆとりが出てくると、自分の問題も考えやすくなりますし」と提案しました。

O　先生の話はわかりますが、でも薬をのむのは恐いんです。

――どういう点が恐いんですか。

O　やっぱり副作用です。

――確かに多くなりすぎると眠気が出ることはありますが、適切に処方するとおおむね安全な薬ですよ。

O それと、依存的になるのが心配なんです。

――そうね。規定量を大幅に超えて長期にのめば、まれに依存が生じますね。今から出すルボックスという抗うつ薬やデパスという安定剤は、大量連用しなければ依存は生じません。もちろん、規定量内しか出しませんので安心してください。

O わかりました。少しのんでみます。

[解説6] 患者にとって、薬の副作用と依存性への恐れは深刻なものがあります。この恐れのために、抗うつ薬や安定剤で症状の軽減や安らぎが得られるのを逃している人がしばしば見受けられます。

もちろん副作用を極力少なくし、副作用より効果のほうが上回るためには、適切で適量の処方を工夫することが必要ですので、注意を要します。また、薬をどこまでのみ続けるかという問題ですが、その患者の症状が軽減し、生活もでき、心理的問題もおおむね解決してくれれば少しずつ減らしていきます。これは、第五章に詳しく記しました。

漫然と投薬するのではなくいつも適切な処方を工夫し、今いちばん本人に役立つ薬の種類とその量に心を砕かねばなりません。

[解説7] Oさんをはじめとして患者の多くに薬に対する絶対的安全への執着が見られます。しかし、薬をのまないでいたら絶対安全かと言うと、そんなことはありません。むしろ心身ともに追い込まれていっそう苦しくなり、過度の緊張を抱えることで身体にもよくないのです。薬をのむのは恐いが、

薬をのまないままでいくのも危険です。どちらの辛さをとるか決断をするのは本人の課題です。

Oさんは薬をのむことで少し楽になり、すでに述べたような問題点への気づきがいっそう深まりました。またカウンセリング的診察で、自分の抑うつの背景・原因を理解し、自分の課題が子離れ、自立、夫との交流であることへの自覚も深めました。

しかし、これらは長年の問題が積み重なっていたので簡単にはいきませんでした。まず息子が離れていったことの抑うつ的な感情がいっそうあふれだし「息子が離れたことがこんなに辛いとは思わなかった」「もう私の生きがいはない」「将来、こんな夫とやっていく自信はない」「もう、どうしていいかわからない」と涙ながらに訴えることもしばしばでした。

【解説8】　初期によくなったように見えても、このように自覚が深まるにつれ背後に隠れていたうつ状態が表面に出てくることも多いのです。これは一見悪化したように見えますが、実は治るための一つのプロセスであるとも言えます。このOさんのように自律神経失調症の治癒過程でうつ状態が出てくることはしばしばあります。その場合は別離の苦しみと悲哀を表出することが大事になります。

こうした長い話し合いを繰り返したあと、徐々に過去から未来に目が向きはじめました。本人はパートの仕事に出ることになり、そこでできた友達を通じて学生時代にやっていたテニスを再開し、元気になってきたのです。夫にも何回か診察に来てもらい、夫にも少しずつ言いたいことが言えるようになり、家庭生活もそれほど苦痛でなくなってきたのです。

ここまでくると当初の身体症状はほとんどなくなっていましたので、徐々に減薬をはじめ、一年ほどで治療を終了しました。

[解説9]　この例では、身体のリラクセーションも初期のころから積極的にとり入れました。これは主に呼吸によるリラクセーションですが、長呼気呼吸法[87]（出る息のみに心を傾け、できるだけ呼気の時間を長くするものです。また吸うときは自然に意識せずにおなかをふくらますだけにする。これで自然に呼気は長くなり、吸気は短くなるというパターンになる）を指導実践することでかなり身体がリラックスし、自律神経失調症状も減ってきました。

[総論的解説]（症状の発生、増大、固定のメカニズムについて）

なぜOさんにめまいやふらつき、頭痛といった症状が生じたのか考えていきます。

①Oさんはもともと内向的で、敏感、神経質な性格であった。

②結婚後、夫は仕事で忙しく、いきおい子どもの養育だけが関心事になった。趣味やほかの生きがいや人間関係に乏しかったことも関係している。

③唯一の生きがいであった息子が離れることによって、落ち込みや将来への不安などが生じ、かなりの抑うつ・不安状態になった。過敏な性格だからなおさらである。

④そうした憂うつや不安を口にできないため、いっそうストレスはひどくなった。

⑤こうしたストレスが自律神経のバランスを崩し、脈拍、呼吸、血圧、血流などを変化させ、筋緊張（精神的ストレスや緊張に由来する）なども加わって、種々の精神身体反応としての自律神経失調症状——めまい、ふらつき、頭痛、不眠といった神経系の症状、便秘、食欲不振といった消化器症状、倦怠感といった全身症状などが生じた。

⑥こうした自律神経失調症状に対して器質的異常がないにもかかわらず過度の心配をし、その除去

を願う気持ちが強すぎたので精神交互作用が生じ、かえって症状を強める結果になった。
⑦精神身体反応と精神交互作用は、お互いに強化し合って症状の程度を強くし、それがまた本人の不安を強くし、それもまた症状を悪化させるといった複雑な悪循環に陥る。
⑧身体的検査も単なる異常なしだけでは症状を説明することにならず、本人はわけのわからない病気になったという不安がつのっただけであった。
⑨安定剤の投与も十分な説明がないと不安のほうが先に立ってのめないか、のんでもあまり効果がないことになる。

［事例Oの治療ポイント］

①本人の身体の症状に関心を寄せ、本人の苦悩に共感、②医学検査は絶対ではないので、絶対的安心を得ることは不可能です。したがってどうしても残る不安は自分で引き受けていくという覚悟が必要になります。Oさんは、このことを受け入れました。③精神相互作用に気付いたこと、④精神身体反応（自律神経失調症状）を起こしたストレスやその背景についての話し合い、⑤カウンセリング的診察で自己の課題が明らかになり、それが達成できました（途中の抑うつはある程度しょうがないことですが、それを乗り越えたことも大きかったと思います）、⑥夫の協力、⑦薬の効用を知り副作用や依存性に対する過度の心配を和らげ、薬を正しく利用できたこと、⑧呼吸法というリラクセーションを取り入れた、といったことになります。いずれにせよ、自律神経失調症といった、一見軽そうに見える病態でもかなり本人は苦しみ、またその背景（抑うつ・不安といった）も複雑で、それを理解していかないと、いたずらに自律神経失調症状を長引かせることになるのです。

第一一章

対象喪失と遷延うつ病の事例

この章では対象喪失による遷延うつ病の事例を紹介します。すでに状況因のところでも対象喪失がうつ病の原因になると述べました。ここでは対象喪失の説明と、対象喪失からうつ病に至る過程、対象喪失によりうつ病に陥った三事例とその回復過程について述べます。この三事例のうつ病は対象喪失を主要特徴としていますが、やはり遷延しています。

◆1◆……対象喪失とは

対象喪失とは何でしょうか。ここでいう対象とは、自分が好きで愛着している人（物）、支えや頼りにしている人（物）、依存対象などを指します。したがって対象喪失とは「愛する人（対象）との別れ」を指すことになります。愛する人との死別などはその典型です。恋人、配偶者といった存在から、母親、父親、きょうだい、祖父母、子ども、友人、師匠、先生など、自分にとってかけがえのない存在との永遠の別れです。しかし、これはなにも人との別れだけではありません。自分の持っている能力（身体的・知的）、魅力、若さ、健康、容貌、意志力、良心、趣味、楽しみ、生きがいや、外的な財産、地位、職業、役割、職場、所属集団、名誉、家柄、故郷、祖国などとの別れもまた、対象喪失と言えます。

また愛する人が死んだわけではなくても生き別れや失恋がありますし、それも争いや憎しみの果ての別れだとすると、いっそう辛さが増すものです。

さらには、空間的には別れていなくても、愛する人がいつの間にか憎い人、嫌いな人に変わっていたとすると、これもその人の「愛する側面」が失われたわけで、やはり対象喪失と言っていいと思います。

また、子どもの進学や結婚といった喜ばしい出来事も、親の側からは子離れという対象喪失の面を含みます。これは表面上喜ばねばならないため、かなり複雑な辛さになると思われます。子どもの側も結婚で喜びと同時に「娘なるもの」と別れなければならないという対象喪失を味わう場合がありますす。出産も女性の自由を奪うという意味があり、育児ノイローゼや児童虐待にその徴候を見てとってもいいのかもしれません。

◆2◆……対象喪失による病的反応……◆

愛する人との別れに出会ったとき人間はどう反応するか、すなわち対象喪失にどう対応するのか。人生や世の中が「無常である」ということはよく考えれば自明のことで、対象が永遠に存在するということはあり得ません。人間である以上、対象喪失という辛い体験から逃れることはできませんし、その意味では平素からそれに対する覚悟をどこかでしておくことが必要なのかもしれません。そして対象喪失に出あっても、それを乗り越える健康性が要求されますが、一部の人はそれができず、さまざまな病的反応を示すことがあります。

そのなかで、まず浮かんでくる病的反応はうつ状態をはじめとする精神的な悪化でしょう。アリエティは「大切な人を死により喪失するということは、たぶん、反応性うつ病のもっとも一般的促進要因である」[88]と述べています。

また、精神的悪化だけでなく身体にも不調があらわれやすくなります。ある報告（小此木[89]のパークス[90]による報告）によれば、配偶者の死に出あった妻や夫の死亡率は、そうでない人より四〇％も高かったといいます。とくにガンや心臓病で亡くなる人が多かったとのことです。それ以外にアルコール依存症になったり、破壊的な行動をとったりすることもあります。

乳児が母親の死という対象喪失を体験すると、もっと過酷なことになります。スピッツの報告[91]では、一カ月以内では気難しくなったり泣きやすくなったりし、三カ月以内では体重減少、睡眠障害、運動機能低下、発達停止、周囲に対する拒絶などが起き、三カ月以降になると無表情、無反応になるということです。

また、子どもの場合の対象喪失（死別だけでなく離婚、親の問題による家庭の安定感の喪失など、子どもにとってかけがえのないものの喪失）は、そのときだけではなくその後の人格形成に歪みを来し、うつ状態、神経症や精神病、パーソナリティ障害、問題行動となってあらわれることが多いのです。

◆3◆……対象喪失に対する悲哀の仕事……◆

ただ、深刻な対象喪失を体験した人がすべてうつ状態になってしまうかと言うとそうではありません。ひどい対象喪失体験をし悲哀の底に沈みながらでも立ち上がっていく人がいます。逆にちょっとした対象喪失でも、重度のうつ状態を来す人もいます。

この対象喪失を乗り越えられるかどうかは、悲哀の仕事（悲哀反応、喪の作業、喪の仕事、mourning work のこと）が十分になされるかどうかにかかっていると言えます。

悲哀の仕事とは一言で言えば心のお葬式ということで、対象喪失後の心理的変化の過程を言います。人間はその過程を経ることで徐々に「愛していた・依存していた人や対象からの離脱をはかり、再び心の安定を獲得して日常生活の平静をとり戻していく[92]」ことになります。

その過程をより詳しく述べれば[93]、対象喪失を予期する段階、対象を失う段階、無感覚・無感動になる段階、怒り、対象を再び探し求め対象喪失を否認するなどの試みが交代する段階、対象喪失を最終的に受容、断念する段階、対象を自分から放棄する段階、新たな対象の発見、回復の段階、となります。

ここで大事なことは、人間である以上深刻な対象喪失に出あって無感覚になったり、イライラしたり、怒ったり、悲しんだり、喪失を否認したり、対象に執着して当然だということです。しかし、一方で自分がそのような状態になっているという気づき（自覚）も大事です。この自覚があれば次にどうすればよいかがある程度見えてくるからです。

つまり、悲しみや苦しみをしっかり見つめ、体験することが自分のすべきこととして収束されていくのです。悲しんだり苦しんだりするのは当然で、とても貴重なことだと考えられ、悲哀に沈む自分を肯定できるのです。そして、悲哀や苦悩を味わいつくすことで、それらを相対化し執着から離れることができ、次の再出発となるのです。アリエティ[88]は、このことを「苦痛に満ちた考えは、あたかも新しい考えによって置き換えられることを望んでいるかの如くに、新しい考えを引きつけるのである」「悲哀は、人生航路に関する考えの再構成をもたらす緩徐な心理的過程を育み、最終的には異なった目的に向かった行動を促す」と表現しています。

この悲哀の仕事が不十分な場合、うつ状態をはじめさまざまな心の病を引き起こします。

◆4◆……悲哀の仕事を妨げるもの――執着からの解放を妨害するもの……◆

まず考えられるのは、その対象喪失の大きさ、深刻さの程度です。たとえば幼い子にとっての母の死のようにあまりに大きすぎると、いくらなんでもこの子に母への執着を断ちなさいなどと要求できるものではありません。悲哀の仕事どころではないのです。また重要な対象喪失が一度に重なってしまったりすることも本人を圧倒し、悲哀の仕事を妨げます。

似たようなことですが、その個人と対象との関係で言えば、その人が対象に依存しすぎていたり執着しすぎていたりすると、対象を失ったとき自分を失ったと感じることがあります。自分がなくなった状態であると、悲哀をしっかり感じる自分もいなくなり、したがって悲哀を生き生きと感じることができず、何もかもなくなったという空虚な感じしか残りません。このときの本人の状態は、自我感情の喪失といったうつ状態そのものと言ってかまいません。フロイトの言葉を借りれば「対象と自己が、対象喪失以前に未分化で、対象喪失が自己喪失になる点に病理の根源がある」(94)と言えます。

悲哀の仕事において重要なことは、自己が対象からある程度独立・分化していることです。母の死後うつ状態に陥ったある女性（三五歳）は「母の死の前からうすうす感じてはいたが、これほど自分というものがないとは思わなかった」と述懐しています。その人はそう自覚できるようになりましたから、その分だけ回復してきているとも言えます。ただ、ここから自己の回復・再建にすぐ向かえる人と、非常に時間のかかる人、その中間の人などさまざまなパターンがあることは言うまでもありません。

変化に弱い人も悲哀の仕事に入りにくいと言えます。そういう人は、順調な状態や状況がずっと続いてほしいという順調希求が強く、「順調さが失われる」（自己の大事な対象の喪失）という事態を認めることがなかなかできないため、悲哀を味わうことが難しいと言えます。たとえ味わったとしても、十分味わいつくしてその対象への執着から離れるということが困難です。また、完全癖や強迫的な人、メランコリー親和型性格や執着性格の傾向の人にも同じことが言えます。これらは第四章の性格因のところを参照してください。

こうした傾向の人はすべからく執着が強く、その分だけ対象から分化・独立していない、自分のしっかりしていない人と言えるかもしれません。一方自分がしっかりしている人は対象にも自我にも執着しませんが、それだけ対象や自己を尊重しているからだと言えるかもしれません。

もう一つ、悲哀の仕事を左右するものとしては、対象喪失の時期の周囲の状況要因があげられます。まわりに本人の悲しみをよく理解・共感し、悲しんでいる本人を受け入れ、十分に話を聞いてあげられる存在がいれば、悲哀の仕事は進みやすくなります。逆に、本人を下手に励ましたり、本人の悲しみの深さがわからない人たちばかりだと、悲哀を生き生きと感じるよりは絶望感が強くなります。また、対象の死に対して「本人に責任がある」とか「生前、十分なことをしてあげなかったのでは」と本人を責めるようなことを言う人たちがいると、ただでさえ強く抱いていた罪悪感がいっそう強まり、それに圧倒されて心のはたらきが止まってしまい、悲哀の仕事がひどく妨げられてしまうということが生じます。これらは、うつ病者に対する家族や周囲の態度の重要性とほとんど重なります。

◆5◆……対象喪失からうつ病になった事例……◆

ここまでで対象喪失、悲哀の仕事、うつ病に対する説明はおわかりになったと思います。ここで、夫を失った妻の事例について考えてみましょう。

［事例P］夫の急死後、うつ病が遷延した女性、四五歳（初診時）

Pさんの父母はともに教師でやや厳格であり、Pさんは学問好きの家庭に育ちました。本人も勉強や読書が好きで一生懸命努力するところがあり、とくに何かに熱中しだしたら途中でなかなかやめられないというほどの頑張り屋でした。少し完全癖が強く細かい点が気になり、きちんとしないと気がすまないという神経質で強迫的な面もありましたが、友達もある程度いて、優等生のまま有名大学の国文科に進みました。

大学に通うなかで、友達の家庭の雰囲気が自由なのに少し驚き、自分の家が厳格だなということを感じたそうです。このことは、実は高校のころからうすうす気づいていたようですが、受験勉強一直線ということもあってあまり意識にのぼっていませんでした。大学生になって時おり夜遅く帰宅したり友達と旅行に行ったりして少し親と衝突したこともありましたが、基本的には親にとってよい子で、勉強にも精をだしていました。

大学卒業後は大学院に進みましたが、あるグループの集まりで大企業の研究室に勤める五歳年上の会社員と知り合い、結婚しました。親は自分たちの見つけてきた男性と結婚させたかったようでひと悶着あったのですが、Pさんはこれで親の支配から逃れ、自由になれると思ったようです。

夫は真面目で働き者で優しかったのですが、重要な決定などについてあまりPさんの意見を聞かず、自分で決めていくタイプでした。Pさんはもともと従順なところがありますので、とくに文句を言うこともありませんでした。ただ、隣に夫の両親が住んでおり、時おり家事や育児や近所づきあいなど、Pさんのことに干渉するのでうるさく感じることもあったのですが、夫は「気にしなければよい」と言ってくれていたので、あまり苦しむことはありませんでした。夫とは文学や音楽など共通の趣味もあって、わりと幸せな日々でもありました。そして、男の子と女の子の二人に恵まれた四人暮らしの穏やかな生活が続いていたのです。

少し気になったことは、長男は真面目に育っているのに、娘がやや反抗的なことでした。それから、夫が四〇代後半になってから高血圧を指摘されていたことや管理職になったことで仕事がかなり忙しくなってきたことも心配でしたが、わりあい問題なく暮らしていたのです。

しかし、悲劇は突然やってきました。夫が五〇歳になったころ、夫をリーダーとする研究開発の仕事が非常に忙しくなり、夫は睡眠時間もろくにとれない激務が続いて、突然心筋梗塞で倒れ、帰らぬ人となったのです。夫が心筋梗塞で倒れたことを聞いたPさんは「頭が真っ白になった」ということで、その後死亡するまで病院で付き添っていたのですが、あまりよく覚えていないということでした。お葬式のときも茫然とした状態が続いていたのですが、夫側やPさんの親族がちゃんとやってくれました。

［解説1］ はじめてで、しかもめったに体験することのない最大の対象喪失が起きたのですから、無感覚の状態になっても不思議ではありません。

その後、四十九日も過ぎたころから茫然自失という状態からは抜けだしましたが、それとともに深い悲しみと抑うつ感が襲ってきたのです。ことにうつ状態がひどく、日中は何もする気になれず横になってばかりで、人と会いたくないし話もしたくないと言って閉じこもってしまいます。子どもとも接触しないし、実母が心配して会いに行っても非常に暗い表情でため息ばかりついています。もちろん食欲はないし、夜も寝床には入りますがまったく眠れず、体調は不良で全然元気がありません。それに吐き気、便秘、頭痛、めまいなどの身体症状も彼女を苦しめました。本人は沈黙がちで何も言わないのですが、やっと口を開いても、「主人が死んで何もかもなくなってしまった」「私はもうまったくだめになってしまった」と言うのがやっとでした。

こんな状態がいっこうに改善せず、身体はやせ衰弱がひどくなり、また「主人の声が聞こえる」といった幻聴まで出てきたため、心配した実母がPさんを医者に連れて行こうとしましたが、Pさんは拒否的でした。しかし、強く拒否する力もありませんので、ぼーっとしたまま、まずはかかりつけの内科医に診てもらいました。この内科医は軽い睡眠剤を出しましたが、あまり効き目がなく、「これは私の領域ではありません」とある精神科医を紹介しました。しかし、本人は精神科受診に対しては「私は精神病ではない」と抵抗を示しました。このときも仕方なく実母に連れて行かれましたが、診察のときも押し黙ったままで、その精神科医は少量の抗うつ薬を投与しましたが、状態は相変わらずでした。

［解説2］ 悲哀の感情もありますが、それ以上に抑うつ感が強く長引いており、悲哀の仕事がどこかで止まっていると考えられます。深い抑うつ状態になると、受診に対して拒否的になることがあります。

困ってしまった実母は、「どこに行っても同じ、どこへ行ってもよくなるはずがない」と言って嫌がるPさんを引っ張って、知り合いの紹介で筆者（治療者）のもとへ連れて来たのです。治療者は黙して語らないPさんに対して、「誰でも病院へ来ることは辛い。ましてや精神科だとよけい辛いでしょうね」と言ったあと、本人の許可を得て実母から今までの話を聞きました。

そこで、治療者が「こんなに大事な夫という支えがなくなったら、元気がなくなって当たり前ですね」と言うと、「そうなんです。もうすべて終わりなんです」と口を開きました。そこで治療者が「何もかも諦めているんですか」と聞くと、軽くうなずきました。治療者は「こんな辛い体験をするとそんな気持ちにはなる」と伝えたあと、「いずれにせよまずよく眠って、少し食べられるようになることが先決」と言い、より強い睡眠剤と食欲の出る抗うつ薬と栄養剤のクリニミール（お湯に溶かして飲むだけで一日の必要な栄養がとれる）を出しました。これに対して、本人は「私は病気ではない。主人が急死してこうなっているだけです」とまたもや抵抗を示すので、「それはある程度正しいと思うが、今それより大事なのは睡眠と食事をとって身体の衰弱を改善させることではないですか」と言うと、力なくうなずきました。

次の回は睡眠がとれたせいか少し元気な感じで、食事はとれなくてもクリニミールで衰弱はましになってきました。しかし「私は病気ではない。異常ではない」という精神科拒否は続いていました。それに対しては「ここは援助機関であって、正常・異常は関係なしに楽になってもらうことを目的にするところです」と答えておきました。しかし、通っている間に少しずつ元気が出てきたのか、徐々に今の苦しさ、辛さを訴えはじめるようになりました。それは「今、まったく元気が出ない。頭も全然働かないし、身体もだるい。それに何もやる気がしないし、生ける屍のようだ。こんな状態は治るんでしょうか」という内容でした。

〔解説3〕 拒否の段階からようやく辛さ・苦しさを訴えられる段階にまでできました。

そこで、この辛さを一緒に考えていくことにしました。彼女は「実は夫の死の前から激務が続いていたので注意していたのだが、十分ではなかった。もっと注意すればこうならなかったのに」「いまだに夫の死が信じられない。外へ出たときでも夫に似た人が通ると『あっ、私の主人だ』と思ってしまう」「いまだに夫の声が聞こえる」「夫の死は現実だから受け入れないといけないのだけれど、どうしても認めることができない。どうして神様は私にだけこんな残酷なことをするのか」などと言い、悔やみや罪悪感、死の否認などがしばらくは表明されました。

それとともに、夫はいかに素晴らしかったか、仕事人としても家庭人としても申し分ない人だったと理想化した夫像が語られ、そのかけがえのない人を失った悲しみがあふれてくるという感じでした。このころになると毎回の面接が涙々となり悲哀の感情があふれ出る状態でした。最初の無表情、沈黙とはずいぶん違います。

悲哀と涙の面接が落ち着いてきたころ、今度は「いつまでも嘆き悲しんでいても仕方がないと思うけど、なぜか元気が出ないしやる気が起きない」ということに訴えが移りだしたため、意欲低下の原因を考えてもらいました。すると「夫が亡くなった今、自分までなくなってしまった。だから意欲も何もわいてこない」ということが明らかになってきました。治療者が「もともとあなたは自分というものがなかったのではないですか」と言うと、かなり衝撃を受けたように黙りこみじっと考えこんでいるようでした。本人は、そのときは何も言えず、治療者もそれ以上話題にしませんでした。しばらくして「先生に『もともと自分がなかった』と言われ、すごいショックで『そんなことはない』と言い聞かせたのだけれども、やはりそういうところがある。振り返ってみれば、私はずっと夫に依存してきた。重大な問題は自分で考えたりせず、夫に全部まかせっきりだったし、重要な決定も夫にしてもらっていた。私はただただ、夫の言うとおりしてきただけだった」という話を始めたのです。

［解説４］ 対象（夫）と自分が未分化であること、自分がもともとなかったという重大なことに気づきます。

そこで「この自分のなさ」についての話し合いをしたところ、「もともと私は両親、とくに父の機嫌を損ねてはいけないと、あまりにも親に従いすぎていた。自分の感情をなかなか出せなかったし、それはずっと自分の性格傾向になっている」と言ったので「そうすると、自分の感情にふたをせず、少なくとも思ったことを面接場面だけででも口に出すことが重要ですね」と言うと、うなずいてくれました。しかし、自分では口にするのはなかなか難しいようなので、治療者の助けを借りて感情表現を試みようとしました。たとえば治療者が「この人には、心の底ではどう感じていましたか」と聞いたりしました。

その結果まず出てきたのは姑に対する怒りでした。それは「夫が亡くなったあと、私がまだ茫然としているときに、姑が『息子は働きすぎていた。もっとまわりが注意すべきだった』と言い、その後、もっとひどいことに『とくに、嫁がしっかりしていて息子を守ってくれていたらこうならなかったのに』と言われ、すごいショックと怒りを感じたけれど、私は何も言えなかった。同時に、やっぱり注意の仕方が不十分だったのかという罪悪感にもすごく襲われた。それでも姑の言葉は許せない。私はそれなりに努力していたのに」という罪責感をともなう怒りでした。

この表明に続いて、次は「娘にも腹が立つ。かけがえのない父親を失ったのにちょっと悲しんだだけで、今は自分の恋人に夢中で、いったいどういう気持ちかしら。まだ若いのに将来結婚するという話をしたりする。だいたい娘の恋人はあまり教養もなく夫とはずいぶん違うので、私はあまり好きでなかった」と言ったり、また自分の悲しみの大きさに関する周囲の無理解に腹立ちを覚えていることも語られました。

治療者が傾聴を心がけていくと、本人は怒りや腹立ちを外に出してもいいんだなという気持ちになり、今度は親に向かい「だいたいこんな性格になったのは親が悪かった。従わせるだけではなく、もう少し自分の感情を出せるようにしてくれていたら、もう少し自分というものができていたのに」となり、最後に最愛のご主人にまで「どうして、私をおいてこんなに早く去っていったのか。自分がしっかりしてない分、主人を恨みたくなる」「主人も主人。こんなに早く亡くなるなら、もっと私にも考えさせる機会や自分で決められるような訓練をしてくれてもよかったのに。私がこうなったのは主人にもかなりの責任がある」とまで言いだしたのです。治療者がこれに対して「こういうことを感じるのが普通の人間なんですよ」とサポートしたのは言うまでもありません。

【解説5】「自分がない」ことの気づきから、怒りや悔やみを中心にした感情表現ができるようになってきています。

やや他責的、投影的とも言える感情表現に続いて、「でも、そのように自分を抑えこんで自分をつくってこなかった私も問題だし」と自己を振り返ることもできるようになりました。そうなると、次に彼女を苦しめたのは意欲低下と家事ができていないことでした。そして、ここで問題になったのは彼女の完全癖でした。

Pさんは毎週クリニックに通え、いろいろな感情表現もできるようになってきましたので、そろそろ家事をしなければと思うようになりました。今までは実母に手伝ってもらっていたのですが、やらなければならないという義務感だけで、少しも意欲はわいてこないと言うのです。これについて一緒に考えたところ、彼女はやるとなったら完全にやらないと気がすまないという完全主義的な気持ちがあり、今のようにまだ十分調子の出ていない状態でやってみて家事が不十分にしかできなかったらどうしようという不安が強く、それが邪魔をしているということがわかってきました。これについて治療者が「全然できないのと二、三割でもできるのとではどちらがいいですか」と聞くと、しぶしぶ後者のほうがいいと認めざるを得ませんが、なかなか決心がつきません。それでさらに聞くと「家事が十分できない→主婦失格→人間失格」というかたちで「主婦の座」へのこだわりが強すぎることも判明しました。

繰り返し話し合ったあと、完全主義や主婦の座に対する執着に気づいたPさんは、とうとう家事をしはじめました。治療者のアドバイスで、やさしい洗濯や掃除から始めました。また料理に関してはメニューを選ぶのがたいへんなので（事例Kも、家事のなかの料理に関してはこの選択・決断が結構たいへんでした）、実母に選んでもらい、実母の手助けをするというかたちで始めました。このあとの面接で、本人は「私はまったく家事ができていない。だめだ」と言いますが、同席している実母は結構普通にやれて料理もおいしいものを作っていると言います。こういうことを繰り返すなか、本人は徐々に家事の範囲を拡大し、少しずつ主婦としての自信も回復したようでした。

［解説6］　完全癖の背後には、自信のなさや人間失格への恐れがあります。こうした傾向に関しては、Pさんのように自覚させてから実際の行動に移るというやり方もありますが、まず行動する機会をつくって少し自信を回復させてから、完全癖とそのプラスマイナスについてわかってもらい、その完全癖を上手に生かすように考えるという方法もあります。

Pさんは家事ができたあとは、今まで隠れていた空しさや空虚感が強く出てきて、「家事はやれるようになっても、私の空しさやるせなさは消えない」と言います。またこのころ、娘がまだ二〇歳なのに相手との結婚を考えると言い出して、Pさんを戸惑わせるとともに苦しめました。このことをあわせて考えたところ、Pさんは子離れがまだ十分できていないこと、それは亡くなった夫離れが十分できていないことと関係があること、自己の確立・独立が不十分であることなどに問題があり、それが空虚感と関係していることが明確になってきました。

そして、真の自己確立のためには、「自分が何をしたいのか」をはっきりさせることだということになったのですが、いざ考えると何も浮かんでこないか、浮かんできても「これはそうじゃない」と否定的にしか考えられません。そこで治療者は「本当に何がしたいかを見つけるのは難しいし、時間がかかって当たり前ですよね」「真の目標がすぐ見つからなくても、仮の目標を考えてみる。もう少し具体的に言うと、たとえば家事だけしているのと、家事もするが本を読んだりもするのとどちらがましか、というように考えてみることです。もちろん、どちらをしても空虚感は残りますが、どちらがましなのだろうかということです」と、仮の相対的目標探しを提案しました。そうすると「何もしないより本を読んでいるほうがまし」となり、しばらくすると「家にいるよりは図書館に行ったり講演を聞きに行くほうがまし」となって活動が少しずつ増えました。そして、図書館でやっている読書会や関連する研究会に参加しはじめることになり、Ｐさんのなかの「国文への情熱」が再びわいてきて、それに集中するようになりました。そうするとさらに活動が増え、その結果、大学の恩師とも再会して、その縁で短大や大学の国文科の非常勤講師の口がかかり、もう「空しい」などと言っていられなくなりました。もともとＰさんはこの方面では優秀だったのです。

このころには、もうすっかり「うつ状態」から抜けだしていました。元気になったＰさんが言うには「今ごろになってようやく夫の死を受け入れられるようになってきた。よくよく振り返ってみると、私は本当に夫や『妻の座』や『主婦の座』に執着していたし、外面的なことばかり大切にしていた。今は本当に自分がしたいからやるというように変わってきた。それに今は国文のことも好きで夢中だが、何もそれだけに執着するつもりはない。考えてみれば、そのときそのときの一瞬を大事にして生きることが、真の目標だと最近思うようになった」とのことでした。治療者はこれを聞きながら、今までの二年近くの治療期間を振り返りながら、Ｐさんからはずいぶん多くのことを教えてもらったという感謝の気持ちがわきあがってくるのを実感しました。

［総論的解説］　Ｐさんがひどいうつ状態に陥ったこととそれが長引いたのは、夫の急死とそれにともなう対象喪失を受け止められなかったことにあります。

それでは、なぜ対象喪失を受け止められず、うつ状態が遷延したかと言うと、夫の死が急すぎたし、若すぎたこと、夫に頼りきり、夫と自分が未分化で、真の自己確立が不十分であった（それには成育史や性格も関係する）、死にともなう悲しみを十分に表現できなかった（十分味わえなかった）、周囲の問題（悲哀の表現を助けるには不十分であったことや、本人の罪悪感をさらに強めたこと）、完全癖や妻の座、主婦の座という外面への執着、夫の死以外に娘の結婚というもう一つの対象喪失が加わる、四五歳という人生の後半にあったこと、などが関係していると思われます。

一方立ち直った要因を考えてみますと、精神科への受診抵抗の気持ちを尊重しながら、睡眠・栄養をとらせるなどして、まず身体の回復を図ったこと、悲哀の感情とそれにともなう悔やみ、罪悪感、死を否認したい気持ちなどの表現とその尊重（悲しみを十分に味わえたということ）、自己のなさの気づき、怒りなどにはじまる自己の感情表現、完全癖や執着からの脱却、自分自身の欲求を見つけたことその実行、などがあげられます。

◆6◆……子離れという対象喪失にあってうつ病になった女性例……………◆

死別ではありませんが、老年になり、子離れという「対象喪失」の困難に直面した事例を紹介します。

［事例Q］女性、六二歳

Qさんは旧家のひとり娘として生まれましたが、生後まもなく母を病気で失いました。しかし、祖母や父がQさんを大切に育ててくれましたので、幼年時代は幸せでした。

［解説1］ 早期に対象喪失があっても、祖母がちゃんと母親代わりになってくれたため、この対象喪失はそんなに深刻にならずにすんだと言えます。

しかし、小学校にあがるころ、祖母の死と父の再婚という二つの大きな出来事があり、Qさんの生活は一変します。それまで甘やかされて育ってきた彼女は継母になつかず、以後継母との関係はずっと悪いままでした。でもQさんは持ち前の気の強さで学童期、思春期を過ごしてきました。

［解説2］ 祖母の死と父の再婚という二つの対象喪失にあうわけですが、それで落ち込むより、逆に強がりの姿勢になっていったようです。

Qさんは適齢期を迎えて父の縁で結婚し、娘が一人生まれて一〇年あまりは順調で平穏な生活が続きました。しかし、それも夫の浮気、事業の失敗という事件によって破れ、Qさんは娘をつれて離婚し、その後女手一つで働きながら娘を育てました。娘はおかげで大学まで行き、資産家の長男と結婚することができました。

[解説3] ここでも夫との離婚という対象喪失がありますが、娘との関係が深く、そう圧倒されていません。むしろ逆境にあってますます強くなったのかもしれません。

Qさんと娘はたいへん仲がよく、結婚後も二人の関係は順調だったのですが、数年前からなぜか娘がQさんを疎んじるようになってきたのです。それにともなってQさんは、なんとなく気分が沈み、体調が悪くなってきました。

そんななかでQさんの別れた夫が亡くなり、なんと娘がお葬式に出席するということが起きたのです。Qさんは前夫のことを仇のように憎んでいたのに「そのお葬式に出席するなんて、なんという裏切り行為だ」と思い、そのときから夜、まったく眠れなくなりました。娘との電話でも恨みごとを言ったり干渉したりするので、ますます娘はQさんから遠ざかっていきました。

Qさんは体調も悪くなり、食欲もなくなりやせていきます。そこで、ある総合病院の神経科で睡眠薬をもらうのですが、あまり効き目はなく量ばかり増えてくるので、心配になった彼女は筆者（治療者）のクリニックを訪れました。

[解説4] いくつかの対象喪失や苦労に耐えたQさんですが、娘の心が離れていくという対象喪失だけは受け止めきれなかったと思われます。

ここまで話を聞いた治療者はうつ状態と判断し、睡眠剤を減らすとともに抗うつ薬を処方すると、いくぶん気持ちが落ち着いたようでした。そこで治療者は「娘さんのことなどでかなり気持ちが混乱しているようなので、カウンセリングを併用しながら治療を続けたほうがよい」と、カウンセラーを紹介しました。

カウンセリングの最初に、Qさんは「娘は私の命だった。すべての愛情や父の遺産などをつぎ込んで大きくしたのに、なぜか数年前から私を疎んじはじめ『お母さん、もう来ないでよ』などと言うようになってきて、とても悲しかった」と悲哀感情を訴えたあと、「前夫のお葬式に行ったのが許せない。前夫は私たち親子を不幸のどん底に追いやったあと、別れてからも何の面倒もみてくれなかった。娘が修学旅行に行くお金のないとき、前夫のもとに借りに行ったが結局貸してもらえなかった。そんなとき、二人して泣いて『この世に身内と言えるものは私とあなたしかいない』と誓い合い、前夫を親子共同の敵、二〇年間も私たちを捨てた人非人としてきたはずなのに、そんな男のお葬式に行くなんてどうしても許せない」「そんな娘とはもう縁を切る」と怒りや悔しさの感情も強くぶつけたのでした。

この悲しみや怒りの表出はそれ以降もますます強くなり、「娘は実は前夫の血を引くエゴイストで恩知らずだ」とまで言い出したのです。それは自分のほうにも反転していき、「いったい私は何のためにここまで苦労してきたのか、私の人生は一切無駄であったような気がする。夫には捨てられ、娘には裏切られ、私はただ一人寂しく死んでいくのか」「もう生きていたくない。死にたい」といったかなり強い絶望感、見捨てられ感、希死念慮を訴えたのでした。

カウンセラーはただ黙って、しかしこのQさんの辛い気持ちに添いながらじっと傾聴を心がけたところ、少しずつQさんは落ち着いてきました。彼女は「今まで苦労はいろいろあったけど、なんとか乗り越えてきた。でも今回のことはあまりにも辛いことだ。このことは悔しくて恥ずかしくて誰にも言えなかったが、ちゃんと自分の気持ちを言えてよかった。ずっとたまっていたヘドロを吐き出したようだ」と言うようになり、少しずつ落ち着いてきたのでした。

【解説5】 これは、娘という最重要の対象喪失に対する悲哀の仕事をカウンセラー相手にしていると言っていいでしょう。

こうしたQさんの姿を見たカウンセラーは、まず娘との関係に焦点を当てて考えてもらったところ、「どうも今までの私は、娘憎しということで凝り固まっていたと思う。少し反省している」「娘に対して『誰のおかげでここまで大きくなれたのか』といった恩着せがましいことばかり言っていたので、娘は少しうるさかったのかしら」「それに私はこうと思ったら一直線になる傾向があって、娘に執念深いと言われていた」と少しずつ反省の言葉が出てきたのです。

【解説6】 悲しみと怒りの表出のあとの自己反省は自然の流れです。確かにQさんは恩着せがましいところがあったと思われます。客観的に見ると「娘がいてくれたおかげでここまで一生懸命働いてこられた、生きてこられた」ということのほうが真実に近いと言えます。

反省は続き「娘にしてみたら、そんな母親の押しつけがましい愛情にうんざりしていたのでは」「私は自分で娘のレールを敷いてしまって、娘の独立を奪ってしまったようだ」と言うようになり、さらには「私は継母にいじめられて育ったから、娘ができたらああもしてあげよう、こうもしてあげようと思いつづけ、娘を人形のようにしていたのだと思う」と洞察が深まっていったのです。

しかし自覚の深まりとともに、「でももう私はこんなに老いてしまって、私が悪いとはいえ娘に裏切られてしまって、もう望みがない」と一時的に暗くなってきました。カウンセラーは「関係の見直しの際には一時そんな気持ちになりますから」と支えます。また娘から連絡のない寂しさに対しては、「今は双方とも親離れ子離れの時期ですから、様子を見てあげてはどうですか。見守ってあげるのも仕事ですから」と言って、待つことの大事さを強調しました。Qさんは待つことがすごく苦手だったのですが、今回は連絡したりせず、ひたすら待ちつづけることにしました。

［解説7］　自覚の深まりのときには、うつ的な感情のあるほうがより実感のこもっている確実な自覚になると思われます。

しばらくして、娘がQさんの誕生日にプレゼントをしてくれました。これはとてもQさんを喜ばせ、「やはり、娘は私のことを思ってくれている。私が押しつけがましくしなければ、娘はこちらを向いてくれる」「よく考えると、娘が遠のいたように感じたのは、娘が子どものことや嫁ぎ先のことで忙しかったのかもしれないし、私が歳をとってきたので寂しく感じただけかもしれない」「それに、前夫のお葬式に行ったのも、私の顔を立ててくれたのかもしれない」と、よいほうに考えだしたのです。さらに「私も娘のことだけにかまっていないで、自分の老後のことを考えていこう」と、近所づきあいを始めたり、昔習っていた詩吟や俳句を再開しだしました。

このように娘と距離をおき老後の見通しもついたところで、娘が孫を連れて泊まっていくということが出てきました。もうそのころには薬は一切不要で、うつ状態はすっかり改善し、一人でやっていけるというふうになったので、カウンセリングと治療を終了しました。

［総論的解説］　事例Qは、娘との関係悪化をきっかけにうつ状態を呈した例です。Qさんは娘と死別

したわけではありませんが、「今までどおり従順で、自分のほうを向いてくれている娘を失う（娘さんからしたら当然の独立ですが）」という対象喪失に出あい、それを受け止めきれなかったのです。

受け止められなかった理由は、娘と一体化する気持ちが強すぎたため（これも事例Pと同じで、自己と対象が未分化と言えます）、娘との関係の悪化が自分の存在基盤をぐらつかせたのです。今まで娘との関係は順調で、苦労しながらも努力は報われていたのに、ここへ来て自分の努力が否定された結果になったという点です。少なくとも、Qさん本人はそのように思い込んでしまいます。さらに老いのために孤独を受け止めかね、ますます娘に執着する結果になったことも大きな原因と思われます。また、人生の最後にこういう辛い目にあうと、自分の人生のすべてが否定されたと総括してしまいやすいと言えます。

しかし、Qさんはカウンセラーの努力によって、今まで抑えこんでいた感情を表現でき、その結果悲哀の仕事とともに自己の問題点や執着の強さを見直すことができました。

この事例を見ますと、老年期の母の悲しみと「あまりに執着するものは結局それを失うことになる」という教訓をつくづく感じます。Qさんはこの悲しみに耐え、執着しすぎるといった自分の問題点を見直していき、娘との間に距離を持てるようになったことは、たいへん素晴らしいことです。

Qさんの悲哀の仕事を助けたカウンセラー（臨床心理士）も大きな役割を果たしてくれました。薬がなかなか効かない遷延うつ病の事例で、臨床心理士の果たす役割は徐々に大きくなりつつあります。これは何もうつ病にかぎらずあらゆる心の病に言えることで、今後、臨床心理士は精神科医とともに心の健康の改善に重大な責務を担うことになると思われます。

◆7◆……定年後にうつ病に陥った男性例——仕事や地位の対象喪失とその回復過程……◆

次は、同じく高齢の男性で、自分の地位や役割や能力に執着しすぎてうつ状態を呈した例です。

［事例R］男性、六二歳

Rさんは大手企業に勤めていたころは真面目で熱心な働き者で、トップからもずいぶん信頼されていました。ただ、少し真面目すぎて融通のきかないこと、予定どおりに行かないとイライラすることはありましたが、仕事がよくできるのでそれらはあまり問題にならず、五〇代には部長職までのぼりつめました。

こういう状態で六〇歳が近づき、Rさんは当然重役として会社に残れると思っていたようですが、案に相違して定年と同時に子会社へ臨時職員として出向を提案されたのです。内心穏やかではありませんでしたがおおっぴらに不満を言うわけにもいかず、その提案をのみました。

不幸なことに子会社ではあまり重要な役をもらえず、閑職的な役割しかあてられませんでした。プライドの高いRさんは、これには我慢ができませんでした。それでイライラしたり変に偉そうにしたりして対人関係でぎくしゃくし、まわりはだんだんRさんを敬遠するようになりました。このようなことは前の会社で部長として注目されていたRさんには考えられないことで、毎日がだんだんおもしろくなく出勤するのもいやになってきて、一年足らずで辞めることになりました。

仕事を辞めたあと、それまで仕事一筋でこれといった趣味もないRさんは毎日ごろごろするようになりました。そのうち気分が沈んで体調もすぐれず、睡眠も障害されてきたため、ある神経科を受診し、抗うつ薬をもらうことになりました。これで一時はましになったのですが、すぐにうつ状態に戻りました。その後、抗うつ薬や安定剤の量が増えていったのですが、状態はあまり改善せず、眠気やふらつきやぼーっとするといった副作用のみが強くなってきたのです。

そこで知り合いを通して、妻とともに筆者（治療者）のクリニックにやって来ました。そのときのRさんの様子はいかにも疲れていて憂うつそうな感じを漂わせており、どこか落ち着きなくイライラして怒りっぽい印象も受けました。訴えの内容は疲労感や倦怠感、頭痛、めまい、ふらつき、眠気、胸の圧迫感、不眠、食欲不振というように多彩なもので、精神面では、憂うつ感、焦燥感が強く、意欲や気力も低下し、頭のはたらきも鈍ったような感じがし、死にたくなるほど辛い毎日を送っているということでした。

これを聞いた治療者は、まず身体や脳のことを調べないといけないと思い、身体的諸検査と脳波やCT検査などをしたところ、やや高血圧気味で多発性脳梗塞が見つかりました。それで治療者は漢方薬や脳血流改善剤や脳代謝賦活剤などを処方するとともに、過量になっている抗うつ薬や安定剤を適正な量に戻しました。

これで頭痛、めまい、日中の眠気はましになり、身体症状も少し改善されたのですが、もちろん空しさや憂うつ感は消えるわけではありません。そこで、それについて話し合ったところ、定年になったことが大きく、それによって自分の生きがいや自尊心が失われてしまったこと、それに重役になれなかったことの悔しさ、憤りがまだ尾を引いていること、次の子会社でうまくいかなかったことがさらにショックであり、腹立たしかったこと、子会社を辞めた当時は多少とものんびりできるだろうという期待はあったが、これといって趣味がないので毎日毎日が暇で耐えられなかったことなどが明らかになりました。

しばらくは悔しさ、怒り、悲しみの混ざり合ったかたちで、会社のつれない仕打ちや子会社での冷遇など愚痴っぽく何度も繰り返し語るのでした。繰り返し語るなかで本人は徐々に自分が重役、部長という役割・地位に執着しすぎていたこと、子会社では前歴を鼻にかけ傲慢な態度をとりすぎていたこと、老いて能力も低下しているから少し謙虚になってもよかったということなどを、反省しはじめました。

このように地位や役割や能力やまわりからの注目などに執着しすぎたために対象喪失による苦痛が生じ、その苦しさを受け止められないということがうつ状態の背景として明らかになってきました。そこで今後の人生設計が大事だということになりましたが、本人はなかなかその気になれず、毎日が寝たきりに近い状態でした。

治療者は、「無活動→ますます自分をだめだと感じる→意欲が湧いてこない→無活動」という悪循環を指摘したあと、Rさんに苦しくても辛くても、朝夕三〇分ずつ散歩する散歩療法を提示しました。はじめは散歩しても、苦しさやだるさが少しもとれないと言いますので、「この散歩は、しんどさや苦しさをとるためのものではなくて、そういうことがあっても活動できる力や習慣を養うもの」と説明し、継続するよう説得しました。それに応えて、なんとか散歩を続けたRさんは、三カ月後には毎日一時間ずつ続けられるようになり、むしろ楽しみになってきたようでした。

気持ちも前向きになってきたRさんは「趣味がないと言っていてもしょうがない。自分で作らないと」と言うようになり、写経を始めたり、西国三十三カ所観音霊場を妻とともに回ったり、また植木づくりにも打ち込むようになってきました。そのころには、もううつ状態はすっかり消えており、抗うつ薬も必要でなくなりました。前のように自分のことだけ考えるのではなく、妻へのいたわりも出てきました。そしてRさんは「最近読んだ仏教書にも書いてあったが、執着しすぎるというのは不幸な結果を招く」としみじみと述懐されました。

［総論的解説］　この事例は、定年をきっかけにうつ状態に陥った喪失うつ病の一つですが、これには七つの要因——①定年、②重役になれなかったこと、③子会社での不適応、④地位・役割・能力への執着が強く、老いを受け入れられなかったこと、⑤その結果、それらの愛別離苦や老苦が普通より強くなり、受け止められなかったこと、⑥定年後の準備ができていなかったこと（仕事だけが趣味というこことと関係）、⑦高血圧や多発性脳梗塞の存在、があったと思われます。

これを見ると状況因子（①、②、③）、性格的要因（④、⑤、⑥）、身体的要因（⑦）が複雑に絡んでいることがわかります。

この事例の治療のポイントは、「抗うつ薬だけではなく脳血流改善剤、脳代謝賦活剤、漢方薬を利用する」「カウンセリングでうつの背景にある悲哀の感情を引きだし悲哀の仕事を助ける」「その過程で己の執着に気づかせる」「老後の生活設計へと目を向かせる」「散歩療法」などです。

第一二章

夢を利用した遷延うつ病治療の事例

◆1◆……夢はどのように治療の役に立つのか……◆

(1) 夢は無意識を知らせてくれる

最後の章で夢の話をすることを、奇異に思う読者もいるかもしれません。筆者は心の病の治療、とりわけ遷延うつ病治療において夢が役立つことがあるのを経験しているので、この夢の利用について最後に述べたいと思います。

それでは、夢はどのように治療に役立つのでしょうか。答えは簡単ではありませんが、まず言えるのは、患者と治療者に病気や自分自身への理解を深めさせてくれることです。つまり、今まで気づかなかったことに気づかせてくれるのです。

うつ病の治療は、①病状の把握、②原因の理解、③対策を立てる、④実行していく、となりますが、今まで見てきたように、必ずしも簡単にはいきません。

一般に患者の問題は、そのときの病状、病歴、成育史、さらには現在の状況や人間関係、その人の未来の目的や恐れなどの情報を徹底的に調べればわかってくるものですが、それでもはっきりしないときは夢に頼ることで大きなヒントが得られることがあります。夢によってその人の成育史がつかみやすくなり、錯綜した多くの断片的な話から一本筋の通った情報をとらえやすくなるのです。おそらく背後の無意識がわかることで、表面の意識・生活・言動が理解しやすくなるからだと思います。

(2) 情動のイメージへの変換

夢は情動を意識化するのにたいへん役に立ちます。情動とは、怒り、恐れ、喜び、悲しみなどのどちらかと言えば原始的・本能的で未分化な感情で、無意識のままにとどまっていることがよくあります。情動は意識して感じるときでさえ、頻脈や呼吸促拍や冷や汗などの身体的変化をともないますが、これが無意識のままであると、精神的・身体的にあまりよくない変化を及ぼします。情動が意識化されないために身体病やうつ病になることは臨床上よく経験することです。

ユングはそのことに関連して「私が情動をイメージにと変換する――つまり、情動のなかに隠されていたイメージを見出す――ことができたかぎりに於て、私は内的に静められた[95]」「情動の背後にある特定のイメージを見出すことが、治療的に役立つことを知った[95]」と述べているのは印象的です。つまり、情動のなかには表現を求めているものがあり、それが表現されないで堰止められたままでいると心身に有害な結果をもたらすことがよくあるのです。

しかし情動はあまりにも強烈ですので、直接意識するのは耐えられないことがあります。だから夢という媒介が必要になるのです。ちょうど火を直接握れないために、松明として持つようなものです。

(3) その他の夢の効用

それ以外にも夢は私たちに大いに役立ちます。この点に関しては、多くの成書を参照するとよくわかることですが、ここでは私の経験上感じたことを個条書きにしておきます。

①心理療法の場で夢は言葉ではなくイメージとして重要なものを伝えてくる。イメージはしばしば言葉以上に強い印象を残すので、その人を動かしやすく、イメージに親和性を持っている人にはとくによい。また夢は実感として感じやすい。

②夢のなかでは普段できなかったことができ、自信と希望を持てることがある。

③よく「心の病は、想像力や自由の欠如である」と言われるが、夢を記録することでその人の想像力が増大し、遷延うつ病が改善することがある（もちろん、想像力は現実の中で生かさなければならない）。

④夢を記録することは、ある意味で日常の時間を少し削ることである。これは、仕事にとらわれすぎている人に有効で、夢日記をつけることで、自分の仕事や生活を相対化してみたり、距離を置いて眺めてみることができ、その人にゆとりをもたらし、治療につながる。

⑤夢を絵にして持って来る人もいるが、これはその人の視覚的表現力を高める。

⑥夢は「神からのお告げ」と言われる。それをどう生かすかは、その人の主体的判断によるが、時に的確で素晴らしい道を示してくれることがある。

⑦夢は神話の神々が遊び戯れるところではないかという気がする。そう考えると、人間が夢を見ると

いうのは素晴らしいことである。夢によって自分は神とどこかでつながっているという感覚を持て、孤独感から救われることもある。もちろん神との繋がりは、現実世界の他者や自己自身との繋がりと連動することが望ましい。

⑧夢を考えるなかで、夢見手は、神話・芸術・文学・宗教などの世界に目を開かせられる。これはその人の人生に広がりと豊かさをもたらす。

◆2◆……夢を扱うときの注意……◆

このように夢の意義はいろいろありますが、治療的に生かすにはそれ相応の注意が必要です。これについても筆者の臨床経験に基づいて個条書きにしておきます。

①いきなり「夢を持ってきなさい」というのは、あまりに乱暴である。うつ状態の改善のためには、現実の生活や人間関係や意識上の話や薬などが大事で、夢を持ちだす前にやるべきことをやりつくすことが必要である。

②やるべきことをやったうえで、なお原因や治療法がもう一つよくわからない遷延うつ病に対しては、夢を提案して、本人がそれに興味を示したときには夢を利用してもよい。

③本人が最初から夢を持ってきても、本人の歴史や生活のなかでそれがどう位置づけられるかをよく考えてから夢分析をするかどうか考える。

④ユングが「夢に対しては何をしてもいいが解釈だけはしてはいけない」[96]と述べているように、夢は多義的で、解釈はひと通りではなく無限にあると考えてよい。たとえば、蛇の夢などはペニスの象徴であるかと思えば知恵やお金もあらわし、また癒しと毒を同時に示す。一般には吉夢とされるが、ストレスや不安のあらわれでもあり凶夢の場合もある。だからパズルを解くようにではなく、その人の夢の流れや連想、生活、歴史、未来の課題など総合的要因を含めて考えるべきである。

⑤夢は多義的であると言っても、何十種類も解釈を示されては夢見手（患者）は戸惑うばかりである。逆に、何のコメントも感想ももらえないでいるのも不安でたまらない。夢見手の連想を聞き、夢見手と対話をしながら、夢見手の役に立つ「仮の解釈」を探る必要がある。役に立つ解釈とは、夢見手が心底から納得でき、展望が開け、次にどうするかの指針が見える解釈である。また夢見手に連想を強要するのは望ましくない。むしろ、連想がわいてこないという夢見手の表現を貴重なものとして尊重する必要がある。その意味で夢分析は、治療と同様クライエントとの共同作業である。

⑥役立つ解釈に到達しようと思うなら、できるだけ幅が広く懐が深いほうがよい。つまり、夢に出てくる素材に対するいろいろな意味や象徴をできるだけ多く把握しておき、同時にそれにとらわれずに自由に見ていくことが大事である。筆者は、役立つ解釈が正しい解釈だと考えている。その意味で、古来から人類が積み重ねてきた象徴は大いに参考になるが、「パターンとなっているような象徴に全面的に依拠する」のも問題であるし、「一般的な象徴をまったく無視する」やり方もあまり役立たない。

⑦役立つ解釈のためには、夢の部分だけではなく全体から判断すべきである。また夢を見たときの夢

見手の状況、歴史性も配慮すべきである。とくに、夢見手と治療者の治療関係は、夢そのものや夢解釈に大きな影響を与えることがあり、夢が逆に治療関係を変化させるということもあり得る。

⑧解釈は時間的経過によっても変化する。たとえば「川を渡る」という夢に対して「決断を要請されている」という解釈がその時点で正しくても、一〇年後には「あの渡河の夢は『浄めが必要である』ということを意味していた」となるときもある。

⑨一つの夢だけで考えずに、多くの夢の系列の一つと考えたほうがよい場合も多い。

⑩しかし初回夢はとても大事である。今後の治療やその人の課題が出ていることがあるので、かなり注意してとり扱うべきである。

⑪重要な夢とそうでない夢の区別も大切である。重要な夢のなかにはビッグドリームと呼ばれ、重大なメッセージや人生の転機に役立つ示唆が含まれている場合もある。ビッグドリームを見たときに気をつけないといけないのは、夢見手が自我肥大に陥らないように注意する点である。自我肥大になると、幻想を現実と思い込んでさまざまな不都合な行動を起こしたりする。

⑫夢の解釈は、原因（なぜ、この夢が出てきたか）より目的を重視して考えたほうがよい。つまり、この夢のメッセージや出現の目的などである。ユングが夢に関して「動力因と目的因の概念を考慮に入れておくのがよい[97]」と記しているのはこのことである。ただ、夢の目的を正確に把握するためには、夢の発生原因を知ることも必要である。原因と目的は不即不離の関係にあるからだ。

⑬治療者も患者も、夢の話だけになって、治療が前進しないということにならないように気をつけるべきである。

⑭夢にこだわるのも、夢を部分的なものとして位置づけるのも、その人次第である。
⑮患者が夢を見ないときは「なぜこの患者は夢を見ないのか」（正確には「なぜ夢を思い出せないのか」）を考えることで、その患者に対する理解が開けるときがある。
⑯「夢は嘘をつかない」とよく言われるが、実は夢ぐらい嘘が上手なものはない。治療者として大事なことは、「嘘とは何か」「本当とは何か」を夢を通して探ることである。

◆3◆……強迫をともなった遷延うつ病における夢利用……◆

それでは、夢が実際にどのように治療に利用されるのか、実例をあげて示していきましょう。最初の事例は遷延うつ病ですが、前景に強迫症状のあった例です。強迫という現象は不安（心配、気がかり、恐怖など）、葛藤（迷い）、抑うつなどの心的現象が、本人の意志に反して本人の心に「強く迫ってくる」ように浮かんでくることを指します。

［事例S］独身女性、三五歳（初診時）

a．発病までの歴史

Sさんは父母の夫婦関係が悪いこともあって、きわめて不安定な家庭のなかで育ちました。父は銀行員で要職についていたのですが、神経質な人で不潔にひどく敏感で、家がきちんと片づいてないと気に入らず、家の掃除のことで母によく文句を言っていました。母も負けずに言い返し、夫婦喧嘩のたえない毎日でした。

父はSさんに対しても厳格で、少しでも汚いことやだらしないことをするとすぐに怒られるので、Sさんは毎日びくびくしながら過ごしていました。そんな父に対して、母は「気にしなくていいのよ」と言うだけで、あまりSさんを守るという態度をとってくれませんでした。

母は、父がかなりの給料をもらってくるので仕方なしに我慢していたのですが、実際、父は神経質な面がプラスに出たのか、銀行では有能な仕事ぶりだったようです。Sさんは成績がかなりよかったので有名大学に進学します。弟も大学に進学して一人前に近づいたので安心したのか、母は父に対して前にも増して刃向かっていき、言いたいことも我慢しなくなり離婚になりかけます。しかし世間体を考え、父が銀行近くのマンションに別居するという状態になりました。

b. 発病以後

これが大学三年生のときのことで、その後Sさんは無事大学を卒業し、大手有名企業に就職しました。ところが配属先の上司がまた神経質で、「ちゃんと手洗いをしないといけない」などこまごましたことをいろいろ言われ、それから不潔や手洗いなどいろいろなことを異常に気にするようになりました。Sさんが言うには「これが病気の始まりだと思う」ということでした。

結局耐えきれずに三カ月で仕事を辞めてしまいましたが、深い挫折感を覚えました。自分の甘さや弱さに対して非常に自責的になり、激しく落ち込んだとのことです。これがうつ状態の始まりと言えます。以後抑うつ感が底流に流れます。

その後、就職口を探しますが、両親を見ていたので結婚は考えられず、一生勤められるところを探そうと思い、ある役所に入りました。そこでも確認癖などの強迫的行動はありましたがなんとか適応でき、男性との交際もできるようになりました。しかし結婚の約束をするたびに、なぜか母が反対してつぶれてしまうということが二、三回起きます。そのたびに怒りと抑うつ感を強めたらしいのですが、それらを明確に表に出すことはありませんでした。

二九歳のとき、別の男性と結婚を前提につきあいだし、やはり母がわけのわからない理由で反対したため引っ込んでしまうと、彼から「君は母親の言いなりになっている」と言われ、かなり落ち込んだとのことです。その後、これではいけないと思って母に反抗するようになり、毎日喧嘩になりました。弟は大学入学時から家を出ており、さっさと就職、結婚していたので、父との別居後は母と二人暮らしでした。

そんなことで、三一歳ごろから一人暮らしを始めました。ところが今度は強迫観念に加えて、これまで潜在的にあった抑うつ感がいっそうひどくなり、職場まで休みがちになりました。また、つきあっていた男性が遠方に転勤することになり、母に邪魔されるのが恐くて二カ月に一度しか会いに行けないでいると彼のほうも冷めてしまい、結局関係はまたしても壊れてしまったのです。

不潔恐怖や確認強迫はずっと続き、三三歳ごろに不潔な男子職員がやってきてセクハラまがいの身体接触をされるようになってからいっそうひどくなり、落ち込みも強くなりました。

そこで、ある大病院の神経科に行きましたが、十分なことが言えず、医師も「気にしすぎだから薬をあげましょう」と言っただけでした。薬をのんでもあまり効果がなく、失望してしまいます。

次にある心理療法センターでカウンセリングを受けます。このカウンセラーは話をよく聞いてくれ、少し落ち着きました。けれども、話を聞いてくれるだけで具体的なアドバイスはなく、やはり根本の症状はそれほどよくならないため、本(1)を見て筆者のところを訪れたのです。

c. 初回面接

初回面接ではおよその成育史を聞いて、長年（一二～一三年）症状に苦しめられていることや、いろいろ治療やカウンセリングを受ける努力をしているのによくなっていないことを思いやったあと、本人の求めるものを聞くと「この強迫症状がなくなること」と言うので、二人で次のような話をしました。

——あなたの言う強迫症状とはどんなものですか。

S　いろんなことが、気になって仕方がないんです。たとえば鍵をしめたか、ガスの栓は大丈夫か、電気のスイッチを切ったか、ちゃんと手を洗ったか、それに職場ではちゃんと封筒の封をしたか、切手を貼ったか、書類の書き忘れはないか、考えだすとあらゆることが気になってくるのです。それで、最近では週末でも家で寝込んでいる状態で、毎日とっても憂うつなのです。

——気になることがなくなってほしいのですね。

S　ええ、そうなんですが……無理なんでしょうか。

——そうですね、今からあなたにとってちょっと辛いことを言うかもしれませんが、いいですか。

S　ええ、はい（少し、身構える）。

――今まで、気にしてこられたことは生きていれば当然だという気がしますが。それに鍵やガス栓や電気のスイッチや封書などの確認は、生きていくうえで必要なことのように思いますが。

S おっしゃることはよくわかるんですが、私のは異常なんです。

――異常と言いますと。

S なんというか、度がすぎるんです。程度がひどいんです。

――普通の人の何倍ぐらいひどいと思いますか。

S うーん、一〇倍以上はひどいと思いますが。

――一〇倍もひどくなってしまうのはどうしてなのか考えられますか。

S うーん、わかりません。やっぱり気にしすぎなんです（同じことを繰り返しているだけです。患者は質問が手に余るとこういう答え方になるので、答えやすい質問に切り換える必要があります）。

――いいですか。たとえば気にするのをとってほしいと考える人と、こんなのは気になって当然だと考える人と、どちらのほうが気になるのがひどくなると思いますか（精神交互作用[84]についての質問です）。

S 前のほうなんでしょうね。

――あなたは、どうでした。

S それは、もう気になるのがなくなってほしいとばかり願っていました。

――そうすると、治療目標は気になって当然というように考えることではありませんか。

S それはそうですけど、どうやったらそうなれるんですか。

――そうですね、たとえばガス栓を締めたかなどは気になって当たり前ですから、気になりながらどうすればいいと思いますか。

S　わかりません。とにかく気になって仕方がないのです（気になって当然と言いながら、気になることの除去という不可能な願望を抱いています）。

――それで確認を繰り返すんですね。

S　そうなんです。

――ところで、確認を繰り返して気になることがなくなりますか。

S　なくならないんです。

――それでもあなたは今まで、気のすむまで確認しようとしていませんでしたか。

S　ええ、でも、気がすみませんでした。

――でもまったく確認しないのと、一〇〇回ほど確認するのとではどちらのほうが安心するというか、気になるのが減ると思いますか。

S　それはあとのほうでしょうけど、でもそんなことやってたら異常なことだし、第一、時間がかかって生活できません。

――そうすると、まったく確認しないでいきますか。

S　そんなこと、恐くてとってもできません。

――そうすると、一〇〇回確認するのも時間がかかるので辛い。まったく確認しないのも不安で気になって仕方がないので辛い。どっちをとっても辛いですね。

S　ええ、そうなんです。いったいどうしたらいいんでしょうか。

――うん、そうなると、〇回から一〇〇回までにかぎれば、一回の確認だと安心ができるかもしれないがまだまだ足りない、また一〇回ぐらい確認すると安心が増えるかもしれないが、時間がかかるのが気になるということで、やっぱりどれをとっても辛い。

S　そうなんです、だからどうしていいかわからないんです。

――どれをとっても辛いわけですから、どの辛さを選ぶのが自分にとっていちばんましか決めることが必要になりますね。

S　どれをとったらいいんでしょう。

――私が決めるほうがいいの。あなたが決断するほうがいいの。

S　やっぱり、私ですね。

――そうすると、何回ぐらいの確認がいちばん辛さがましですか。

S　うーん。……二、三回ぐらいかしら（ようやく、彼女なりの決断ができたということでしょう）。

――よく決断されましたね。結局そのぐらいを続けられると、気になって当然だという気持ちに近づいていくと思いますよ。そして気になることに対して適度に確認しようということで、気になることを割り切れていくのではありませんか。

S　そうなるよう、頑張ってみます。

［解説1］　かなり長い引用になりましたが、ここでなされたことは以下のとおりです。

まず強迫の構造を明確にしました。強迫のもとである不安や気がかりを消失させることは不可能で回避することのできない人間的命題であること、確認や手洗いは絶対の安心をもたらさず相対的安全性しかないこと、強迫を消そうとするとよけい強迫観念が強まること、「絶対の安心」という不可能な願いを求めて確認を繰り返すなかで自分が異常な行動に陥っているという意識を持たされているこ と、問題点の中心は「相対的安全性でかまわない」という覚悟や決断ができないこと、といったことです。

次に、治療目標を設定しました。不安、気がかりはなくならないということ、異常なことではないという認識を持つこと、相対的安全性でかまわないという覚悟をすること、不安を持ちながら確認を何回にするかは本人が決断すること、などです。

この初回面接では強迫の原因が「絶対の安全」や「気がかりのなさ」に執着する点にあることに気づいてもらい、そこから脱却するには、ほどほどの確認をすることを彼女自身に判断・決断してもらいました。

一方、肝心のうつ状態のほうは強迫の陰に隠れて、まだ表に出てきていません。

d. 行動療法的接近や薬の使用

次の面接では、「気になって当然」と言われて少し気持ちが楽になったが、長年の癖が身にしみているのか、ほどほどで打ち切るという決断がなかなかできないと言うのでした。治療者は「長年の積み重ねがあるので、簡単にいかなくて当然ですよ」と思いやったあと、すぐに理屈どおりにいかなくてもいいから、確認する前に決断して確認したか、流されるままに確認してしまったか、そのことを区別するのは大事なので、寝る前に今日一日の決断がどれだけできたか○、△、×をつける行動療法的接近を採用しました。
しかし、緊張がまだかなり強いため、こうした自覚の維持や決断を助けるための補助的杖としての安定剤・抗うつ薬（抗うつ薬は強迫症状にも効きます）服用を提案したところ受け入れました。すると少し改善し、確認行動は減ってきました。

e．抑うつ感や不安感の増大、夢を使っての探求開始

強迫はましになったものの、三月末よりいよいよ背後に隠れていた抑うつ感、意欲低下、疲労感が前面に出てきて、また何か言い知れぬ不安感やむなしさも強くなってきました。それで、どういうことか探っていこうとすると、「あまり原因が思いつかないのですが、夢は時おり見る」と言うので、夢を持ってきてもらうことにしました。

彼女の持ってきた最初の夢は、「湖の中の船に妹と一緒に乗っていて、大事な紙を何度も落としかけるが危うく受け止める。目の前には鴨の一団が整列して飛んでいる」というものでした。彼女の連想は「なぜか父や母を思い出す」ということでした。治療者には、「湖という無意識の探求作業に、妹という分身と一緒に取り組もうと思うが、治療者との大事な契約書である紙を危うく受け止める状態だから、まだまだためらいもあるのではないか。鴨の一団はまとまりのある平和な家庭への憧れだろうから、彼女の連想はもっともだろう」という連想がわきましたが、筆者が「私も鴨の一団から家族を連想します。それと湖や治療への船出に少しためらっているのかな」と聞くと、「ええ、そうなんです。何が起きるかと思うと心配なんです」と言うので「問題点を探っていくうえで、そういう不安は当然だと思いますが、私という同行者がいるから安心してください」と言うと、い

ちおう安心したようでした。

この一週間後にすごい夢を持って来ます。それは「殺された人が横たわり、犯人が、身元がわからないようにナイフで顔をめちゃくちゃにする。また友人がその周辺に火を点ける。場所は家族がかつて住んでいた団地のような気がする」ということで、その連想は「母に腹が立つ。犯人は私で、殺されたのは両親だ」というものでした。治療者は「いよいよ、核心部分が出てきたな」と思いながら、「底に秘めていた母への攻撃性や怒りを、ようやく夢のかたちで出すことができた。ただ、一人だとたいへんなので友人という分身に手伝ってもらわねばならないが、火が燃えるほど怒りの炎が激しいのかもしれない」「めちゃくちゃにしたのは母の顔であると同時に、表面上母に対しても誰に対しても従順にしていた自分の仮面《ペルソナ》だったかもしれない。これは怒りをはじめとする自由な感情表現や自己主張の始まりになるかもしれない」という連想がわきました。彼女には「すごく思いきった夢ですね。何かの転機かしら」と言っておきましたが、大きくうなずきました。

f．感情表現や自己主張ができるようになる

この夢が治療の一つの転機になり、彼女は初診時は表面しか語らなかった自分史をはじめて詳しく語りだしました。それが先述した発病までと発病後の歴史ですが、内容のすごさに比べて語り方が淡々としていたため、そのことを指摘すると、「自分は感情を押し殺すところがある」と述べ、ちょっとショックなようでした。

詳しく語ったあと、Sさんは相当疲れたのか、次の回で「前回のカウンセリングは非常に疲れてしまって放心状態となり、会社を休んだり、寝込んだり、非常な不安に襲われた」とのことでした。

治療者が「治療過程の一つとしてそういったことがよくあるし、あれだけのことをはじめて語ったのですからたいへんだったと思いますよ。それに今は外的な仕事より、内的な仕事のほうにエネルギーがいっているので、仕事を休んでもいいんですよ」と説明するとほっとしたようでした。

その後、「前回のカウンセリングのあと、あれだけ疲れたのは、内にこもっていた感情が出てきたから」「今までは自分を守るために気持ちを抑えてきたと思う。職場でも感情的な発言を抑えてきたし、楽なところに変えてほしいという欲求を抑えてきた」と言い、その後は夢を交えた今までの感情の表出と整理が、主な治療作業になりました。

その夢の一つとして「深夜、両親が夫婦喧嘩をしているので外で遊んでいる男の子を一晩預かる。そこは前に住んでいた団地で、知らないうちに女の子がもう一人増え、二人とも私が一晩面倒を見る」といったものがありました。彼女が言うには「男の子は弟で、女の子は自分自身。両親が喧嘩ばかりしているので、自分で自分の面倒を見るより仕方がなかったということを意味していると思います」とのことでした。そしてこうした夢を中心に、さまざまな感情が表現されたのです。

それは、主に父への気持ち（厳格で口うるさかった。そのくせ自分勝手で、自分の都合で子どもを叱っていた）や、母への気持ち（そんな父から、母は私を守ってくれなかった。母も自分のことしか考えていなかった。それにある面で、父以上に干渉的で支配的だった）、そして自己不全感と最初の就職の挫折感（こんな父母に育てられたので、私はいつもビクビクして自信がなかった。こんなので社会人になれるのかしらと思っていたら、案の定、最初の仕事ができなくて、やっぱりと思いガックリきた）や、結婚できなかったことへの後悔（いつも結婚というところで母につぶされていた。母は私が幸せになるのを妬んでいたのかしら）というようなことでした。

こうした感情表出のあと、その反動なのか、少し色あいの違う二つの夢を見ます。一つは「父が暴力団に発砲され、私の家に助けを求めに来たが、私は川の底から石を拾い出すのに夢中で、父は死んでしまった。死んでいくときかわいそうに思った」というもので、話し合いの結果、「ここでの父は、母でもある。父（母）は、強そうに見えたが内心ビクビクしていて、誰かの助けを借りたかったのだろう。私は今、父（母）に干渉されないで自分自身の固い意志（石）を見出していくつもりである。ただ、父（母）は悪いことをしていたし、私は父（母）の弱さを許せないという気持ちも強いが、一方で父（母）をかわいそうにも思う」とのことでした。

もう一つの夢は、「悪いことをした犯人が追われて高い所から飛び降りる。その飛び降りた犯人を見つけた女の人が悲鳴をあげる。探していた刑事二人が犯人と横にいた女の人を捕まえる」というものです。それは「犯人は前につきあっていた人で、女の人は私。彼はせっかく高い所から飛び降りるつもりで私に近づいて来たのに、私が戸惑っている。私はつきあっているとき、真剣なのかどうかわからなかった。捕まえられたのは、はっきりしないという悪い態度をとがめられているのだと思う。結婚できなかったのを母のせいにしていたが、実際は自分の意志がはっきりしなかったのも問題だと思う」という話になったのです。

そのほかの夢として「クリーニング代を返してくれと交渉している」「課長に、宴会には出ないとはっきり言っている」「お弁当はいやだと言っている」「旅館の下働きを拒否している」といったもので、全体として自己主張がはっきり出ていますし、彼女も「普段の自分とはずいぶん違う」と連想しています。

g．感情表出後の改善、新たな男性とのつきあいと婚約、治療終結

彼女はこのようにいくつかの内的作業を行ないましたが、その後は「そんなにしんどくない。気分もいいし、憂うつ感もほとんどない。仕事も順調で六時に帰るようにしている（前は九時までいた）。強迫観念はほとんど気にならないし、手洗いや確認もない。こんなことは一二年間ではじめて」とのことでした。このように長く続いたうつ状態や強迫症状から脱することができるようになったのです。

さらによかったことには、職場の男性（職場の先輩。五、六年前食事に誘われたことがあり、それからなんとなく親しかった。ずっと私のことを好きだったらしいが、あまり交際が深まらなかった。最近急に親しさが深まって、今は週に三回ほど二人きりで会っている。誠実な人で、その人といると気が休まる。いずれ結婚するつもり）とつきあいだしたとのことで、「母が反対しても自分の意志を貫く」とはっきり言いました。事実、その後結婚し、今は幸せに暮らしています。

治療終結にあたって彼女が言うには「二三歳のときに強迫観念が出てきたのは、父母の姿を見て自分はもう一生結婚できないと思い、仕事しかないと思っていたのにその仕事がうまくいかず、ひどいショックを受けて深く落ち込んだせいだと思う。そして、この落ち込みや父母に対しての怒りの感情を抑えすぎていたのだと思う。今、自分はずいぶん変わってきた。今の自分を受け入れられるようになってきた。今までのことを振り返ると、この一二年間、かろうじて適応してきたように思う。でも、今は調子がいいし、気持ちも安らいでいる。時に確認癖が出るが、全体としてはふっきれているし、ずっと続いていた憂うつ感はほとんどない」とのことでした。

［総論的解説］ Sさんが絶対の安全という不可能な願望に執着し極端な確認癖に陥ったのは、ほどよい確認という態度をとれなかったからです。それは、それだけ主体が未形成だったからだと言えます。また未形成であるために、強迫症状の背後に強い抑うつ感や自信のなさが横たわっていたと言えます。

この未形成さの背景には、父母の問題点（自分勝手な厳格さを押しつける父親、守ってくれない母親、夫婦喧嘩、安全感・安心感のない家庭、相互的コミュニケーションのほとんどない親子関係、干渉しすぎる母親など）があります。

しかし、彼女が抑うつ感にもかかわらず一二年間かろうじて社会適応ができてきたのは、それなりの強さがあったからだとも言えます。だから、比較的短期間のうちに、いろいろな仕事（自己の執着への気づき、決断の重要さの自覚とその実行、夢を契機にした感情表出と自己主張、自立など）を成し遂げ、強迫症状とうつ状態から解放され、心の安らぎと結婚という内外の幸せを手に入れたと思われます。

うつ状態と強迫症状は関係が深く、しばしば両者が合併したり、また本事例のようにうつ状態を防衛するために強迫症状が出てきているときもあります。

本事例は、「夢の治癒力」を大きく感じさせてくれます。

◆4◆……離人症状をともなう遷延うつ病治療における夢利用……………◆

離人症状は、「見ている風景に現実感や生き生きとした実感がわいてこない」「自分の身体が自分でないみたい」「自分がいることが実感として感じられない。自分がしているという感じがしない」という訴えに代表されるように、外界意識面や、身体意識面、自我意識面で、生き生きとした実感が失われることを指します。離人とはフランス語の dépersonnalisation の訳ですが、「生き生きとした人格感が離れてしまった状態」と言えます。これはいわば、日ごろなじんでいる空間や自分自身が失われたということになり、行動面そのものは変わらないにしても、本人にとっては相当苦しくてつらいことです。

こうした離人症状は何か辛い体験をきっかけにして起きることが多く、背後にうつ状態の存在がみられることも多いのです。

〔事例T〕独身女性、二八歳

a．初回面接

彼女は次のような訴えを持ってやって来ました。それは「ものごとを認識しにくい」「仕事ができにくい。記憶力、集中力が悪くなった」「人とのコミュニケーションのとり方がわからなくなった」というものでした。これが三カ月前から出てきたらしく、なかなか治らないだけでなく、いっそうひどくなっているようなのでひどく心配していました。とくに脳がどうかなったのではないかということ、自分がとてつもなく変な体験をしており、何か異常な人間になったのではないかと気にしていたようです。

そこで、ＭＲＩ―ＣＴや脳波検査などをして異常がないことを確かめました。

［解説1］ このような訴えの場合、まれに脳に器質的障害がある場合があり、検査は重要です。異常がなかった場合、治療者は安心感をもって治療できますし、何よりも患者を安心させます。

b．訴えの掘り下げ

訴えをもう少し詳しく聞いていくと、「ものごとを認識しにくい」とは「ものごとを知覚はできるが、実感としてあると感じにくい」ということでした。治療者はここで離人感を疑い、それを念頭におきながら聞いていったところ、「自分と外界の世界が違う。外界に違和感を感じる」「自分と外界の間に厚いマスク、ベールがある」「何を見ても現実感、新鮮さ、生き生きとした感じを持てない」「はっきりしない感じというか、夢のなかにいるような感じである」「自分がしていることは頭ではわかっても、自分が何かをしているという実感がない」という離人症状がかなりあることがわかりました。

治療者はこの離人症状について「これは離人感と言って、人が疲れたり辛い目やショックにあったり、背後に憂うつな感情を持っていたりすると出てきます。わけのわからない異常な現象ではない。でも、辛い体験であることには違いないので、解明と解決を援助したい」と言うと少し安心したようでした。

T それはわかりましたけれど、どうして辛い目にあうと離人症状が起きるのですか。

――辛い目にあったとき、あなたはガックリして自分をいやに思うほうですか。それとも、辛い目にあうのは当然だから、これに負けないでおこうと思うほうですか。

T　今は、少なくとも自分をいやになります。
――そうすると、自己嫌悪、自己否定が強まるということですか。
T　ええ、今、とても自己否定が強いようです。
――自己否定があまり強いと、自分の感じや感じている世界も否定したくなる。だから、頭では知覚していても、自分の感じている世界を実感として生き生きと感じにくい。もう少し言うと、生き生きとした人格的感情が、自分から離れて行ってしまうので、離人症状と名づけられるのです。私の説明はわかりますか。
T　ええ、なんとなくわかります。それよりこれが離人症状と呼ばれ、治療の見込みがあるとわかって安心しました。

[解説2]　離人感に悩んでいる人は、最初わけのわからない異常な体験に陥ったのではないかという恐怖・とまどいに圧倒されていることが多いので、まずそれに名前をつけてあげること、続いて離人症状の機制を伝えてあげると安心します。たとえその説明が十分わからなくても、何かいわくがあるのだなと感じるだけで安心感は違います。

この人の場合、自己嫌悪・自己否定が強いようで、そこから関連してうつ状態の存在が推測されます。

c．発病までの歴史

離人症状の解明のために詳しい話を聞くことにしました。彼女は少し安心したせいか、わりと協力的で、次のようなことが明らかになりました。

彼女は北陸の旧家の出身でしたが、母親がしつけに厳しく過干渉で、平気で娘の心に侵入しました。世間体を非常に気にして、人を家柄などで差別し、体面ばかり言われて窮屈だったということです。小さいころから勉強ばかり強制されて、のびのびできませんでした。

一方、父親は穏やかな会社員で、Tさんにとってはほっとできる存在だったのですが、母に逆らうことはあまりせず、結果的に自分を守ってくれなかったとのことでした。

そのため、表面的にはどうしても母に合わせてしまい、自己主張のできない性格になったとのことです。非社交的で引きこもりがちで友達は少なく、そのわずかな友達にしても、腹を割って何でもしゃべれるといった存在ではなく、表面的なつきあいでした。

知的には優れていたので成績は優秀で、ひそかにプライドを持っていたようです。ですから、勉強や読書にはかなり精を出していました。しかし、中学時代ぐらいから自分は何となく人と違うという違和感を抱いており、それは今でも続いているとのことです。

勉強好きな彼女でしたが、さすがに高校の後半ぐらいから疲れてきたのか勉強に身がはいらず、意欲も低下し読書にも関心がなくなりました。

［解説3］ 彼女に言わせると「このころがうつ状態の始まりではないか」ということです。たぶんそのとおりです。いくら勉強ができても、対人関係の支えがないと人間は自分自身を支えたり、自分に自信が持てないものです。これが高校後半に露呈して、軽いうつ状態を引き起こしたと言えます。ただプライドもあって大崩れすることがなく、治療を受けるところまでは行かなかったと思われます。

——そのような状態でしたから、大学は本人にはかなり不本意なところへ入学してしまい、家族からも「あなたの成績では、こんなところなんてね。でも、まあ女の子だし、しょうがないわね」と言われ、いっそう憂うつになりました。

入学後は、まわりの同級生たちはおしゃれや遊びや異性関係に夢中で、まったく話が合いませんでした。授業中も私語する学生が多く、先生は注意しません。授業を熱心に聞こうとしている彼女にとって、それはさらにイライラさせられるものでした。

彼女の救いは、ある文科系のサークルに入ったところ、話の通じる仲間たちが少しはいてほっとできることでした。彼女は、やがて先輩の男子学生を好きになります。彼は彼女の好きな文学や哲学の話によくつきあってくれ、彼女にとってはとても支えになっていました。それで彼女は、「彼が、自分を好きに違いない」と思い込んでいたのですが、ある日彼に恋人がいることがわかります。本人のショックはものすごいものでしたが、決してそれを表面には出さず、自分でも「たいしたことではないんだ」と言い聞かせようとしました。それはある程度成功したようですが、そのころから外界を見ても現実感がわかないという感じが出てきたとのことでした。しかし、彼女は、それに対しても蓋をしてあまり気にとめようともしませんでした。

【解説4】 あとで彼女は、この失恋事件が離人症状の始まりだと思うと述べています。本人は治療者との話し合いのなかで「いやな現実をカットするために、全部の現実をカットしてしまった」と述べており、離人症状を呈することで辛いことに直面しなくてすんだと考えられます。考えてみれば、彼女は失恋だけではなく、対人関係の少なさ・薄さ、深いところでの自信のなさ、高校から始まったうつ状態、不本意な大学への入学、同級生との著しい違和感などという辛い現実があったにもかかわらず、それらに向き合って、それらや自分の問題点を考えてみるということができていなかったのです。そのうえ、直面することを避けたために生じた離人感にも向き合えていないと言えます。

これらは、彼女のものごとを知的に処理しようとする態度、実際に知的に優れていること、プライドの高さといったことが関係していると思います。実際、面接のなかで彼女はそう述べています。このように離人症状は先の強迫症状と同じく、うつ状態を防衛しおおい隠すはたらきをしていると考えられます。

失意のうちに大学生活が終わりに近づいてきましたが、背後に自信のなさ、離人症状、うつ状態などがあるせいか気が晴れません。彼女はこのとき、この北陸の風土や家の雰囲気が自分に合っていないと考え、日ごろから憧れていた古都K市で生活することを決意します。

家族の反対を押しきって、K市で生活しはじめた彼女は、最初のころこそお寺めぐりや美術館巡りなどを楽しみ、一人暮らしの自由さを喜んでいたのですが、次第に会社内での人間関係がしんどくなり、一つ目の会社は一年で辞めることになりました。

次の会社でも、頭のいい彼女はてきぱき仕事をこなすのですが、やはり人間関係がしんどくなってきました。とくに昼休みや忘年会、社内旅行が苦手だったとのことです。前のことがあるので、今度は頑張ろうと思いましたが、結局は二年目で辞めることになりました。

これはさすがにこたえたのか、彼女はパソコンを勉強して資格をとり、比較的対人関係の少ない会社を選んだのです。予想があたってその会社は対人関係は少なかったのですが、有能な彼女は正確で迅速に仕事をこなすため、上司や先輩の期待が集まり仕事を多く頼まれるようになります。断ったり自己主張したりするのが苦手な彼女はそれらを引き受けますが、だんだんしんどくなってきました。その時点で背後にひそんでいた離人症状とうつ状態が顔を出してきました。このときはそれを抑え込めずにぼーっとすることが多くなってきて、上司からも注意を受けるようになり、最初の主訴のようなことに悩みだしたのです。当然、仕事に集中できずぼーっとしているため、ドアにぶつかったりということもありました。

そういうことで苦しんでいるなかで、事情を知らない先輩社員から頼んだ仕事ができてないとなじられる事件が生じます。これはさすがにショックで会社を辞めたくなりましたが、もう三度目なので迷いました。ついに意を決してある精神科にかかりますが「単に疲れているだけですよ。心配しないでいいです。薬をのめば治りますから」と言われます。本人は安心と同時に、ちゃんと聞いてもらえなかったという矛盾した気持ちを抱えながら薬をのみますが、少しも効きません。脳がおかしくなっているのではないかと心配になった彼女は、「いのちの電話」に相談して筆者（治療者）を紹介してもらったのです。

d．うつ状態の出現と治療者の対応

以上のように、治療者との間で苦労して自分の歴史を再構成した彼女でしたが、ほっとすると同時に次第に抑うつ感が強まってきました。「これまで、自分はかなり優れた人間で、こんなふうになったのも運が悪くて人に恵まれなかったせいにしていたが、もともとは対人関係もうまくできず、自分の問題点を見ることを避けて、プライドだけはやたら高いというどうしようもないくだらない人間だ。もう三〇歳に近くなってきて、将来に何の希望も持てないし、どうしていいかわからない」

という気持ちに陥りました。この抑うつ感はあまりに強く、希死念慮が出てきたり、意欲の著しい低下もあって仕事ができなくなったりしました。

これを見た治療者は「今は内的作業のほうが大事だから」と休養の処置をとり、抗うつ薬の投与をしました。これで本人はほっとひと息つけましたが、それでも根本の抑うつ感はあまり変わっていきません。

これに対して治療者は「あなたは悪いところだけでなく、よいところ（知的に優れていること、感受性が豊かであること、内省がよくできること、ひたむきなところなど）もあるのに、今は悪いところしか見えていない。これは、今、調子の悪い状態になっているので悪くしか考えられないからだ。調子が落ち込んだうつ状態が強くなったのは、今まで蓋をしてきたことに向き合っているせいで、これは治療過程で必ず起こってくることである。思い出しつくすことによって、心は整理され、過去にこだわらなくなると思う。今はこういう暗いトンネルにいる時期で、いずれ光が見えてくるから、それまで早まった行動をせずに待っていてほしい」と伝えました。

本人はこれを聞いて「私も先生の意見は理屈ではそうだと思うけど、いくらそう思ってもこの落ち込んだ気分だけはどうにもならない。この苦しさは、理屈だけではどうしようもない」と述べたため、治療者はすっかり困ってしまいました。しかし不眠に悩む彼女に睡眠のことを詳しく聞いていくなかで、ときどき夢を見ると言うので、夢を持ってきてもらうことにしました。

e．夢の報告をめぐって

夢については、彼女の連想と治療者の感想を中心にして話し合いました。このとき「夢の意味に絶対的なものはなく、夢は連想を広げ、自分の心を整理してくれる補助薬のようなものなので、絶対視しないように」と伝えました。また、「この夢は自分の役に立っているかどうかということを考えるべきで、この夢はこういう意味だといったパズル解きのようなことは避けるように」と何度も注意をしました。以下、主な夢とそれに関して本人と治療者が話し合って共有した点を記します。

夢① 大地震にあい、火災が発生し、逃げまどっている。

共有点――地震はおそらく自分のプライドや、知的に処理するといった今までの態度が崩れだしていることだと思う。火はそれまで抑えこまれていた怒りや種々の感情だろう。これまでの姿勢が崩れ、感情が一挙に出たので火事のようになり、本人はどうしてよいかわからず逃げまどっているのだと思う。でも、先生が言うように、こういう激しい体験をして、右往左往したほうがいいのかもしれない。

夢② 田舎の人たちや親戚が、深夜私のマンションに押しかけてくる。ひどく不愉快な感じがしたが、表面は笑ってお茶を出している。まったく場面は変わって、高校の先生と一緒にお葬式に参列している。誰かが死んだらしいが、悲しいという感じはしない。でもその尊敬していた先生の落ち着いた優しい笑顔が印象的である。場面が元のマンションに戻り、私は飲み物に下剤を入れて客に出している。おなかの調子の悪くなった客たちは出ていく。「やった！」という気持ちと、こんな恐ろしいことをしていいのかという罪悪感を抱く。

共有点――第一の場面は、まわりに合わせすぎるいつもの態度が出ていると思うが、はっきりと不愉快さを感じている。夢のなかでは離人的になっていない。

第二の場面はたぶん私のお葬式なのだろう。古い今までの私が死んでいくのだと思う。でも新しい自分が生まれるかしら。

元に戻って、普段の自分では考えられない思いきったことをしている。どんなかたちでも自己主張するのはいいのかも。でも現実でこんなことをしてしまうと、とても恐い。ただ、このときの爽快感や罪責感もありありと実感をともなっている。夢のなかで離人感がないのは嬉しい。

夢③　犬が惨殺されて血だらけになっている。まわりの人は私が犯人だと言う。

共有点――まわりの人は自分の分身、とくに自分を監視する部分だと思う。そう言えば犬や動物一般に対しては複雑な感情を持っている。みんなのように「可愛い」という気持ちと「不潔で世話されているだけで嫌い」という両方の気持ちがある。自分が犬に代表される動物を殺したいと思うほどの激しい残虐性を持っていたのは衝撃的だが、先生が言うように「思うだけだったら何を思ってもいいのですよ」ということなのだろう。私も自分のなかの攻撃性を見つめておこう。

夢④　男女数人でトランプをしているが、私は前の先輩を探していた。まわりに注意されてはっと気がついた。彼はあらわれるはずはないと。

共有点――潜在的に彼に執着していたのだろう。現実では諦められなかったが、夢では諦めている。彼のことは思い出として前を向いていこう。

夢⑤　野良猫の一匹を抱いて遊んだりしている。手ざわりはゴムみたいで、気持ちのいいものではないが、猫を抱いて家の外へ出ている。

共有点——私に動物をこんなに愛する気持ちがあったのかしら。夢③とまるで正反対。はじめて抱けたのは嬉しかったが、夢のなかでもまだ気持ちよくというわけにいかない。でも私は、マイペースな猫のように自分を保ち、動物的感情を大事にしながら再び社会に出ていきたい。

夢⑥　同窓会のあと雑踏を歩いているが、精神的に安定していてまわりの群集にも適度な関心をはらえている。もちろん離人感もないし、敏感になりすぎてもいない。

共有点——夢のなかだけど、現実感を感じながらしかも安定して外へ出ていけている。

夢⑦　昔、あこがれていたけれどひと言も口をきいたことのない男性と、河原でやっている芝居を見に行き、そのあと彼の家に行く。こぢんまりとすっきりした部屋。いつの間にか彼と同棲している。そこへ太った中年女性があらわれ、彼を返せと言ってくる。彼はずっと、その中年女性と暮らしていたらしい。私は少し抗議するが、仕方なく同意する。

共有点——この中年女性は母だと思う。母は、私が異性に興味を持つのを常に妨害していた。でも、夢のなかとは言え、私は男性と暮らせている。それは嬉しいけれど、結局、母の圧力に負けてしまっている。この夢を見て猛烈に母に対して怒りがわいた。こんなに怒っていいのかしらと思うぐらいだったけれど、ちょっとまた覆いが取れてきたような気がする。

夢⑧　結婚や恋愛に関する話題を友人といろいろ議論している。そのあと家へ帰ると、母が私の日記を見たりしているので、猛然と抗議する。

共有点——友人はやはり私の分身。失恋以来、男性のことは考えまいとしていたが、やはり夢のお告げどおり真剣に考えたほうがよい。母に対抗しているのもよい。今度、母に会ったら言いたいことを言ってみよう。

夢⑨　素敵な男性とダンスをしている。男性の肉体にふれ少しどぎまぎしているが、何とか頑張ってステップを踏んでいる。指揮者は平井先生。

共有点——ついに男性と身体的接触を持てている。恐がっているけれど、治療者がいるから大丈夫。

夢⑩　魚を釣ってきた人から鯛をもらう。料理して食べようとすると釣り針がついたままで、それに気づかず食べてしまった。口、のど、胃などが傷つくのを想像していやな気がした。

共有点——今までと流れが違う夢。鯛はめでたいし、魚は治癒をあらわすと思う。でも喜ばしいことや、治ることや対人接触には、傷つきという恐ろしい面が含まれているのだろう。注意しないといけないと思うが避けられないことかもしれない。

夢⑪　母に対する嫌悪と不満を強く感じ、強く抗議している。でも今度の母は何かおどおどして、いつもの強い母ではない。妙なことに少しかわいそうな気になってくる。

共有点——ついにはっきりと自己主張する。それによく考えたら母もいいところがあるのかもしれない。

彼女が持ってきた夢は、以上のようなものでした。この夢について話し合う期間は三カ月ほどでしたが、前記のように自分の感情や問題点、自分の求めているものなどをかなり整理しました。母に対しては攻撃できるとともに少しは受け入れることもできたようで、彼女の離人感やうつ状態はかなり減少し、元気が出てきました。

［解説5］　夢のなかで感情が発散され、また普段できなかったことができているのが大きいようです。この点に関して、Tさんの場合と前のSさんの場合は似ているようで、夢のなかで実感をもって生き生きと体験するということが大事だったようです。

f．帰郷と治療者との別れ

このような状態のなかで、彼女は一度家に帰ってみるということで、一週間ほど久しぶりに故郷へ帰りました。そこで、母に向かって日ごろ思っていたこと（といっても治療のなかで気づいたこと）をかなり言ったところ、最初戸惑っていた母親も彼女の言い分を理解してくれ、彼女自身も「母をそんなに恐れなくてもいい」と思えるようになったのです。

そして、彼女の状態は一段とよくなり、落ち着きと安定感が増し、意欲や興味・関心も増大し、将来に対する希望も持てるようになりました。うつ状態の原因や離人感の背景もよくわかってきたようでした。

それをふまえて話し合ったところ、彼女は「私はやっぱり故郷に戻って人生をやり直してみる。先生との間でいろいろ話し合い、ずいぶん多くのことに気づいてきた。とくに母のことに関しての気づきはとても大きく、最初は、あらゆる不幸の源泉は母親にあると思っていたけれど、よく考えると母もそうせざるを得なかった事情があるのがわかった」と言い、帰郷しました。そこで治療は終わっています。

［総論的解説］　Tさんの離人症状やうつ状態には、さまざまな原因が考えられます。厳格な母、母に追従する父、コミュニケーションの少なかった家庭、生き生きのびのびできなかった子ども時代、親

友のなさ、学校の勉強だけで対人関係の勉強不足、違和感、プライドの高さとうらはらな自信のなさ、高校後半からの抑うつ感、不本意な大学への入学、その大学での不適応、失恋、三度にわたる仕事・対人関係の挫折といったことが綾のように織り重なっていると言えそうです。

うつ状態と離人症状の関係ですが、離人感が「うつへの直面」を防衛するといった面もある一方で、離人感が違和感やそれに関したうつを強めています。また一方で、うつ状態とともに離人感が発生するといったように、両者は相互に強化し合っているように思えます。したがって、治療は両方を見すえて行なう必要があります。

治療のポイントとしては、検査による脳器質疾患の否定、離人症の命名と機制の解説、発病までの歴史の再構成、うつ状態へのはたらきかけ、夢の報告と話し合いがあり、なかでも夢とそれについての話し合いは彼女の気づきや感情表出に大いに役立ちました。

◆5◆……長期の腰痛をともなう遷延うつ病治療における夢の利用――心身症とうつ状態について……◆

心身症は、日本心身医学会の定義によれば「身体症状を主とするが、その診断や治療に心理的因子についての配慮が特に重要な意味を持つ病態」とされています。その意味ではあらゆる病気を心身症と呼んでもよいのですが、とりわけ心理面が重大である病気を心身症と呼びます。したがって、かなり広範囲にわたる疾病と言えます。

心理的因子については抑うつや不安、葛藤、怒り、不満といったさまざまな不快な感情があげられます。この心理的因子が主原因で心身症になる場合もあれば、心身症の症状がこうした心理的因子を増強することもあり、互いが悪循環的に相互強化していると言えます。

したがって、うつ状態が原因になって心身症を起こすこともありますが、逆に心身症がうつ状態を引き起こす場合もあるのです。

代表的な心身症をあげますと、高血圧、狭心症、気管支喘息、過換気症候群、胃潰瘍、過敏性大腸、筋緊張性頭痛、振戦、関節リューマチ、メニエール氏病、神経性頻尿、自律神経失調症、慢性疼痛などがあります。

心身症の治療でとくに問題になるのは、心身症に特有とされているアレキシシミア——失感情言語症のことで、自分の感情を心理的感情的言語で表現できず、もっぱら身体症状であらわすしかない状態を言いますが、これをどう扱うかが一つのポイントになります。

以下の事例は、長期にわたって抑うつ感が存在したと思われるのに、それよりもその前景としての腰痛を訴えつづけた事例です。

「事例U」 慢性腰痛を訴えつづけた女性の一五年の治療過程。主婦、五〇歳（初診時）

a．筆者（治療者）のもとに来るまで

Uさんは腰痛がなかなか治らないということで、治療者のもとに回されてきました。

詳しく聞くと、腰痛は四五歳ごろから始まったと言います。何かを持ち上げようとしたときグキ

ッときて、その後、急に痛みだしました。痛みがなかなかひかないので病院に行くと、整形外科に回されて「椎間板ヘルニアによるものだ」と言われてしばらく治療に通ったのですが、少しも痛みはおさまりません。仕方がないので別の病院に行き、詳しく調べた結果別に脊椎に異常はなく（つまり腰のX線写真をとってもヘルニアは見られない）、単なる腰痛症と言われ薬物療法を受けますが、やはりあまりよくなりません。

そこでまた病院を変えて、腰痛を専門としている整形外科へ行きました。そこでは、生活指導（長時間同じ姿勢をとらず、ときどき姿勢を変えること。適度な軽い運動）、温熱療法（ホットパックや超短波療法）、腰痛体操などを受けますが、やはりちっとも改善しません。首をひねった整形の先生は、本人をペインクリニックに紹介しました。そこでは神経ブロックが行なわれて一時的に痛みは楽になるのですが、すぐに再発してきます。困ってしまったペインクリニックの医師は精神科や心療内科へ行くことを勧めますが、本人は「心の問題とはまったく関係ない」と行きませんでした。しかし、痛みはおさまりませんので「ハリ治療」に通います。ここでまた一時的には楽になるのですが、やはり痛みはすぐに出てきます。鍼灸師も心療内科、神経科を勧めるので、もう仕方がないと思ってこちらへやって来たというのです。

b. 初期治療

初回面接では本人はもっぱら痛みのことしか語らず、別にストレスも悩みもないし、なぜそんなことを聞くのかといった感じでした。治療者はひと通り話を聞いたあと「これだけ治療に通われてるのに、治らないのはたいへん辛いと思う。私もすぐどうこうできるかわからないが、あなたの痛みの解明と治療についてできるだけのことをしましょう」と言って、安定剤と筋弛緩剤を出しておきました。これも一時的には効きましたが、やはりあまり効かずに、相変わらず痛みを訴えつづけます。

困ってしまった治療者はある心理臨床家に心理療法を頼んだのですが、二回ほど行なって中断します。この心理臨床家はたいへん優秀な方だったのですが「こんなに自分の気持ちを話さず、もっぱら痛みのことだけしか言わない態度に正直腹が立った」とのことでした。それで別の臨床心理士に頼んだところ、この人は別に心のことは聞いたりせずにもっぱら痛みのことだけを聞くことに集中したため、心理療法は続きました。ただ、痛みはやはり改善せず、この別の心理士との関係も数年で途切れてしまいます。Uさんの治療は再び筆者が中心になったのですが、正直言ってどうしていいかわからず、治療者は困惑した状態のまま、治療を続けていたのです。

c．新たな展開（痛みの心因追求の放棄から、痛みの現象学の共有へ）

治療者は、Uさんに投薬と生活指導を加えた面接をしますが、改善しません。それで痛みの心理的背景を聞こうとしますが、彼女はそうしたことにはまったく興味を示さずに、痛さだけを訴えます。これには治療者もさすがに「いったい何のために心の専門家のところへ来ているのか」という疑問も出てきて、多少とも先の心理臨床家と同じ思いを抱きました。

しかしよく考えてみると、彼女は心の辛さや痛みを「腰痛」によって言いたがっているのではないかと感じ、もっぱらこの腰痛に焦点を当ててもう一度、聞こうとしました。すなわち「『腰痛』の場所はどのあたりか」「腰以外に痛むところ（足、太腿、背中など）はないか」「痛みに増減はあるか」「増減があるとしたら、どんなときに強く痛んで、どんなときは普通ぐらいの痛みになるのか」「どんな場合に痛みは強くなり、どんな場合に弱まるのか」「痛んだら歩けないほどになるか。少しでも動くと痛みがひどくなるか」「痛みにしびれや麻痺はともなうか」「痛みの性質は、焼けるような痛みか。ズキズキする痛みか。重い鈍痛のようなものか。刺すような痛みか」「今までの五年の経過で、痛みの程度はどうだったか。波があったか」「家庭と外ではどちらが痛むか」「夫と一緒のときと、そうでないときとではどちらが痛むか」というようなことに焦点をしぼり、もっぱら痛みの現象学を再構築するようなつもりで聞いていったのです（下坂幸三先生も同じようなアプローチをされていることを神戸の研究会(98)で知り、意を強くしたことを覚えています。その事例は過敏性大腸炎でした。下坂先生のアプローチは筆者のそれと比べてかなり繊細で丁寧で、ずいぶん教えられました）。

［解説1］　彼女は、先ほど説明したアレキシシミアの傾向を持っていると推測されます。アレキシシミアは以前「失感情症」と呼ばれましたが、心身症の人は感情そのものは持っているのでこの訳語は不適当とされ、最近では「失感情言語症」と訳されています。つまり、それなりに感情は持っているが、それを表現する言葉が見つからず、その結果、身体症状で表現する以外にないということなのです。

Uさんの場合は、うつや不安・葛藤といった心の痛みを腰の痛みとして表現していたと言えるかもしれません。

このように、治療者があまり心を詮索するよりは、もっぱら痛みのことに焦点を当ててくれ、自分の痛みに興味と関心を大いに示してくれていることを知り、Uさんは少し安心したようでした。

心のことを聞かれても答えられないわけですから、それを聞かれるのはとても負担で困惑してしまうということなのです。また、すぐに心因に持っていこうとしない治療者に安全感と好感を抱いたのかもしれません。

通院は継続的になりましたが、痛みの訴えは止まりません。治療者はここで辻悟先生[99]の教えを思い出し、彼女が身体的痛みとして表現する体験を、治療者は心のこととして翻訳して受け取るように努めました。つまり、彼女が腰痛のことで「痛い」「辛い」「苦しい」と訴えたとき、治療者のほうは口には出しませんが、その「痛さ・苦しさ・辛さ」を心が痛がり苦しんでいる状態だと感じとるようにしたのです。

そのように反応することで、治療者は彼女の痛みのたいへんさを共感できたのか、治療者の「確かに痛いですね」といった反応も自然に情がこもったような感じになっていったのです。しばらくはこのような応答の繰り返しでしたが、この営みを通じて彼女は少しずつ自分の心が痛んでいるのだと感じるような雰囲気が醸し出されてきました。

d. うつ状態の出現と夢利用

その結果、ようやく「腰が痛い」という訴えは少しずつ減ってきたのですが、かわって今度は「毎日がおもしろくない」「やる気や意欲が全然わいてこない」「何にも興味・関心がわかない」「生きるのが辛くて、暗くて苦しい」といったうつ状態が出てきたのです。治療者は、やっとしつこい腰痛の訴えが収まってほっとしているところに、うつ状態の訴えを受け、いささかげんなりしました。そこで、うつ状態の背景を探ろうとしますが、彼女はまったく何も思いつきません。治療者は言語表現のかわりに箱庭療法を試みますが、まったく機械的な置き方で、何の情感もわいてこないような風景で、彼女もあまり乗り気ではなかったので続きませんでした。

困りはてた治療者は「夢を見ますか」と聞くと、「見る」と言うので、これは糸口になるかもしれないと思い、持ってきてもらいました。しかしこの夢たるや、前のS、T事例と違ってあまりにも単調すぎる夢で、まったく拍子抜けという感じでした。すなわち「ダンスをしていた」「白浜へ旅行に行った」「お菓子を食べている」といったような内容で、一行程度のものだったのです。さらに治療者が困惑したのは、連想を聞いても「別に」と言うだけで何も浮かんでこないということでした。

しかし「いくら夢がつまらなくてもこれは神様が彼女に与えたメッセージなのだから、それを尊重しよう。連想の作業は治療者がかわってしてあげればいい」と考え直しました。ただ、治療者は「今までダンスをしたことがあるか。いつごろか。今もしているのか。誰としたのか」「白浜には誰と行ったのか。白浜では何を見たか。別のところに行ったことはあるか」「お菓子は何を食べたのか」といったような、かなり事実に関しての質問に限定して、彼女の答えにくいような質問、「ダンスについてどのような感じがしますか」「旅行はあなたにとってどういう意味がありますか」といった内面的、心情的質問はなるべく差し控えました。

彼女は具体的、事実的な質問なら答えやすいようで、それに沿って聞いていくと、いろいろなことが明らかになりました。すなわち、彼女だけでなく彼女の夫もアレキシシミア的で、仕事はいちおうこなすのですが夫婦の会話はほとんどなく、二人でテレビを見たり、時に旅行に行く程度なのです。育った環境も、裕福な家庭に生まれたものの、父も母も感情をあまり表出するほうでなく、物質的生活は恵まれているのに比して、きわめて乏しい感情生活を送ってきたことが徐々に明らかになりました。

したがって、この人が抑うつ感というかたちで感情を出してくることはきわめて貴重だということと、この抑うつ感や夢（きわめて貧しい夢であっても）が他者（治療者）との感情的交流の唯一のパスポートだと認識するようにしました。そうした認識のうえで話を聞いていくと、身体を動かしたいこと、旅行に行きたいこと、夫との交流が増えたらよいと希望していることが明らかになりました。

それで、事例Rのように散歩療法を勧めました。Uさんも最初は「散歩してもまったくよくならず、つまらないし、おもしろくない」と言っていたのですが、やはり同じように「うつの状態でもできることを習慣づけるため」と勧めると、継続してくれました。それから夫と連れだって買い物に行ったり旅行に行ったりするようになり、だんだん抑うつ感は減ってきました。

そんなとき、夫が大腸ガンで入院することになりました。彼女はびっくりしましたが、それほどたいしたことではなく初期のものというのでほっとしました。そして夫の介護で忙しくしているうちに抑うつ感は減っていったのです。夫が退院してよくなり、二人で旅行に行ったりできるようになると、彼女の症状もかなり改善をみ、薬もほとんど必要なくなりました。そして引っ越ししたこともあって、治療はそこで終わりました。

気がつくと彼女は六五歳になっており、最初の出会いから一五年もたっていました。

［総論的解説］　この人は、あまり心理的背景が明かにならず、したがって病気の原因も推測にすぎませんが、次のように考えました。「本人は、アレキシシミア傾向のある家庭に育ち、本人もそのような傾向を持ったが、そう挫折にあったわけでもなく、青春時代を物質的だけではあるにせよ楽しみ、結婚した。夫もアレキシシミア傾向の強い人であったが、お互い好きなことをやっていて問題はなかった。しかし人生の第一次総括期と呼ばれる四〇代を迎え、子どももいない彼女はかなり空しさや『支えのないぐらつき感』を感じたのではないか、つまり、うつ状態に陥ったのではないかと推測される。しかし彼女は感情でそれを表現する手段を知らず、身体でしか表現できなかった。その点で、肉体の要である腰に痛みを感じたのは象徴的である」。

治療的には、彼女のアレキシシミアに治療者が合わせていくことで、彼女は背後にある抑うつ感、空虚感に気づいたのだと思います。しかしその抑うつの背景も心理学的にあまり明らかにならず、彼女がアレキシシミア的な環境で育ち、今もいるということがわかったぐらいです。彼女の腰痛やうつ状態は、散歩療法や夫の介護といった役割を与えられることで結果的には改善していきました。それにしても、最初からもう少しアレキシシミアを中心とする心身症の病理に深い理解を持っていたならば、これほど時間がかからなかったと思います。

この治療に関して夢は部分的な役割しか果たしていませんが、それでも彼女の願望や気持ちの理解が少しはでき、それに誘発されて、夫との交流や散歩といった活動が行なわれ、少しはうつ状態の改善につながったのではないかと思います。

◆6◆……最後に……◆

この三事例のうつ状態に対し、夢の果たした役割はそれぞれですが、おもしろいのはやはり夢がその人となりや病状と関係しているという点です。つまり、S、T事例では、①夢のなかで現実にできなかったことをしている、②夢によって自分の心が整理される、③自己の生々しい感情が夢のなかで実感として自分の心のなかに組み込まれていっている、というような治療的意味がありました。またU事例では非常に単純な夢でしたが、それをきっかけにいろいろ背景が聞けたというように、夢が治療のきっかけになっているのも印象的な点です。

あとがき

抑うつ、うつ状態、うつ病は、ますます今日的課題になりつつあるように思います。とくに、最近目立つのが「長期化するうつ病」「再発を繰り返すうつ病」で、それは日々の臨床で強く実感します。患者さんの多くは、「『薬をのめば、うつ病はすっきり治る』と聞いていたのにどうなっているのか」ということを異口同音に言われます。その後、治療の過程で、それが幻想であったことに気づいていくのですが、うつ病の治療は、当初の「幻想的治療態度」（うつ病症状の薬による消失願望）から、「現実的治療姿勢」（薬だけでなくさまざまな工夫をして、うつ症状を軽減するとともに、「抑うつ」を受け止めていく）に、最近、徐々に変わりつつあるように思います。この意識変化は、治療者、患者、家族の三者に連動して起きてきているような感じがします。

本書は、このような変化の流れのなかで「抑うつと適切につきあうことが、結局はうつ病（または長期うつ病）から脱する道であり、長期うつ病を予防する方法である」ということを追求しています。それがどれぐらい示せたかは読者の判断に委ねるとして、筆者としては、抑うつとどう折り合うかは人生の永遠のテーマだと思っています。

ここにあげた二〇例余りの方たちは、皆「抑うつ」に苦しんでいる状態から「抑うつの意味」を理解できたり、「抑うつとのつきあい方」を会得していった方であると同時に、うつ病という病にあって「人間的に成長を遂げた方」であると思います。

彼らは、苦しみのなかでよく諦めずに最後のゴール（実は出発点かもしれませんが）に達していますが、その間の苦労を思うと、心から敬意を表したくなります。「病を通じての成長」を口で言うのは簡単ですが、実際にそれを味わって、苦しさのなかでよく耐えて努力されたことは本当に評価できますし、筆者自身、患者さんの頑張りにどれほど勇気づけられたかしれません。

今回も、これらの患者さんの報告をまとめながら、つくづく人間というものの弱さと強さ、奥深さを実感させられました。その意味では、患者さんは、人間や人間性の探求の最先端を進んでいるように思われます。そして、これからも患者さんから多くのことを学ばねばならないという決意を新たにさせられました。一般の読者の方も彼らの苦闘から多くのことを学び、それを人生の糧や人間関係の知恵にされることを祈っております。

治療に関しては、薬物療法から、カウンセリング、森田療法、精神分析的精神療法、行動療法、認知療法、家族療法、リラクセーション、夢分析療法などがいろいろ出てきて、いったい筆者の立場は何なのかと訝った方もおられるかもわかりませんが、筆者は別にどれかを特別に打ち出しているわけではありませんし、それぞれの療法にすべて意味を見出しています。ただ、現在のところ、「それぞれの治療法を勉強して自分のなじむ点を取り入れていきたい」「なるべく患者さんの波長に合わせていきたい（患者と対立することも波長合わせになることに注意）し、共同探求姿勢で臨みたい（しかし、相手の力が弱いときは、患者に依存しない）」「一木一草、これすべて治療者という精神を大事にしたい」と思っています。

その意味では、筆者の理想は、仏陀の応機説法（応病与薬）であり、大好きなマンダラ（あらゆるものの統合）に名を借りた「マンダラ療法」ということになるのでしょう。

参考・引用文献

(1) 平井孝男『心の病いの治療ポイント』創元社、一九八九年

(2) 平井孝男『境界例の治療ポイント』創元社、二〇〇二年

(3) 渡辺昌祐・光信克甫『プライマリケアのためのうつ病診療Q&A』金原出版、一九八八年

(4) 『別冊宝島　メンタルケアで楽になる』宝島社、一九九九年

(5) メイヨー・クリニック『メイヨー・クリニックうつ病』法研、二〇〇二年

(6) S・フロイト（懸田克躬・高橋義孝訳）『精神分析入門』（フロイト著作集）人文書院、一九七一年

(7) D・W・ウィニコット（牛島定信訳）『情緒発達の精神分析理論』岩崎学術出版社、一九七七年

(8) キェルケゴール（斎藤信治訳）『不安の概念』岩波文庫、一九五一年

(9) 土居健郎『方法としての面接』医学書院、一九七七年

(10) 状況因については、大熊輝雄『症例にみるうつ病と躁病』（保健同人社、一九八二年）を参考にした。

(11) H・テレンバッハ（木村敏訳）『メランコリー』みすず書房、一九七八年

(12) 下田光造「躁鬱病の病前性格に就いて」精神神経学雑誌、45、一〇一頁、一九四一年

(13) E・クレッチメル（クレッチマー）（相場均訳）『体格と性格』文光堂、一九六〇年

(14) 広瀬徹也「『逃避型抑うつ』について」『躁鬱病の精神病理2』弘文堂、一九七七年

(15) The American Psychiatric Association 編（高橋三郎・大野裕・染矢俊幸訳）『DSM-Ⅳ-TR精神疾患の診断・統計マニュアル』医学書院、二〇〇二年

(16) カプラン、サドック、グレブ編著（井上令一・四宮滋子監訳）『カプラン臨床精神医学テキスト（DSM-Ⅳ診断基準の臨床への展開）』医学書院、一九九六年

(17) Akiskal, H. S.: Dysthymic disorder: Psychopathology of proposed depressive subtypes. *Am. J. Psychiatry*, 140: 11, 1983.

(18) 並木正義「内科疾患とうつ病」CIBA-GEIGY

MEDICALFILE、日本チバガイギー、一九八四年
(19) 大坪天平・上島国利「薬剤惹起性うつ病」精神科治療学、13、一四三〜一五〇頁、一九九八年
(20) 辻悟「躁鬱病の精神療法」臨床精神医学、2、七七頁、一九七三年
(21) 時枝武『うつ病者の手記』人文書院、一九九七年
(22) 辻悟『治療精神医学への道程』治療精神医学研究所、関西カウンセリングセンター、一九八一年
(23) 大正新脩大蔵経第9巻『華厳部　上』、大蔵出版、一九七八年
(24) P・C・カイパー（那須弘之訳）『うつ、その深き淵より』創元社、一九九七年
(25) M・マクレイ（秋谷・小川・野坂訳）『うつ病女性の手記』中央洋書出版部、一九九一年
(26) E・ワーツェル（滝沢千陽訳）『私は「うつ依存症」の女』講談社、二〇〇一年
(27) 中井久夫「分裂病に対する治療的接近の予備的原則」臨床精神医学、11、一四二一〜二七頁、一九八二年
(28) E・ジェイコブソン（牛島・奥村・安岡・森山訳）『うつ病の精神分析』岩崎学術出版社、一九八三年
(29) 本書文献(2)はより詳しくこの点を述べてある。
(30) 笠原嘉「うつ病（病相期）の小精神療法」季刊精神療法、4、一一八頁、一九七八年
(31) 外岡豊彦『憂うつの心理』柏樹社、一九八五年
(32) 辻悟　私信
(33) Kraines, S. H. : *Mental Depression and Their Treatment.* MacMillian, New York, 1957.
(34) Ayd, F. J. Jr. : *Recognizing the Depressed Patient.* Grune & Stratton, New York, 1961.
(35) 上島国利編『今日のうつ病治療』（金剛出版、一九九〇年）の中の Kielholz, P.(ed.) : *The General Practitionner and His Depressed Patients ; A Digest of Up-to-date Knowledge.* Hans Huber Publisher, 1981 を参照のこと。
(36) ここの記述は「上島・田所・田島「抗うつ薬」（『精神治療薬大系3』所収、星和書店、一九九六年）」を参考にしている。
(37) 文献(36)中にKuhn, R. : Uber die Behandlung depressiver Zustande mit einem Iminodibenzyl-derivative(G22355). *Schweiz. Med. Wochenschr*, 87 : 1135-1140, 1957 がある。
(38) 山田和夫「モノアミン欠乏仮説」（『精神疾患100の仮

説」こころの臨床ア・ラ・カルト、第17巻増刊号、一九九八年所収）
(39) 樋口輝彦『Q&A家庭のお医者さん うつ病』法研、二〇〇二年
(40) この受容体機能亢進仮説は、文献(36)を参考にしている。
(41) 竹林・加賀谷・山脇「セロトニン仮説」（同じく「精神疾患100の仮説」所収）
(42) 森信繁「うつ病の病因論」野村総一郎編『SSRIとうつ病』ライフ・サイエンス、一九九九年）
(43) J・レイティ、C・ジョンソン『シャドー・シンドローム、心と脳と薬物治療』（山下篤子訳、河出書房新社、一九九九年）にSSRIの素晴らしい効果が記載されている。しかし、筆者の臨床経験では、SSRIは副作用が少ないだけで、効果に関しては、現実には従来の抗うつ薬と変わりがなく、六〇～七〇%の人に有効なだけのようである。
(44) 酒井和夫『脳内薬品SSRI』リヨン社、一九九七年
(45) ここは、大阪精神神経科診療所協会うつ病診療研究グループ編『うつ病患者と家族の支援ガイド』（プリメド社、一九九八年）を参考にした。
(46) 中河原通夫「ノルエピネフリン仮説」（「精神疾患100の仮説」所収）
(47) 高橋義人、小山司「ドーパミン仮説」（「精神疾患100の仮説」所収）
(48) 本橋伸高「GABA仮説」（「精神疾患100の仮説」所収）
(49) 小澤寛樹「2次メッセンジャー不均衡仮説」（「精神疾患100の仮説」所収）
(50) Gold P.W., Goodwin F.K., Chrousos, F. P. : Clinical and biochemical manifestation of depression : relation to the neurobiology of stress, part I. *N. Engl. J. Med.*, 319 ; 348-353, 1988a.
(51) G・O・ギャバード（権成鉉訳）『精神力動的精神医学1 理論編』岩崎学術出版社、一九九八年
(52) 小山田静枝「セロトニン症候群」八木剛平編『精神科診療の副作用・問題点・注意点』診療新社、一九九八年
(53) 藤本大三郎『（図解雑学）老化のしくみと寿命』ナツメ社、二〇〇一年
(54) 高橋祥友「わが国における最近の自殺の実態」『現

代のエスプリ別冊　自殺問題Q＆A』至文堂、二〇〇二年

(55) 文献(3)の「Q53」参照のこと。

(56) 張賢徳「なぜ、うつ病の人は自殺しやすいのですか」『現代のエスプリ別冊　自殺問題Q＆A』至文堂、二〇〇二年

(57) 平山正実「分裂病と自殺」精神神経学雑誌、82、七六九～七八六頁、一九八〇年

(58) 大原健士郎「自殺とは」大原健士郎・佐々木仁也編『自殺企図患者のケア』金原出版、一九八九年

(59) 川人博『過労自殺』岩波新書、一九九八年

(60) Kielholz, P., Adams, C. 編（高橋良監訳）『うつ病診療の問題点』医学書院、一九八七年（文献(3)に所収）

(61) 石川元・大原浩一「自殺の予知と防止」『自殺企図患者のケア』金原出版、一九八九年

(62) 下坂幸三「自殺の危機に対する二つの提言」季刊精神療法、13、一四四頁、一九八七年

(63) J・ヒルマン（樋口和彦・武田憲道訳）『自殺と魂』創元社、一九八二年

(64) 論語に「道不同、不相為謀」（道が同じでなければ、互いに相談したり、謀っても仕方がない）の言がある。

(65) ダンテ（山川丙三郎訳）『神曲』岩波文庫、一九五二年

(66) 高橋祥友『自殺の危険』金剛出版、一九九二年

(67) ショウペンハウエル（斎藤信治訳）『自殺について』（岩波文庫、一九五二年）に、このプリニウスの言が載っている。

(68) 『哲学事典』（平凡社、一九七一年）の「セネカ」の項より引用。

(69) 鶴見済『完全自殺マニュアル』太田出版、一九九三年

(70) 大宮溥「神の御手に委ねる―キリスト教」大法輪、第56巻第11号、一九八九年11月号

(71) 『コーラン 上』（井筒俊彦訳、岩波文庫、一九五七年）の第3章139節に「誰一人、定めの時が来て、アッラーのお許しを頂いてでなければ死ぬわけには行かぬ」と厳しく説かれている。

(72) 久留宮圓秀「慈悲心に基づく捨身―仏教」、文献(70)と同じく、大法輪、第56巻第11号に所収。

(73) 秋山聡平・斎藤友紀雄「対談、自殺予防を巡って」『現代のエスプリ別冊　自殺問題Q＆A』、至文堂、二

〇〇二年
(74) カント(森口美都男・佐藤全弘訳)「人倫の形而上学〈徳論〉」『世界の名著39　カント』中央公論社、一九七九年
(75) ヘーゲル(藤野渉・赤沢正敏訳)「法の哲学」『世界の名著44　ヘーゲル』中央公論社、一九七八年
(76) ニーチェ(木場深定訳)『善悪の彼岸』岩波文庫、一九七〇年
(77) ニーチェ(氷上英廣訳)『ツァラトゥストラはこう言った　上』岩波文庫、一九六七年
(78) キェルケゴール(斎藤信治訳)『死に至る病』岩波文庫、一九五七年
(79) 辻悟編『治療精神医学』医学書院、一九八〇年
(80) さらに詳しく知りたければ文献(2)を参照のこと。
(81) 神田橋條治『精神療法面接のコツ』岩崎学術出版社、一九九〇年
(82) 西園昌久「あるうつ病患者の家族療法例」下坂幸三・飯田眞編『家族療法ケース研究5　うつ病』金剛出版、一九九三年
(83) 小野博行・松浪克文・飯田真「慢性うつ病の家族療法」下坂幸三・飯田眞編『家族療法ケース研究5　うつ病』金剛出版、一九九三年
(84) 森田正馬『神経質の本態と療法』白揚社、一九六〇年
(85) 平井孝男「再発の治療的利用」精神科治療学、1、五五七～五六六頁、一九八六年
(86) 「burnout syndrome」のこと。詳しくは、Freudenberger, H. J. & Richelson : *The High Cost of High Achievement.* Anchor Press, New York, 1980. 参照のこと。
(87) 村木弘昌『釈尊の呼吸法』柏樹社、一九七九年
(88) S・アリエティ、J・ベムポード(水上忠臣・横山和子・平井富雄訳)『うつ病の心理』誠信書房、一九八九年
(89) 小此木啓吾『対象喪失』中公新書、一九七九年
(90) Parkes, C. M., et al. : *Attachement Across The Life Cycle.* Routledge, New York, 1991.
(91) R・スピッツ(古賀行義訳)『母―子関係の成りたち』同文書院、一九六五年
(92) 森省二『子どもの対象喪失』創元社、一九九〇年
(93) G・キャプラン(加藤正明監修・山本和郎訳)『地域精神衛生の理論と実際』医学書院、一九六八年

(94) S・フロイト（井村恒郎訳）「悲哀とメランコリー」『フロイト著作集6』人文書院、一九七〇年
(95) C・G・ユング（河合隼雄・藤縄昭・出井淑子訳）『ユング自伝1』みすず書房、一九七二年
(96) C・G・ユング（江野専次郎訳）「夢分析の実用性」『ユング著作集3　こころの構造』日本教文社、一九七〇年
(97) C・G・ユング（宮本忠雄・吉野啓子訳）「夢の本質」エピステーメー、一九七七年五月号、朝日出版社
(98) 小林和先生主催の「関西精神療法研究会」。そこで下坂幸三先生がコメントをされた（一九九一年）。
(99) 辻悟　私信

著者略歴

平井孝男（ひらい　たかお）

1949年、三重県上野市（現、伊賀市）に生まれる。

1974年、金沢大学医学部を卒業後、大阪大学病院精神科、大阪逓信病院神経科、仏政府給費留学、榎坂病院・淀川キリスト教病院精神神経科を経て、1991年４月、平井クリニックと新大阪カウンセリングセンターを開設。現在、平井クリニック院長、新大阪カウンセリングセンター長を務める傍ら、大阪市立大学生活科学部、および関西カウンセリングセンターなどで、治療学の講座を担当。精神科医。臨床心理士。大阪経済大学客員教授兼任。

著　書『心の病いの治療ポイント』『境界例の治療ポイント』『カウンセリングの治療ポイント』『難事例と絶望感の治療ポイント』（創元社）、『治療精神医学』（共著、医学書院）、『精神病治療を語る』『分裂病者の社会生活支援』（以上、共著、金剛出版）、『癒しの森』（共著、創元社）など。

論　文「遷延うつ病の治療」「（分裂病における）再発の治療的利用」「境界例の治療」、連載「仏陀の癒し（８回）」（「季刊仏教」法藏館）など。

連絡先　平井クリニック

大阪市東淀川区西淡路1-16-13　新大阪ＭＦＤビル２Ｆ

Tel.06-6321-8449　Fax.06-6321-8445

新大阪カウンセリングセンター

住所同上　Tel.06-6323-2418

うつ病《びょう》の治《ち》療《りょう》ポイント

――長期化《ちょうきか》の予防《よぼう》とその対策《たいさく》

2004年９月20日　第1版第1刷発行

2011年５月20日　第1版第8刷発行

著　者……………………

平井孝男

発行者……………………

矢部敬一

発行所……………………

株式会社　創元社

本社　大阪市中央区淡路町4-3-6

電話06-6231-9010(代)　ファクス06-6233-3111

東京支店　東京都新宿区神楽坂4-3煉瓦塔ビル

電話03-3269-1051(代)

URL http//www.sogensha.co.jp/

印　刷……………………

株式会社　太洋社

ISBN978-4-422-11324-1